Acteurs de la Science

Fondée par Richard Moreau,
professeur honoraire à l'Université de Paris XII
Dirigée par Claude Brezinski et Roger Teyssou

La collection Acteurs de la Science est consacrée à des études sur les acteurs de l'épopée scientifique moderne ; à des inédits et à des réimpressions de mémoires scientifiques anciens ; à des textes consacrés en leur temps à de grands savants par leurs pairs ; à des évaluations sur les découvertes les plus marquantes et la pratique de la Science.

Dernières parutions

Robert LOCQUENEUX, *L'électricité au Siècle des lumières. Nollet, Franklin & les autres,* 2016.

Jean PERDIJON, *Les physiciens sont-ils des intellectuels ? Petit traité (illustré) de culture physique*, 2016.

Francis WEILL, *Folie du monde et vertige des religions : mémoires d'un vieux médecin,* 2016.

Jean Dominique BOURZAT, *Une dynastie de serruriers à la cour de Versailles. Les Gamain*, 2016.

François TRON, *Maladies auto-immunes. Quand notre système de défense nous trahit*, 2015

Roger TEYSSOU, *Orfila. Le doyen magnifique et les grands procès criminels au XIXè siècle. El decano magnifico*, 2015

Gilles GROS, *Histoire et épistémologie de l'anatomie et de la physiologie en art dentaire, de l'Antiquité à la fin du XXe siècle*, 2015

Simon BERENHOLC, *L'Homme social, à son corps dépendant. Analogies comportementales entre les cellules biologiques et les sociétés humaines*, 2015.

Robert LOCQUENEUX, *Baromètres, machines pneumatiques & thermomètres, Chez & autour de Pascal, d'Amontons & de Réaumur,* 2015.

Pierre de FELICE, *Mille ans d'astronomie et de géophysique. D'Aristote au Haut Moyen Age,* 2014.

Charles BLONDEL, *La psychanalyse*, 2014.

Philippe LHERMINIER, *La valeur de l'espèce. La biodiversité en questions*, 2014.

Roger TEYSSOU, *Freud, le médecin imaginaire... d'un malade imaginé*, 2014.

Pierre Fauchard, ce génie de l'épistémologie en art dentaire

5-7, rue de l'Ecole-Polytechnique, 75005 Paris

http://www.harmattan.fr
diffusion.harmattan@wanadoo.fr
harmattan1@wanadoo.fr

ISBN : 978-2-343-09010-8
EAN : 9782343090108

Gilles GROS

Pierre Fauchard, ce génie de l'épistémologie en art dentaire

L'Harmattan

Du même auteur

Histoire et épistémologie de l'art dentaire (pp.51-60)
Gilles Gros,
(Contribution à une œuvre collective, sous la direction de Gilles Freyer)
Santé, Société, Humanité - Manuel de sciences humaines en médecine - PACES
Collection « Sciences humaines en médecine »,
Paris, Editions Ellipses, 2e édition, 2012.

Le clou de girofle en médecine bucco-dentaire
Gilles Gros,
Collection « Médecine à travers les siècles »
Paris, 2013, Editions l'Harmattan,

Histoire des liaisons épistémologiques entre l'art dentaire et la chimie
de l'Antiquité à la fin du 20e siècle
Gilles Gros,
Collection « Epistémologie et Philosophie des Sciences »
Paris, 2013, Editions l'Harmattan

Ecrits épistémologiques sur l'anatomie
du 16e au 19e siècle
Gilles Gros,
Collection « Acteurs de la science »
Paris, 2014, Editions l'Harmattan

Histoire et épistémologie
de l'anatomie et de la physiologie
en art dentaire
de l'Antiquité à la fin du 20e siècle
Gilles Gros,
Collection « Acteurs de la science »
Paris, 2015, Editions l'Harmattan

A mes parents,

A tous ceux qui me sont chers.

PREFACE

Pierre Fauchard (1678-1761) exerçait l'art dentaire il y a plus de trois cents ans. Certes, il utilisa pour construire son œuvre les matériaux épars accumulés par ses prédécesseurs mais il eut le génie de les assembler, de les trier, de les classer pour en faire un ensemble cohérent. Pour reprendre une expression qui voulait expliquer que les sciences de l'avenir s'appuyaient sur celles du passé, Fauchard réalisa exactement le contraire et l'on peut dire que son œuvre fût celle d'un géant monté sur les épaules d'un nain. Avant lui, il y avait des charlatans itinérants à la pratique empirique et dangereuse, et des professionnels plus ou moins bien formés puisque la réglementation de la profession datait seulement de 1699. Et encore, le certificat permettant d'exercer le métier de dentiste était-il délivré par une commission de trois chirurgiens n'ayant aucune qualification en odontologie.

Esprit réaliste et ingénieux, Fauchard allait utiliser pour la fabrication de prothèses et d'instruments, des techniques empruntées à la joaillerie, à l'émaillerie, à la mécanique, à l'horlogerie, à la coutellerie et à la *clinquaillerie.*

Il était très vraisemblable qu'il s'intéressât à la pathologie bucco-dentaire du fait de son expérience de médecin de marine, familier des lésions gingivales dues au scorbut. Dans la préface de son livre, *Le chirurgien dentiste*, il écrivait : *Destiné dans ma jeunesse à la chirurgie, les autres Arts que j'ai pratiquez, ne me l'ont jamais fait perdre de vuë. Je fus l'Elève de M. Alexandre Poteleret, Chirurgien Major des Vaisseaux du Roi, très expérimenté dans les maladies de la bouche : Je lui dois les premières teintures de connoissances que j'ai acquises dans la chirurgies que j'exerce ; & les progrès que je fis avec cet habile homme me donnèrent l'émulation qui m'a conduit dans la suite à des découvertes plus considérables. J'ai recueilli ce qui m'a paru le mieux établi dans les auteurs : J'en ai souvent conféré avec les médecins et les chirurgiens de mes amis les plus habiles ... l'expérience que m'a donné une pratique sans relâche de plus de quarante ans, m'a conduit insensiblement à de nouvelles connaissances, & à corriger ce qui m'a paru défectueux dans mes premières idées*[1].

---

[1] P. Fauchard, *Le chirurgien dentiste ou traité des dents*, Paris, 1746, 1, XIV-XV.

Fauchard était un esprit universel animé d'une curiosité insatiable tempérée par un solide bon sens. Il devait peut-être ces qualités à une enfance vraisemblablement paysanne et à son expérience d'homme de mer. Il sut toujours utiliser les moyens du bord. Il n'hésita jamais à se remettre en cause. Aux dernières pages de son livre on pouvait lire : *Je ne puis finir ces dissertations, sans répéter ce que j'ai déjà dit dans la préface, qui est que le seul zèle que j'ai pour l'avantage du public m'a contraint de relever des choses sur lesquelles j'aurais gardé le silence, si elles n'eussent pu lui être préjudiciable. Je me tiendrai fort heureux, si l'on veut bien reconnaître que c'est ce même zèle qui m'a animé dans tout le cours de cet ouvrage, & m'a soutenu dans un travail très long & d'autant plus pénible et fastidieux que je n'ai eu à traiter que de matières sèches & arides, & qui bien qu'elles concourent à donner de la santé & des agréments, ne sont point agréables par elles-mêmes. Je n'aurais cependant pas lieu de me plaindre de leur sécheresse et de leur stérilité, si tandis que je n'ose demander que de l'indulgence au Public, elles me produisent l'honneur de sa bienveillance*[2].

Gilles Gros, par ses remarquables études épistémologiques sur les liens unissant l'art dentaire avec la chimie et l'anatomie, avait déjà bien préparé l'entrée en scène épistémologique de Fauchard et de son œuvre fondatrice. Le dix-huitième siècle avait plus de vingt ans quand parut *Le chirurgien dentiste*, première édition imprimée en deux volumes à Paris, en 1728. On y trouvait tout ce qui concernait la pratique de la dentisterie à l'époque. Comme le précise Gilles Gros, la table alphabétique des matières, en toute fin du deuxième et dernier volume, est particulièrement intéressante à consulter. Elle détaillait minutieusement tout ce qui concernait l'anatomie, la physiologie, la pathologie et la thérapeutique de la spécialité. Elle se livrait à l'inventaire des instruments souvent inventés ou améliorés par l'auteur et remarquablement reproduits dans quarante deux planches en taille douce, à pleine page hors texte, qui enrichissaient l'ouvrage. L'auteur y exprimait sa détermination à poursuivre inlassablement ses recherches et adoptait une attitude résolument scientifique dont la manifestation la plus éclatante était d'admettre qu'il pouvait se tromper. Le livre fût bien accueilli. Jussieu lui consacra une élogieuse notice imprimée à la fin du tome deux de l'édition de 1746. En 1954,

---

[2] P. Fauchard, *ibid.*, 2, 367.

Garrison et Morton diront de l'auteur de cet ouvrage qu'il méritait le nom de père de la dentisterie et que son apport scientifique et technique dans ce domaine faisait de son livre *one of the greatest books in the history of the subject*[3]. Et ce n'était que justice.

L'époque que connut Fauchard sera qualifiée de siècle des lumières. On a souvent considéré cette période de l'histoire de la médecine comme un âge de transition dont peu de vestiges devaient passer à la postérité, en quelque sorte une phase intermédiaire fort peu lumineuse pour éclairer l'avenir de la discipline. Ce serait se méprendre que de s'en tenir à cette vision réductrice. Un chercheur comme Albert de Haller (1708-1777) a jeté les premières bases de la physiologie scientifique en déterminant la notion d'irritabilité commune à toutes les myofibrilles ; un clinicien comme Théophile de Bordeu (1722-1776) a entrevu la notion de milieu intérieur et de sécrétion endocrine ; un anatomiste comme François-Xavier Bichat (1771-1802) a jeté les fondements de l'histologie ; un hygiéniste comme Pierre Franck (1745-1821) a suggéré la nécessité d'une police médicale et celle de règles d'hygiène communes à tous les états, concrétisées par une législation contraignante ; un légiste comme Paul Mahon (1752-1801) a codifié les règles d'éthique et de pratique de la médecine légale et fut un pionnier de l'hygiène et de la médecine sociales en instituant la protection maternelle et infantile ; un praticien comme Edouard Jenner (1749-1823), qui découvrit la vaccine en 1796, inaugura une méthode de prévention des maladies infectieuses bientôt commune à toute l'Europe. Fauchard s'inscrivait dans cette galerie de personnages dont les efforts apparemment dispersés convergeaient vers un même objectif : prendre en compte le contexte social et culturel dans lequel évoluait l'art de prévenir et de traiter les maladies, instaurer des méthodes de raisonnement et d'expériences scientifiques qui survivront à la chute des systèmes et subiront l'influence de Leibnitz (1646-1716), Kant (1724-1804), Fichte (1762-1814) et Hegel (1770-1831).

L'originalité de l'auteur du *Chirurgien dentiste*, c'était de se cantonner dans une attitude qui excluait toute prétention métaphysique visant à faire reposer la connaissance médicale sur des impressions, des sentiments proches de l'intuition. Tout chez lui était contrôlé,

---

[3] Garrison & Morton, *Morton's medical bibliography*, Scolar press, Cambridge, 1993, 575.

vérifié, éprouvé, et rejeté sans la moindre hésitation si l'application au cas concret ne corroborait pas l'hypothèse proposée. C'était une préfiguration de la méthode expérimentale et Fauchard fut un positiviste avant la lettre tant son métier le mettait au contact de réalités triviales, et il le reconnaît lui-même quand il parle d'aridité et de sécheresse à propos de ses travaux, mais tellement immergées dans le concret, le pratique, je dirais presque le mécanique sublimé par son ingéniosité, qu'il faisait preuve en toutes circonstances d'une intelligence à la fois pragmatique et subtile.

Il faut préciser qu'il évoluait dans un environnement propice à l'accomplissement de ses objectifs. Comme il a été dit, *un corps d'experts en dents* venait d'être créé en 1699 inaugurant un état statutaire entérinant une spécificité professionnelle. Compétent en chirurgie, Fauchard côtoyait des médecins et des scientifiques qui l'estimaient et le considéraient comme leur pair. Comme on l'a vu, la médecine entrait dans l'ère scientifique et le modèle du docteur *Purgon* tendait à s'effacer. Le renoncement au latin au profit de la langue vernaculaire en témoignait. Cet abandon de la tradition n'allait pas cependant jusqu'à bannir Hippocrate qui restait la référence ne serait-ce que pour l'éthique de la profession. Fauchard fut également favorisé par les liens qu'il avait su créer parmi l'élite scientifique parisienne de son temps. Il revendiquait parmi ses relations et ses amis de grands noms de la science et de la médecine : le mathématicien Philippe de la Hire (1640-1718), le botaniste Antoine de Jussieu (1686-1758), l'anatomiste Jacob Benigne Winslow (1669-1760), le très influent docteur Raymond Finot (1636-1709).

Fauchard a certainement contribué au rapprochement entre la médecine et la chirurgie. Ce mouvement était spécifique de son époque tout particulièrement à Paris et fit adopter par les médecins le point de vue localisateur des chirurgiens. Cette vision des choses correspondait totalement à la pratique de Fauchard. Ici encore il fût précurseur et contributeur dans cette démarche qui préparait l'apparition de la méthode anatomoclinique. Il s'inscrivait dans la lignée des chirurgiens cliniciens qui précédèrent en France la clinique médicale et lui permirent de s'épanouir au XIXe siècle dans l'institution hospitalière et dans le monde de la recherche médicale tant au lit du malade que dans les salles d'autopsie.

Pour illustrer l'originalité et la fécondité de l'œuvre de Fauchard, reprenons ce qu'en dit Gilles Gros : *En fait, malgré la revendication de son appartenance au monde de la chirurgie, Fauchard ne renonce ni au monde de la médecine, ni à celui de la mécanique et de la technique. Il est très attaché à la pratique et pour lui, il n'y a pas d'opposition entre savoir et savoir-faire, les deux se complètent et s'interfécondent. Et c'est en cela qu'il est très moderne puisque son épistémologie se construit à partir de ces trois grandes orientations qui définissent aujourd'hui la pratique de l'art dentaire, c'est à dire : l'activité chirurgicale, l'activité proprement médicale, et l'activité mécanique.*

Roger Teyssou

INTRODUCTION

Face à l'ambition annexionniste de la chirurgie et de la médecine, l'art dentaire a dû s'affirmer et lutter pour se développer. Dès le début du 18e siècle, les conditions scientifiques et culturelles sont réunies pour l'émergence effective d'un art dentaire autonome. C'est alors que l'épistémologie de l'art dentaire a pu prendre un véritable sens, le sien propre. L'artisan principal en a été Pierre Fauchard (1678-1761) et nous montrerons longuement par la suite l'ampleur de son œuvre épistémologique. Au préalable, il nous semble indispensable de donner les raisons qui nous ont amené à nous pencher à nouveau sur l'histoire et l'épistémologie de l'art dentaire.

La première raison repose sur un constat : aujourd'hui encore, la communauté des chirurgiens-dentistes ne prête pas assez d'attention à l'histoire épistémologique de l'art dentaire et trop rares sont ceux qui accordent un réel crédit aux vertus de l'épistémologie. Or, pour comprendre vraiment l'évolution de la pensée dentaire, appréhender les différentes méthodes en œuvre en art dentaire, saisir toutes les subtilités des différentes théories dentaires existant déjà et percevoir l'émergence des nouvelles théories, il est indispensable d'approfondir ses connaissances en histoire et en épistémologie de l'art dentaire, voire même de s'initier à la philosophie des sciences. Une des missions de ceux qui s'intéressent à l'histoire épistémologique de l'art dentaire est donc de rédiger un puissant plaidoyer en sa faveur afin de convaincre le plus grand nombre de chirurgiens-dentistes de son extrême importance pour tous : étudiants, enseignants et praticiens. Quels sont les arguments qui peuvent être avancés pour alimenter ce plaidoyer ? Il y a d'abord le fait que visiter l'histoire épistémologique de l'art dentaire, s'attarder sur ses théories qui se sont succédées, examiner les réussites ou les échecs qui parsèment le parcours de cette histoire, c'est être en mesure d'en tirer des leçons, de consolider puis de développer son esprit scientifique. Ensuite, c'est aussi un excellent moyen d'acquérir un sens critique très poussé, de remettre sans cesse ses connaissances en question et de faire progresser la pensée de l'art dentaire et son épistémologie. Notre premier argumentaire pour alimenter notre plaidoyer en faveur de l'histoire et de l'épistémologie de l'art dentaire est certes sommaire mais il est posé. Il sera complété par un second argumentaire qui sera développé tout au long de notre analyse épistémologique du *Traité des dents* de Pierre Fauchard. Alors, nous ne nous priverons pas de faire ressortir les vertus de l'épistémologie afin que nos lecteurs soient à leur tour les porte-parole de la défense et de la promotion de l'épistémologie en art dentaire. Néanmoins, afin de donner plus de force à ce plaidoyer et convaincre les plus sceptiques, nous leur laisserons le loisir de méditer cette citation de Gaston Bachelard : « Ce qui dans le passé reste *positif* vient encore agir dans le pensée moderne. Cet héritage positif du passé constitue une sorte de *passé actuel* dont l'action dans la pensée scientifique du temps présent est manifeste. »[4]

La seconde raison pour laquelle l'épistémologie de l'art dentaire s'avère être un thème de prédilection pour nous, c'est que l'examen de l'épistémologie de l'art dentaire, au fil de son histoire, constitue pour tous une source inépuisable de renseignements essentiels qui assurent à chacun la compréhension tant de l'épistémologie passée, que de l'épistémologie contemporaine et lui procurent les outils nécessaires à une bonne réflexion épistémologique.

Avant d'aller plus loin dans notre introduction, il nous faut aussi justifier pourquoi nous avons choisi cette première moitié du 18e siècle, en particulier la période de l'histoire durant laquelle Pierre Fauchard a été actif et pourquoi nous l'avons choisi lui, plutôt qu'un autre. Sans aucun doute, il faut en trouver l'explication dans les caractéristiques de l'épistémologie de l'art dentaire de cette période. Cette épistémologie est en effet décomplexée, ouverte aux nouveautés, et elle aspire à une individualisation de plus en plus forte de son corpus. De plus, l'art dentaire trouve en Fauchard, à la fois son ardent défenseur et le premier grand maître d'œuvre pour son épistémologie.

Enfin, avant d'aborder à proprement parler l'œuvre épistémologique de Fauchard, il nous faut rappeler combien les ouvrages des savants sur leur spécialité, aux différentes périodes de l'histoire dentaire, constituent l'une des principales sources d'information pour analyser l'évolution épistémologique de l'art dentaire. Nous pensons, en effet, non seulement que l'évolution épistémologique de l'art dentaire ne peut être comprise sans une bonne connaissance de son histoire, mais aussi sans une lecture attentive des livres que les savants ont écrit tout

---

4 G. Bachelard, "*L'actualité de l'histoire des sciences*" (1951), in G. Bachelard, *L'engagement rationaliste*, Paris, PUF, 1972, p. 138

au long de cette histoire. Déjà, « en 1829, Emile Littré écrivait : "la science de la médecine, si elle ne veut pas être rabaissée au rang de métier, doit s'occuper de son histoire, et soigner les vieux monuments que les temps passés lui ont légués". Ces vieux monuments ne sont-ils pas les livres, où, depuis les temps les plus reculés, toute notre science est enclose ? »[5]

En ce qui nous concerne, parmi les livres qui ont été écrits sur l'art dentaire depuis la Renaissance, nous avons jeté notre dévolu sur celui de Pierre Fauchard, en l'occurrence sur *Le chirurgien-dentiste ou Traité des dents* car, à notre avis, il est le seul à mériter le terme de monument historique. Ce monument, par son architecture et les différents matériaux qui le composent, nous donne, en effet, une idée parfaite de l'épistémologie de l'art dentaire, telle que la concevait Pierre Fauchard. Nous nous intéresserons donc à cet ouvrage et, plus particulièrement à l'édition de 1746, parce qu'il constitue aussi le fleuron des ouvrages dentaires du siècle des Lumières. Mais cet ouvrage n'est pas seulement un monument historique, avec tout le côté passéiste que ceci pourrait suggérer, c'est aussi un ouvrage qui nous introduit de plein pied dans la modernité. Et c'est en ce sens qu'il prend une autre dimension car s'il s'ancre dans le passé et s'inscrit dans le présent, il se projette aussi dans le futur. En ouvrant ses portes sur la *Modernité*, ce monument est le premier à faire partie de l'ensemble architectural de l'épistémologie de l'art dentaire des 18e, 19e et 20e siècles. De plus, grâce à cet ouvrage, Fauchard met tellement bien en valeur l'art dentaire que cet art s'impose comme une entité qui prend sa place entre l'art chirurgical et l'art médical. Autant dire que cet ouvrage est capital et il nous livre tant de données sur Fauchard, sa recherche, sa pensée, que nous nous contenterons de son contenu pour retracer la vie intellectuelle de Fauchard.

Comme nous le verrons, en plus de sa contribution à l'évolution des techniques, à l'innovation et au développement de la pensée dentaire, Fauchard s'est surtout intéressé de près à l'élaboration de la connaissance dans sa spécialité et à chercher à donner une dimension scientifique à celle-ci. Par conséquent, l'essentiel de son travail nous est apparu comme un travail de nature véritablement épistémologique et ce terme, même s'il n'existait pas à l'époque de Fauchard, nous a

---

5 E. Littré, cité par L. Binet, in P. Du Maître et al., *Histoire de la médecine et du livre médical*, Pygmalion-Olivier Perrin, 1978

semblé le mieux approprié pour qualifier le travail ambitieux auquel s'est livré Fauchard. Nous aurons donc à cœur de mettre au jour tout le travail épistémologique de Fauchard, son application à inventorier tous les connaissances déjà abordées, à explorer tout ce qui avait été écrit en art dentaire, et ce, en s'évertuant à repérer tout ce qui lui paraissait juste en même temps que ce qui ne pouvait, à ses yeux, prétendre à la vérité. Fauchard s'est surtout employé à bien structurer le programme épistémologique qu'il voulait proposer pour l'art dentaire.

Ceci étant établi, nous essaierons de rester le plus possible impartial et de ne pas céder à la tentation de dresser un tableau idyllique de l'approche épistémologique de l'art dentaire par Fauchard. En effet, même si Fauchard a le mérite d'innover et d'utiliser à bon escient les "outils de la réflexion", si son approche épistémologique de l'art dentaire est remarquable, elle présente néanmoins bien des imperfections. Avec tact et mesure, nous nous permettrons donc de lui adresser un certain nombre de critiques mais nous le ferons avec d'autant moins de scrupules que nous sommes persuadés qu'il ne s'en serait pas offusqué. Effectivement, Fauchard déclarait lui-même qu'il ne faut pas hésiter à relever ses erreurs et celles des autres si l'on veut avancer dans la connaissance. En fait, nos critiques à l'égard de Fauchard seront assez modérées pour une raison bien précise qui mérite d'être commentée. Cette raison objective c'est que nous savons à quel point il est injuste de critiquer un savant sans prêter attention au contexte culturel et intellectuel dans lequel il a évolué. En effet, à cette époque, Fauchard ne pouvait pas avoir tous les repères et les données épistémologiques dont nous disposons aujourd'hui, et ne pas en tenir compte serait la marque d'un anachronisme déraisonnable.

Ces remarques étant faites, nous nous attacherons à montrer combien le *Traité des dents* est le fruit d'un travail titanesque et pourquoi, après des siècles d'assoupissement épistémologique, Fauchard représente indéniablement un grand nom de l'épistémologie en art dentaire. Nous insisterons sur les points forts de son travail qui prouvent à quel point il se détache nettement de la galerie de portraits de tous ceux qui, avant lui, ont œuvré pour l'art dentaire. En fait, comme Fauchard représente selon nous un véritable génie de l'épistémologie en art dentaire, nous ferons en sorte de lui rendre un vibrant hommage. Comment pourrions-nous faire autrement puisque c'est lui qui a doté l'art dentaire d'une autonomie et d'une unité épistémologiques. Pour cette raison, d'ailleurs, le vaste chantier épistémologique entrepris par ses soins représente un moment fort de l'histoire épistémologique de l'art dentaire. La réussite de ce chantier est due aussi à ce que non seulement il affirme sa volonté de mettre fin à la culture du secret, mais il l'applique dans les faits, puisqu'il dévoile dans son traité tous les moyens de venir à bout de la pratique chirurgicale, de la pratique médicale, et de la pratique mécanique. Nous serons aussi surpris de constater à quel point Fauchard comprend mieux que quiconque que « [...] l'idée même de savoir indique un bien public collectif qui se définit par opposition aux croyances individuelles. »[6] Nous verrons combien il a conscience qu'« en pratique, une croyance ou une expérience individuelle doivent être communiquées à autrui si l'on veut établir leur crédibilité et leur conférer le statut de connaissance. »[7] Sachant que le livre constitue le seul moyen de faire transiter les connaissances d'un individu à beaucoup d'autres, de partager la connaissance, et souhaitant dévoiler ses pratiques, Fauchard n'hésite pas à publier son traité. Fauchard y fait une description détaillée de ses pratiques et, avec minutie, il s'applique à y préciser les méthodes employées, les matériaux utilisés et les circonstances dans lesquelles se déroulent ces pratiques. Mais nous devrons aussi remarquer que Fauchard ne se limite pas à un discours pratique, il l'accompagne en permanence de données théoriques. Dans son cabinet dentaire, Fauchard est un expérimentateur qui répond parfaitement à la définition qu'en donnera un siècle plus tard Claude Bernard : « Pour être digne de ce nom, l'expérimentateur doit être à la fois théoricien et praticien. [...] Il serait impossible de séparer ces deux choses : la tête et la main. Une main habile sans la tête qui la dirige est un instrument aveugle ; la tête sans la main qui réalise reste impuissante. »[8] Fauchard se livre donc à une véritable recherche épistémologique qui embrasse l'ensemble de l'arbre de la connaissance en art dentaire et il ne dédaigne aucune de ses branches. Ce faisant, il pose le logos comme principe de la pensée rationnelle en art dentaire. Force est de reconnaître que Fauchard fait entrer les chirurgiens-dentistes à la fois dans le monde des Sciences et de la Raison, et dans celui de la Modernité.

---

6 S. Shapin, *La Révolution scientifique*, Paris, Editions Flammarion, 1998, p.133

7 Ibid.

8 C. Bernard, *Introduction à l'étude de la médecine expérimentale*, Paris, Editions Garnier-Flammarion, 1966, p. 27

Plutôt que d'offrir à nos lecteurs une biographie sur Fauchard, nous avons préféré sortir des sentiers battus et leur faire emprunter un itinéraire sans doute plus insolite, plus scabreux, mais à nos yeux plus passionnant. Cet itinéraire permettra aux lecteurs de découvrir Fauchard sous un jour particulier et de présenter un panorama complet sur sa recherche épistémologique et sur le programme épistémologique édifié par ses soins et légué à ses successeurs. Avec détermination, nous ferons tout pour amener nos lecteurs à apprécier ce parcours épistémologique original qui a valu à Fauchard d'être universellement reconnu comme le père de l'art dentaire moderne. Nous insisterons sur la façon dont Fauchard ouvre vraiment un avenir à la pensée dentaire. Nous verrons que sa force épistémologique repose aussi sur son art de traiter la connaissance avec subtilité. En effet, Fauchard ne vient pas avec de gros sabots imposer ses vues et sa méthode. Il structure son discours de façon rationnelle au point que ses lecteurs ne peuvent échapper à son emprise et sont conquis par sa méthode et ses théories. Même si certaines caractéristiques du contexte social et culturel de Fauchard nous ont certainement échappé, nous essaierons de rendre compte le plus fidèlement possible de l'itinéraire épistémologique emprunté par Fauchard afin de mieux appréhender sa pensée. La dimension empirique qui traverse de part en part le traité de Fauchard constitue un véritable fil d'Ariane pour qui veut suivre son parcours épistémologique. Tant pis si nous nous répétons, mais nous tenons à le souligner, cet empirisme de Fauchard nous séduit parce qu'il nous introduit dans un monde qui est encore le nôtre, celui de la modernité pour l'art dentaire.

Tout au long de notre analyse du *Traité des dents*, nous continuerons à nous appliquer à cerner le génie épistémologique de Fauchard, sa capacité parfois à opter pour l'évanouissement des références, à nous fournir non seulement une description des outils et des interventions auxquelles ils sont destinés, mais aussi des outils de pensée. Nous montrerons combien Fauchard excelle à produire des formulations aussi concises que frappantes et articulées, réussit par le travail de la matière une certaine production de la vérité en couplant avec sagacité technique et science. Nous soulignerons aussi tout le mérite de Fauchard qui est parvenu à délimiter l'étendue du champ épistémologique de l'art dentaire, tout en le laissant ouvert en insistant sur sa contiguïté avec d'autres espaces épistémologiques, en lui procurant ainsi une réelle extension de son champ épistémologique.

Nous ferons tout pour révéler ce qui fait sortir Fauchard du lot des savants en chirurgie dentaire, c'est-à-dire, pour employer notre langage contemporain, ce qui fait de lui non seulement un épistémologue de génie mais nous permet aussi de le qualifier de travailleur universel du réel. Nous mettrons donc l'accent sur sa capacité à parcourir des champs épistémologiques très divers et à s'adonner à des activités pratiques et techniques bien différentes. Nous montrerons à quel point Fauchard a plusieurs cordes à son arc, ce qui fait qu'il serait considéré aujourd'hui à la fois comme un chirurgien, comme un médecin, comme un chimiste, comme un ingénieur, comme un biologiste et bien sûr comme un chirurgien-dentiste. En fait, Fauchard s'est intéressé à la construction de la connaissance en art dentaire et a contribué à l'émergence d'entités épistémologiques. Avec beaucoup de discernement, il s'est appliqué à condamner avec force l'art dentaire des charlatans auquel il a opposé l'art dentaire scientifique, celui auquel il a adhéré sans réserve et sans état d'âme. Par conséquent, nous insisterons aussi sur le fait que si Fauchard peut revendiquer son appartenance au monde scientifique et y prétendre sans complexe, c'est parce qu'il n'hésite pas à questionner des notions cruciales telles que la causalité, l'étiologie, la fonction. Nous nous pencherons d'ailleurs sur la façon dont il appréhende ces grandes notions et sur les raisons qui le poussent à tant s'investir dans l'épistémologie de l'art dentaire. Ceci nous conduira à faire observer que si Fauchard se distingue des charlatans c'est non seulement parce qu'il possède des connaissances et un savoir-faire qu'ils n'ont pas, mais c'est aussi parce qu'il a une véritable éthique de la connaissance.

L'œuvre de Fauchard est si vaste, si variée, si fascinante, qu'il ne sera pas question pour nous d'en donner une analyse exhaustive. Pourtant, nous devons bien admettre qu'il a su aborder tous les aspects de l'art dentaire et son programme épistémologique couvre pour l'essentiel toutes les disciplines dentaires qui seront ensuite mises en place dans les dernières décades du 19e siècle. Afin de sérier plus efficacement chacun des domaines abordés par Fauchard, nous nous permettrons donc de suivre son discours dans chacune de ces disciplines — même si cette démarche a un caractère anachronique — puisque, comme nous venons de le préciser, les disciplines ne sont pas encore nées au moment où Fauchard exerce son art. En fait, nous montrerons que Fauchard réussit à donner à l'art dentaire une structure d'ensemble tout en dessinant une esquisse des principaux centres d'intérêt épistémologiques de l'art dentaire et en assignant à chacun d'entre eux une place et une fonction univoques sans parvenir encore à les définir de façon précise et à les individualiser vraiment. Avec le pouvoir que confère le recul du temps, tout un chacun pourra conclure aisément au génie épistémologique de Fauchard. Mais grâce à ce recul du temps, nous pourrons mettre en évidence que ce qui force l'admiration pour cet Hippocrate de l'art dentaire, est beaucoup plus subtil qu'il n'y paraît. En fait, l'essentiel de cette admiration est suscité par son action épistémologique et nous nous évertuerons à la décliner en détail. Avec Fauchard, il n'y a plus de déficit de reconnaissance envers la technique et les arts mécaniques. A l'instar de Descartes, il s'applique à restaurer leur image au regard de tous en les glorifiant. Ce faisant, il parvient à étendre de proche en proche sa recherche épistémologique et à embrasser deux mondes à la fois. D'un côté, le monde que l'on appellera plus tard celui de la biologie et, de l'autre, le monde de la mécanique et de la technique. Fauchard s'évertue même à faire se rencontrer ces deux mondes. Dans son traité, il couvre l'exploration de ces deux mondes en abordant de très nombreux et très variés thèmes d'étude. En effet, Fauchard porte de l'intérêt pour la chirurgie traditionnelle mais aussi pour la transplantation et l'implantation, pour la carie et la dentisterie opératoire, pour la pyorrhée, appelée plus tard maladie de Fauchard, pour la prothèse amovible et la prothèse fixe, pour l'orthodontie, pour la thérapeutique dentaire et plus particulièrement pour les remèdes contre les douleurs dentaires, mais aussi pour les douleurs réflexes des dents. En bref, aucun champ d'étude épistémologique ne laisse Fauchard indifférent.

Nous montrerons que quel que soit le champ d'étude abordé par Fauchard, il se garde bien d'aperçus rapides et se fait fort d'analyser chaque sujet d'étude en détail, tout en sollicitant intensément et continuellement son intellect. Il s'implique sans réserve dans la recherche et la réflexion, et il n'a de cesse de retoucher ses idées. Il organise sa réflexion et ses études autour de deux pôles d'intérêt — la matière inerte et la matière vivante — à partir desquels il construit son œuvre, œuvre sur laquelle il fait passer un souffle de pensée encyclopédique. Fauchard se veut lisible et instructif, et il y réussit. Il parvient brillamment à capter l'attention de ses lecteurs tout au long de son traité et ce, pour deux raisons. D'abord, parce qu'il pratique de multiples ouvertures épistémologiques dans son traité. Ensuite, parce qu'il sait communiquer à ses lecteurs sa passion et il arrive à la leur faire partager pour chacun de ses nombreux objets d'étude.

Nous nous soucierons de faire apprécier chez Fauchard, à la fois sa capacité à faire surgir un nouveau mode de représentation de l'art dentaire dans son ensemble, son audace conceptuelle et son étonnante faculté à relier et à conjoindre. Nous nous efforcerons de faire découvrir en Fauchard ce voyageur infatigable dans le monde de la connaissance pour qui intentions, convictions, projets, sont des mots familiers qu'il se plaît à mettre en commun avec le lecteur, en l'incitant à renouveler, comme lui, le regard porté sur l'art dentaire et son épistémologie, et à rompre avec ses habitudes de pensée.

Nous nous appliquerons aussi à faire voir en Fauchard, non seulement un homme engagé mais aussi un humaniste. En effet, quoique fort attaché à la technique et à la science, Fauchard est aussi fort conscient de l'extraordinaire dimension de la médecine dentaire et de l'impérieuse nécessité de voir en elle la rencontre d'autrui, la confrontation à des histoires et des situations singulières qui ne peuvent se réduire uniquement par des normes.

Pour résumer, nous déploierons notre réflexion sur Fauchard et sa conception de l'épistémologie en art dentaire en l'articulant selon trois chapitres. Dans le premier chapitre, nous commencerons par proposer à nos lecteurs l'examen d'un programme épistémologique ambitieux et complexe, et nous les inviterons à découvrir un épistémologue exceptionnel. Dans le second chapitre, nous étudierons plus en détail le développement épistémologique de l'art dentaire selon Fauchard dans chacune des trois grandes composantes de l'art dentaire, c'est-à-dire celui de la chirurgie bucco-dentaire, celui de la partie médicale de l'art dentaire, et celui de la partie la plus mécanique et technique de l'art dentaire. Enfin, dans le troisième chapitre, nous terminerons par une analyse proprement épistémologique du *Traité des dents* de Fauchard en essayant de mettre en évidence toutes les vertus épistémologiques de ce savant et toutes les qualités de son travail.

CHAPITRE I

CONSIDERATIONS GENERALES A PROPOS DU TRAITE DES DENTS DE FAUCHARD ET DE SON PROGRAMME EPISTEMOLOGIQUE POUR L'ART DENTAIRE

1-1 Des conditions favorables à l'élaboration et à la mise en place par Fauchard de son programme épistémologique pour l'art dentaire

Parmi les conditions favorables à l'élaboration et à la mise en place par Fauchard de son programme épistémologique pour l'art dentaire, il y a, d'une part, les conditions institutionnelles dans lesquelles évolue Fauchard et, d'autre part, des conditions culturelles, c'est-à-dire son niveau d'études, son niveau de connaissance et l'environnement intellectuel et culturel dans lequel il baigne.

Pour ce qui est des conditions institutionnelles, suite à l'Edit royal de 1699, ayant créé le corps des "experts pour les dents", les chirurgiens-dentistes ont acquis un nouveau statut. Ce nouveau statut leur assure une réelle reconnaissance dans la société de cette première moitié du 18 e siècle, aussi bien à la cour que dans la noblesse de province, aussi bien auprès des professionnels de la médecine et de la chirurgie, qu'auprès des milieux savants en général. De plus, l'activité de ces "experts pour les dents" se limite dorénavant au dit "Art du dentiste" et le programme épistémologique de l'art dentaire se trouve ainsi clarifié. En obtenant ainsi un statut de chirurgien-dentiste à part entière, dès le début du 18e siècle, ces praticiens s'introduisent dans le monde des savants et l'art dentaire obtient la reconnaissance de sa spécificité.

D'autres conditions, en particulier les conditions culturelles ont été favorables au tissage de la toile épistémologique de l'art dentaire par Fauchard. En effet, comme nous le signale Michel Foucault, « pour avoir accès à la vérité, il faut avoir fait des études, il faut avoir une formation, il faut s'inscrire dans un consensus scientifique. »[9] C'est le cas de Fauchard car il a non seulement reçu une formation solide en

[9] M. Foucault, *L'herméneutique du sujet - Cours au Collège de France,* Paris, Editions Seuil/Gallimard, 2001, p. 19

chirurgie, mais il a aussi toujours fréquenté, côtoyé, assisté, soigné même des gens ayant de bonnes situations dans le monde savant et plus spécialement dans les mondes médical et chirurgical. En évoluant dans ces mondes, sans aucun doute, Fauchard a trouvé des conditions optimales qui l'ont incité à développer ses connaissances, à faire des recherches, et l'ont encouragé à élaborer, développer et mettre en place un programme épistémologique pour l'art dentaire. De plus, très rapidement, Fauchard conquiert une certaine autonomie par rapport au reste du monde savant et il n'a plus besoin de graviter autour de lui pour tenter de s'y intégrer puisque, désormais, il en fait partie. Devenu savant lui-même, il va alors être, comme l'explique Gaston Bachelard pour tout savant, « un travailleur comme les autres » et qui « produit sa vérité par son travail (et ses hésitations, ses tâtonnements, ses erreurs) comme l'ouvrier le sien par son effort. »[10] Incontestablement, Fauchard va alors connaître une certaine notoriété auprès des savants de la médecine et de la chirurgie de son temps. D'ailleurs, les termes élogieux de Jussieu, Docteur Régent de la Faculté de médecine de Paris, Professeur en Botanique au Jardin du Roi, de l'Académie royale des Sciences, des Sociétés royales de Londres et de Berlin, à l'égard de Fauchard, lors de son approbation de la publication du livre de ce dernier, nous le prouvent. En effet, Jussieu écrit : « le succès de quelques opérations citées dans le traité de M. Fauchard, desquelles j'ai été témoin, est pour moi un préjugé si favorable pour toutes les autres Observations qu'il a rapportées, que je ne puis lui refuser le témoignage d'assurer le Public, que personne n'a travaillé si utilement, et n'a été encore si loin sur cette matière que l'Auteur. (à Paris, ce 26 juillet 1725) »[11]

Si l'inspiration épistémologique de Fauchard peut s'épanouir, c'est aussi parce qu'il évolue dans un environnement où le monde médical connaît une évolution très sensible et la médecine prend une allure de plus en plus scientifique. Il faut dire que la parution de revues scientifiques y a largement contribué. C'est ainsi que dès 1679, Nicolas de Blégny, chirurgien du Roy, a créé la première revue

---

[10] T. Paquot et C. Younès (dir.), *Le territoire des philosophes. Lieu et espace dans la pensée au 20e siècle*, Paris, Editions La Découverte, 2009, cité dans S. Van Damme, *A toutes voiles vers la vérité. Une autre histoire de la philosophie au temps des Lumières*, Paris, Editions du Seuil, 2014, Avant-propos, p. 7

[11] M. de Jussieu, *Approbation*, citée dans P. Fauchard, *Le Chirurgien-dentiste ou Traité des dents*, fin du tome II.

scientifique médicale, "*Journal des nouvelles découvertes sur toutes les parties de la médecine*". De même, de 1695 à 1709, la parution mensuelle de la revue de Claude Brunet "*Le Progrès de la médecine*", n'y a pas été étrangère. De plus, la substitution du français au latin dans le domaine de l'édition médicale est un facteur de plus de progrès pour la médecine en France. Depuis 1685, quatre-vingt dix pour cent des ouvrages médicaux sont rédigés en français et dix pour cent en latin, et Fauchard va suivre cette tendance et se conformer à ce nouveau chemin tracé par ses confrères, en publiant son ouvrage en français. En rompant lui aussi avec la tradition latiniste, Fauchard institue une dynamique de large diffusion de son œuvre et il obtient ainsi un élargissement notable de son lectorat. La tradition se fait donc moins forte car, comme l'écrit Stéphane Van Damme, « à partir de la fin du 17e siècle, on constate une relégation de la tradition, une dévaluation de son prestige intellectuel. »[12]

1-2 Les sources de l'inspiration épistémologique de Fauchard

Comme nous venons de l'évoquer une certaine relégation de la tradition va avoir lieu à la fin du 17e siècle et au 18e siècle. Cette nouvelle orientation épistémologique va aussi exercer son influence sur l'élaboration et la mise en place du programme épistémologique de Fauchard. Néanmoins, si Fauchard prend quelque peu ses distances avec les sources antiques, il peut aussi accorder un certain crédit aux Anciens et il ne s'en cache pas, en particulier quand il aborde l'inflammation lors de l'éruption des dents de lait. « Je crois ne pouvoir mieux placer qu'ici, les pronostics d'Hippocrate, qui dans son livre de la sortie des dents de lait des enfants, dit, que ceux à qui les premières dents percent en hiver, en supportent beaucoup mieux la sortie, parce qu'ils sont exposés à la fièvre, ou aux convulsions dans une saison froide que dans un temps chaud. Que lorsqu'ils ont la diarrhée ou flux de ventre, ils sont moins sujets aux convulsions. Que quand ils ont la fièvre aiguë, ils en sont peu attaqués. Que les enfants, qui à la sortie des dents, ont de l'embonpoint, de la fraîcheur, et dorment profondément, sont en danger d'être surpris de convulsions. Que tous ceux qui tombent dans cet accident, n'en meurent cependant

---

[12] S. Van Damme, *A toutes voiles vers la vérité. Une autre histoire de la philosophie au temps des Lumières*, Paris, Editions du Seuil, 2014, p. 87

pas. Qu'enfin les dents sortent plus tard et avec douleur, et viennent plus petites et moins fortes aux enfants qui ont la toux, quand elles sont disposées à percer. Par tous ces pronostics, on peut concevoir, que suivant la bonne ou la mauvaise complexion des enfants, la sortie des dents est plus ou moins prompte, facile ou dangereuse. Que le lait des nourrices est favorable par sa douceur, ou y devient nuisible par l'inflammation qu'il reçoit du mauvais régime, et de l'excès du vin, qui y est extrêmement contraire. »[13] Quand il s'agit pour Fauchard d'insister sur l'importance du diagnostic à partir de l'examen des dents, il se réfère aux auteurs anciens. « Hippocrate, Galien, Avicenne, Aëce, Riviere, Lommius, Gordon dans sa pratique, et plusieurs autres auteurs célèbres, rapportant les signes de certaines maladies aiguës, ont grand soin de faire observer, non seulement les signes que l'on peut prendre de l'inspection des yeux, des tempes, des oreilles, du nez, de la langue et des lèvres, etc. mais encore ceux que donne la différence de couleur des dents. Souvent dans des cas semblables, la couleur des dents est un indice de la grandeur d'une maladie, ou de son opiniâtreté. Suivant Gordon, ceux qui sont tourmentés d'une fièvre continue, et qui ont des dents livides, ou noires, ne sont pas hors de danger ; mais s'ils les ont noires et en même temps sèches comme du bois, c'est un signe de mort. C'est par l'inspection des gencives et par celle des dents, que l'on reconnaît combien le scorbut est plus ou moins invétéré. L'on tire aussi de cette inspection, des indices pour mieux connaître les différents tempéraments. Ceux dont les dents se conservent le mieux, sont ordinairement les plus sains, les plus robustes, les moins valétudinaires, et ceux qui vivent le plus longtemps. C'est le sentiment d'Hémard, qui dit, que le bon état et la blancheur des dents, sont un signe de la bonne disposition des parties principales, de la tête et de l'estomac. Le même auteur ajoute, d'après Aristote, Liv. 2. ch. 2 des parties des animaux, et en la Section 34 des Problèmes, que les dents bien rangées, bien serrées et de grandeur médiocre marquent dans les hommes de la force et une longue vie. L'inspection des dents sert encore à reconnaître les différents âges de certains animaux. Je dois rapporter ici la citation qu'Hémard fait d'Aristote, qui dit que la blancheur des dents se perd avec l'âge dans les animaux, excepté dans les chevaux, dont les dents deviennent plus

---

[13] P. Fauchard, *Le chirurgien-dentiste ou Traité des dents*, tome 1 Paris, Librairie chez Pierre-Jean Mariette, 1746, pp. 50-51

blanches, à mesure qu'ils vieillissent. »[14] La forme d'allégeance manifestée par Fauchard à l'égard des Anciens l'aveugle à tel point qu'il n'envisage même pas de passer au crible leurs affirmations à propos des liens existant entre les signes présentés par les dents et la santé générale ou la constitution des sujets. Aucune critique, aucun commentaire sur les écrits d'Aristote repris par Hémard ne voit le jour. Manifestement, cette longue tirade sur la couleur des dents comme indice de santé ne s'appuie sur aucune relation de cause à effet, elle ne fait que reprendre les déclarations des auteurs cités plus haut. Ici, Fauchard ne s'illustre pas par ses recherches épistémologiques et il s'avère bien décevant. Néanmoins, soyons vraiment juste et précisons que Fauchard explique que « lorsque l'on néglige d'avoir soin de ses dents, ces mêmes indices deviennent équivoques. »[15] Autrement dit, « Si les dents ne sont pas bien nettes, lorsqu'on vient à être attaqué de quelque maladie, leur couleur ne peut rien indiquer de positif ; l'on peut se tromper en imputant aux effets de la maladie la mauvaise couleur des dents, dépendante d'ailleurs d'une malpropreté habituelle, occasionnée par le limon, ou par le tartre, qui séjournant sur leur surface depuis longtemps, s'y est collé, ou y a fait une impression suffisante, pour en varier la couleur. »[16] Par conséquent, en plus de l'examen clinique des dents, Fauchard recommande une bonne anamnèse afin de ne pas aboutir à des diagnostics erronés : « Afin d'éviter de se méprendre en ces occasions, il faut s'informer dans quel état étaient les dents du malade avant sa maladie ; s'il n'a point pris du mercure ; si sa bouche n'a pas été depuis peu gargarisée, ou rincée avec quelques ingrédients capables de colorer les dents, de même que le font les préparations de Saturne, plusieurs autres remèdes et certains aliments ; et par là l'on évitera de se tromper et de faire un faux pronostic. »[17] Fauchard voue une certaine admiration à Hippocrate, encore considéré au début du 18e siècle « comme le premier des sensualistes et des médecins observateurs. »[18]

---

[14] P. Fauchard, *Le chirurgien-dentiste ou Traité des dents*, tome 1, op. cit., pp. 489-491

[15] Ibid., p. 491

[16] Ibid., p. 492

[17] P. Fauchard, *Le chirurgien-dentiste ou Traité des dents*, tome 1, op. cit., p. 492

[18] I. Wohnlich-Despaigne, *Les historiens français de la médecine au XIXe siècle et leur biographie*, Paris, Librairie philosophique J. Vrin, 1987, p. 12

Mais Fauchard sait aussi se rapporter aux travaux ou aux découvertes de savants de son époque et il ne se permet pas de plagier impunément d'autres auteurs comme l'a fait Hémard vis-à-vis d'Eustache. Il cite les passages des écrits de différents auteurs qui ont apporté des éclaircissements sur un sujet donné. C'est le cas, par exemple, du chirurgien Jean-Louis Petit, de l'Académie royale des Sciences, à propos du rachitisme des enfants se manifestant au niveau des tissus durs des dents de lait et même des dents définitives par des hypoplasies. Ainsi, Fauchard écrit : « M. Petit s'explique sur cette importante matière, avec tant de solidité, de clarté et de précision, que je ne puis que renvoyer à son propre ouvrage. »[19]

Fauchard bénéficie de l'héritage du dernier quart du 17e siècle au cours duquel il s'est produit une accélération effective de l'accroissement des connaissances dans les sciences et les techniques. De même, en art dentaire, durant la première moitié du 18e siècle, Fauchard se réfère parfois à la *Dissertation sur les dents* de Bernardin Martin, publiée en 1679. D'ailleurs, il ne se cache pas de reprendre presque mot à mot certains passages de sa *Dissertation*. C'est en particulier le cas pour le passage dans lequel il explique que rarement le maintien des molaires de lait est à l'origine de malpositions des dents définitives qui leur succèdent. C. Gysel en apporte la preuve en confrontant ce qu'écrivent respectivement Martin et Fauchard. Ainsi, Martin écrit à la page 31 de son livre : « Il n'en est pas de même des grosses dents, parce qu'étant plus larges, et ayant plus d'assiette que les autres, celles qui viennent à les pousser les élèvent par le milieu, ce qui fait qu'elles sortent droites. »[20] De son côté, Fauchard écrit à la page 40 de son traité : « Il n'en est pas de même des petites molaires, parce qu'étant plus larges, et ayant plus d'assiette que les autres, celles qui viennent à les pousser, agissent plus fortement par le milieu. De là vient qu'elles sortent droites. »[21] Mais il serait injuste de faire une fixation sur ces emprunts, étant donné que Fauchard ne s'en cache pas et que l'œuvre de Fauchard dépasse de beaucoup celle de Martin. La *Dissertation sur les dents* de Martin est loin d'être aussi ambitieuse que le *Traité du chirurgien-dentiste*, traité qui se veut être un manuel

---

19 P. Fauchard, *Le chirurgien-dentiste ou Traité des dents*, tome 1, op. cit., p. 59

20 B. Martin, *Dissertation sur les dents*, p. 31, cité dans C. Gysel, *Bernardin Martin et sa "Dissertation sur les dents"*, pp. 59-72, in A.O.S.(sous la dir. de M. Benoist), n°129, Paris, Editions Julien Prélat, mars 1980, p. 66

21 Ibid.

complet à la fois chirurgical, médical et technique. De plus, Fauchard est assez prudent pour bien se garder de copier les passages de l'œuvre de Martin qu'il n'approuve pas ou qui dénotent de nettes carences en connaissances médicales.

1-3 Les liens du monde des savants avec Fauchard et leur accueil à son traité et à son programme épistémologique

Fauchard a compris que pour s'imposer dans le milieu dentaire et plus largement dans le monde savant, il lui faut citer des noms connus et reconnus au 18e siècle, contemporains ou non, et appartenant à ces sociétés savantes. Il est persuadé que ceci aura une incidence positive sur l'accueil qui sera réservé à son programme épistémologique. Ainsi, il ne manquera pas d'évoquer les noms de M. de la Hire, mathématicien et membre de l'Académie Royale des Sciences, de M. Winslow, docteur régent de la Faculté de Médecine de Paris, Professeur et Démonstrateur en Anatomie au Jardin du Roi, de l'Académie royale des Sciences, de feu M. Méry, premier chirurgien de l'Hôtel-Dieu de Paris, et anatomiste de la même Académie. Fauchard n'hésite pas, non plus, à citer les personnes du monde médical présentes lors de ses interventions. C'est ce qu'il fait dans sa sixième observation « sur l'effet de la carie de deux racines d'une dent, qui occasionnera une tumeur et un abcès du côté gauche de la mâchoire inférieure »[22] où il nous signale la présence de M. Finot, docteur régent de la faculté de médecine de Paris et médecin de S.A.S Madame la princesse de Conti douairière et de M. Darmagnac, apothicaire de S.A.S Monseigneur le Prince de Conti.[23] De même, Fauchard est honoré d'être recommandé par M. de Jussieu auprès de plusieurs patients et à plusieurs reprises, il nous indique que ce médecin célèbre consulte parfois ses malades conjointement avec lui ou le fait appeler quand il n'est pas disponible : « comme ses occupations de médecin ne lui permettaient pas alors de pouvoir se transporter chez ce malade, il me fit dire de m'y rendre de sa part pour examiner la maladie, et voir ce qui pouvait causer la douleur et la fluxion dont il était attaqué. »[24] Fauchard entretient des liens

---

[22] P. Fauchard, *Le chirurgien-dentiste ou Traité des dents*, tome 1, p. 433
[23] Ibid., p. 434
[24] Ibid., p. 452

professionnels privilégiés avec M. de Jussieu et il nous en fournit la preuve dans sa Xème « observation concernant les dents », relative à « une hémorragie survenue aux gencives, après les avoir coupées pour les dégorger et les raffermir. »[25] Il nous révèle que, suite à sa gingivectomie, une gingivorragie rebelle s'est produite et, malgré son expérience, il ne parvenait pas à éradiquer cette hémorragie. Lors de sa toute dernière tentative pour arrêter l'hémorragie, Fauchard, en présence de M. de Jussieu, après avoir proposé à ce dernier l'emploi du cautère actuel et obtenu son approbation pour cette opération, réussit à juguler l'hémorragie. Parfois, Fauchard se contente de citer une observation réalisée par un confrère et de nous indiquer qu'il a été invité à participer à l'examen du malade après sa guérison, conjointement avec des praticiens célèbres de son époque : « Messieurs Winslow, de Manteville, Verdier, de Saint Yves (chirurgien oculiste à Paris) et moi avons examiné le malade après sa guérison, et les pièces d'os qui se sont exfoliées de sa mâchoire. »[26]

Fauchard est conscient que pour être mieux admis dans le milieu savant de l'époque, il lui faut rester humble et être impitoyable vis-à-vis des charlatans. Par contre, soucieux de bien individualiser son art de celui des chirurgiens et de ne pas amputer une partie de son programme épistémologique pour l'art dentaire, il n'a pas peur de faire montre d'une certaine arrogance envers eux. Il ne se prive pas de manifester un certain complexe de supériorité à l'égard des chirurgiens quand ils abordent la chirurgie dentaire. Cette attitude de Fauchard n'est pas forcément bien perçue par les chirurgiens et certainement pas très appréciée de leur part. Fauchard n'hésite pas, par exemple, à lancer un regard très critique sur le *Nouveau Traité des Instruments de Chirurgie les plus utiles* de Garengeot (1688-1759) qui est Maître Chirurgien de Saint Côme, puis Démonstrateur Royal, membre de l'Académie royale de chirurgie. Il est vrai que Fauchard supporte mal le dédain, à peine dissimulé, de Garengeot à l'égard des chirurgiens-dentistes. En effet, dans son traité, paru en 1725 à La Haye et en 1727 à Paris, Garengeot les qualifie, avec mépris, d'"arracheurs de dents" alors que Fauchard œuvre activement pour la reconnaissance de sa profession en tant que spécialité.

---

25 Ibid., p. 320
26 Ibid., p. 451

Etant entré dans une dynamique de développement épistémologique de l'art dentaire, Fauchard est stimulé par un contexte scientifique et culturel favorable à l'essor des connaissances. D'une manière générale, les savants de l'époque vont réserver à son traité un accueil enthousiaste. D'ailleurs, si le livre de Fauchard a obtenu du Roi, le 22 septembre 1746, le privilège de figurer dans la bibliothèque du château du Louvre, ce n'est pas dû au hasard. Il faut bien reconnaître que le *Traité des dents* semble jouir d'une certaine notoriété auprès de la communauté scientifique de son époque. Preuve en est puisque tous les grands lecteurs appelés à se prononcer sur l'intérêt d'une impression de son Traité ont émis un avis favorable à celle-ci et sont unanimes pour reconnaître les qualités de ce chef d'œuvre. C'est tout le "gratin" du monde savant de la médecine et de la chirurgie qui a donné son approbation pour cette impression.

Ainsi, en a-t-il été de Monsieur Winslow, Docteur Régent en la Faculté de Médecine de Paris, de l'Académie Royale des Sciences, Professeur en anatomie et en chirurgie au Jardin Royal, qui « a remarqué dans son Auteur un grand fond de connaissances, d'habileté et d'observations, par rapport à cette partie de la chirurgie. »[27] Les vertus épistémologiques de Fauchard sont aussi soulignées par Monsieur Hecquet, Docteur Régent en la Faculté de médecine de Paris, et ancien Doyen de ladite Faculté. Selon Hecquet, « ce livre n'est point un ouvrage d'imagination, ni un ramas de moyens, d'opérations ou de remèdes à essayer pour la guérison des maladies des dents. C'est une méthode tirée de l'étude, et sortie de l'expérience de Monsieur Fauchard, communiquée d'ailleurs au Public avec tant de candeur, tant de bon sens et tant de sages précautions, qu'il ne lui manque rien pour mériter l'estime et la confiance qui sont dues à l'ouvrage et à son auteur. »[28]

De même, Monsieur Finot, Docteur Régent en la Faculté de médecine de Paris, médecin de leurs altesses sérénissimes Monsieur le Prince de Conti et Mesdames les Princesses de Conti, n'est pas en reste en

---

[27] P. Fauchard, *Le chirurgien-dentiste ou Traité des dents*, tome 2, op. cit., *Approbation de Mr. Winslow* (en fin d'ouvrage, absence de numérotation des pages concernées)

[28] P. Fauchard, *Le chirurgien-dentiste ou Traité des dents*, tome 2, op. cit., *Approbation de Mr. Hecquet* (en fin d'ouvrage, absence de numérotation des pages concernées)

matière d'éloge à l'égard de Fauchard. Il note : « J'ai lu avec beaucoup de plaisir le livre de Monsieur Fauchard, duquel le Public ne peut tirer que de très solides avantages. Il contient en effet beaucoup de faits exactement détaillés, des réflexions judicieuses sur les maladies des dents et sur les moyens de les guérir. Ces réflexions fondées sur le travail assidu et tirées d'une expérience confirmée, à laquelle on ne peut rien ajouter, lui ont donné une connaissance parfaite de ces maladies différentes, à laquelle aucun Dentiste n'était encore parvenu jusqu'à présent. C'est par cette connaissance exacte qu'il a réformé, inventé même avec succès un très grand nombre d'instruments, également propres et pour opérer avec sûreté sur les dents, et pour les conserver en beaucoup d'occasions douteuses. On ne peut donc que le louer d'un travail qui lui a coûté tant de peine ; aussi est-ce avec beaucoup de précision et de netteté qu'il a développé une matière obscure par elle-même, et qui n'a été traitée jusqu'ici que très superficiellement. »[29]

Pour sa part, Monsieur Helvetius, Docteur Régent en la Faculté de médecine de l'Université de Paris, Médecin ordinaire du Roi, et premier médecin de la Reine, et de l'Académie royale des Sciences, déclare avoir « lu avec plaisir un manuscrit intitulé : *Le Chirurgien-dentiste, ou Traité des dents, des alvéoles et des gencives*, par Monsieur Fauchard. »[30] Il ajoute : « Il m'a paru qu'il n'y avait point encore de Traité de cette matière, où l'on fût entré dans un détail aussi exact ; et je pense que l'impression de ce livre doit être d'autant plus utile au public, que toutes les observations et les faits sont fondés sur l'expérience longue et heureuse de l'auteur. »[31] Quant à Monsieur Silva, Docteur Régent en la Faculté de médecine dans l'Université de Paris, Médecin de son altesse sérénissime Monseigneur le Duc, et Médecin Consultant du Roi, il loue Fauchard « des soins qu'il a pris de faire un ouvrage plus exact que tous ceux qui ont paru jusqu'à

[29] P. Fauchard, *Le chirurgien-dentiste ou Traité des dents*, tome 2, op. cit., *Approbation de Mr. Finot* (en fin d'ouvrage, absence de numérotation des pages concernées)

[30] P. Fauchard, *Le chirurgien-dentiste ou Traité des dents*, tome 2, op. cit., *Approbation de Mr. Helvetius* (en fin d'ouvrage, absence de numérotation des pages concernées)

[31] Ibid.

présent. »[32] De son côté, Monsieur de Jussieu, Docteur Régent en la Faculté de médecine de Paris, Professeur en botanique au Jardin du Roi, de l'Académie Royale des Sciences, des Sociétés Royales de Londres et de Berlin, rend un hommage particulier à Fauchard. Il écrit : « le succès de quelques opérations citées dans le Traité de M. Fauchard, chirurgien-dentiste, desquelles j'ai été témoin, est pour moi un préjugé si favorable pour toutes les autres Observations qu'il a rapportées, que je ne puis lui refuser le témoignage d'assurer le public, que personne n'a travaillé si utilement, et n'a été encore si loin sur cette matière que l'auteur. »[33] D'autres compliments appuyés sont adressés à Fauchard par les chirurgiens qui figurent parmi les approbateurs de l'édition de son ouvrage. Ainsi Monsieur Tartanson, Chirurgien juré de Paris, et ancien prévôt de sa compagnie signale qu' « il manquait à la Chirurgie une partie qui cependant ne lui était pas moins nécessaire que toutes les autres [...]. »[34] Il ajoute : « M. Fauchard vient de la donner cette partie, en mettant au jour son *Traité sur les dents*, que j'ai trouvé contenir les explications les plus claires, les opérations les plus sûres, les remèdes les meilleurs et les réflexions les plus judicieuses. Par cet excellent ouvrage cet auteur nous rend notre art complet. »[35] Parmi tous les chirurgiens auxquels est soumise la lecture de l'ouvrage de Fauchard figurent aussi les noms des chirurgiens jurés Messieurs Sauré et de Gramond, à Paris, qui estiment que ce livre « touchant la structure des dents, le moyen de les conserver, la méthode d'opérer et de remédier à leurs maladies, est l'ouvrage le plus complet qui ait paru sur cette matière. »[36] En outre, ils précisent : « on y trouve une exacte théorie et une pratique confirmée par un grand nombre de cures et d'observations, qui sont

[32] P. Fauchard, *Le chirurgien-dentiste ou Traité des dents*, tome 2, op. cit., *Approbation de Mr. Silva* (en fin d'ouvrage, absence de numérotation des pages concernées)

[33] P. Fauchard, *Le chirurgien-dentiste ou Traité des dents*, tome 2, op. cit., *Approbation de Mr. de Jussieu* (en fin d'ouvrage, absence de numérotation des pages concernées)

[34] P. Fauchard, *Le chirurgien-dentiste ou Traité des dents*, tome 2, op. cit., *Approbation de Mr. Tartanson* (en fin d'ouvrage, absence de numérotation des pages concernées)

[35] P. Fauchard, *Le chirurgien-dentiste ou Traité des dents*, tome 2, op. cit., *Approbation de Mr. Tartanson* (en fin d'ouvrage, absence de numérotation des pages concernées)

[36] P. Fauchard, *Le chirurgien-dentiste ou Traité des dents*, tome 2, op. cit., *Approbation de Mrs. Sauré et de Gramond* (en fin d'ouvrage, absence de numérotation des pages concernées)

les fruits d'une longue expérience accompagnée d'heureux succès, dont nous avons été les témoins oculaires en plusieurs occasions. »[37] D'autres chirurgiens jurés, Messieurs Bourgeois, Mouton, Chauvet, Routhonnet, Mothereau et Bertrand reconnaissent que l'ouvrage de Fauchard « est très essentiel à la chirurgie » et que son « auteur a écrit avec beaucoup d'intelligence sur une matière qui était restée jusqu'à présent dans l'obscurité. »[38] Ils "regardent" « ce livre comme la production d'un homme habile, qui donne généreusement au public tout ce qu'une longue pratique et un grand discernement lui ont fait recueillir de connaissances sur cette partie de leur art. »[39] De plus, expliquent-ils : « l'anatomie de la bouche y est expliquée d'une manière très claire et très juste ; les remèdes qui y sont proposés, les opérations qui y sont enseignées, les nouveaux instruments et obturateurs du palais qui y sont décrits, nous paraissent très dignes de notre approbation. »[40] Pour finir avec ces approbations élogieuses destinées à Fauchard, celle de Monsieur de Vaux, chirurgien juré à Paris et ancien prévôt de sa compagnie dépasse toutes les autres: « J'ai trouvé ce Traité écrit avec beaucoup d'ordre, d'intelligence et de netteté ; et il m'a paru très instructif pour ceux qui se proposent de faire leur capital de cette Chirurgie particulière. Les observations qu'il (Fauchard) a jointes de plusieurs cas difficiles, curieux et singuliers, qui se sont présentés dans la pratique, la description exacte de tous les instruments qui conviennent pour opérer dans la bouche en toute occasion, les additions et changements apportés aux anciens instruments pour les rendre plus commodes et plus efficaces, et l'invention de plusieurs autres très ingénieusement fabriqués, mettent cet ouvrage au-dessus de tout ce qu'on a écrit sur cette matière, qui n'a été jusqu'à présent traitée que superficiellement dans les cours entiers de d'Anatomie, ou de Chirurgie, ou dans quelques opuscules très abrégés. Enfin, un nombre de gravures gravées avec soin qui seront insérées aux endroits nécessaires, serviront encore à donner des notions plus touchantes du manuel, et faciliteront son exécution. Ainsi, je suis persuadé que ce Traité sera très utile, non seulement aux Chirurgiens de toute espèce ; mais encore à tous les malades, qui

---

37 Ibid.

38 P. Fauchard, *Le chirurgien-dentiste ou Traité des dents*, tome 2, op. cit., *Approbation de Mrs. Bourgeois, Mouton, Chauvet, Routhonnet, Mothereau, Bertrand* (en fin d'ouvrage, absence de numérotation des pages concernées)

39 Ibid.

40 Ibid.

auront besoin de secours de cette chirurgie. En un mot, j'estime qu'on a lieu de féliciter notre siècle de ce qu'outre les excellents cours de Chirurgie et d'Anatomie dont le public a été gratifié par des Chirurgiens célèbres, il se trouve encore des particuliers qui s'étant dévoués à une seule partie de la Chirurgie, veulent bien publier sans réserve le progrès qu'elle a fait entre leurs mains, puisque c'est le moyen de porter un art si utile à sa plus haute perfection. »[41]

Tout en faisant la part des choses dans ces approbations dithyrambiques, il est juste d'admettre à quel point, dans son ouvrage, Fauchard réussit parfaitement à couvrir l'ensemble de l'art dentaire et nous donne à nous, praticiens du vingt et unième siècle, un tableau complet, une représentation remarquable de l'art dentaire de son époque. A la lecture de cet ouvrage, nous pouvons nous imprégner de la pensée de Fauchard et constater combien elle constitue le socle de la philosophie de l'art dentaire moderne. En considérant que la connaissance passe par l'observation, l'expérience et la raison, Fauchard adopte, d'une certaine façon, la philosophie aristotélicienne et souligne son aspiration à donner à l'art dentaire un statut scientifique.

1-4 Présentation succincte du programme épistémologique de l'art dentaire de Fauchard dans son *Traité des dents*

Le *Traité des dents* de Fauchard a beau présenter bien des qualités, il faut toutefois le considérer comme un programme épistémologique à remplir plutôt que comme un système achevé. Mais ce programme épistémologique présente l'avantage d'être bien tracé. Fauchard nous en expose les grandes lignes dans son traité en divisant celui-ci en trois parties. La première partie concerne essentiellement l'anatomie et les maladies dont peuvent être atteints aussi bien les enfants que les adultes. Dans la seconde partie, l'auteur nous relate les différents traitements réalisés par ses soins avec succès et dresse devant nos yeux un véritable catalogue d'observations. Enfin, dans la troisième

---

[41] P. Fauchard, *Le chirurgien-dentiste ou Traité des dents*, tome 2, op. cit., *Approbation de Mr. de Vaux* (en fin d'ouvrage, absence de numérotation des pages concernées)

partie, Fauchard décrit les instruments chirurgicaux, les techniques opératoires et les prothèses.

En énumérant toutes les opérations pratiquées par le chirurgien-dentiste sur les dents — « les nettoyer, les séparer, les raccourcir, emporter leur carie, les cautériser, les plomber, les redresser, les arranger, les raffermir, les trépaner, les ôter simplement de leurs alvéoles, les remettre dans leurs mêmes alvéoles, ou les ôter pour les placer dans une autre bouche, et enfin en substituer d'artificielles à la place de celles qui manquent. »[42] — Fauchard dresse un tableau complet de toutes les activités du chirurgien-dentiste et donc de tous les champs de connaissance à couvrir, à entretenir et à irriguer de nouvelles recherches et de nouvelles connaissances. Ensuite, Fauchard discerne consciencieusement les principales activités que doit recouvrir l'art dentaire et, avant de s'engager dans l'étude des différentes parties de l'art dentaire, il n'oublie pas de nous faire part du découpage préliminaire qui permet de les définir. Qu'on le veuille ou non, ce découpage anticipe ainsi sur celui qui aura lieu lors de la naissance des disciplines dans les années 1880. Dans son face-à-face avec les objets d'étude de l'art dentaire, Fauchard ne considère pas que sa tâche puisse avoir une fin et il fait montre d'une ferme résolution à poursuivre ses recherches épistémologiques, d'autant plus qu'il admet que lui aussi peut se tromper.

Il rappelle combien ces pratiques « demandent une connaissance aussi parfaite, qu'elle est rare, pour le (le praticien) déterminer à les entreprendre à propos, les surseoir ou les abandonner. »[43] Mais si la connaissance est nécessaire, le jugement l'est aussi car « une personne, en effet, peut savoir tout le manuel d'une opération, et cependant l'entreprendre dans un cas où il ne convient pas d'opérer. »[44] D'ailleurs, cette personne « ne tombera dans cet inconvénient que faute de connaître la véritable cause de la maladie, ou le vrai moyen de parvenir à la guérison. »[45] Par conséquent, Fauchard en conclut « que la science requise, pour être un parfait dentiste, n'est pas si bornée que plusieurs se l'imaginent, et qu'il n'y a pas moins d'imprudence et de danger à se mettre entre les mains d'un

[42] P. Fauchard, *Le chirurgien-dentiste ou Traité des dents*, tome 1, op. cit., p. 183
[43] P. Fauchard, *Le chirurgien-dentiste ou Traité des dents*, tome 1, op. cit., p. 184
[44] Ibid.
[45] Ibid.

ignorant, que de témérité et de présomption dans la plupart de ceux qui entreprennent l'exercice d'une profession si délicate, sans savoir à peine les premiers éléments. »[46] Il subordonne de façon impérieuse la pratique à la connaissance et il ne peut concevoir une connaissance qui ne soit étendue. Fauchard a une vision encyclopédique de l'art dentaire et effectivement, son traité auquel on ne peut refuser le caractère encyclopédique, est là pour en attester. D'ailleurs, la nature encyclopédique du traité de Fauchard se vérifie bien si l'on reprend la définition de l'objet d'une encyclopédie qu'en donnera Diderot un peu plus tard : « le but d'une encyclopédie est de rassembler les connaissances éparses sur la surface de la terre, d'en exposer le système général aux hommes avec qui nous vivons, et de le transmettre aux hommes qui viendront après nous. »[47]

Méthodiquement, Fauchard va ensuite établir « les principes sur lesquels la pratique dont il s'agit, doit être fondée. »[48] En outre, il va s'employer à décrire « chaque opération en particulier, de même que les instruments et les remèdes qui doivent servir pour parvenir à la guérison des maladies. »[49] Très soucieux de la santé du malade et de la renommée de sa profession, Fauchard nous avertit : « je ferai en même temps remarquer autant qu'il me sera possible, toutes les circonstances auxquelles il faut faire attention, pour ne rien entreprendre au préjudice de la santé du malade, et de la représentation de l'art. »[50] Fauchard pense même à l'ergonomie – ce que nous verrons plus loin – afin de réaliser les soins dans les meilleures conditions possibles, et il précise les positions respectives du malade et de l'opérateur qui doivent être prises au cours des soins.[51]

C'est un véritable traité d'enseignement utile que Fauchard lègue à ses confrères. Il s'est évertué à ce qu'il soit digne d'être transmis, c'est-à-dire à la fois intégral, comme un tout ne souffrant ni la division des connaissances, ni celle du savoir faire. Dans son traité, Fauchard fait l'apologie de l'accroissement et du perfectionnement des

---

46 Ibid.

47 M. Malherbe, *L'encyclopédie : histoire, système et tableau*, pp. 45-48, in M. Groult, *L'encyclopédie ou la création des disciplines*, Paris, Editions CNRS, 2003, p. 45

48 P. Fauchard, *Le chirurgien-dentiste ou Traité des dents*, tome 1, op. cit., p. 184

49 Ibid., p. 185

50 Ibid.

51 Ibid., p. 189

connaissances, sans négliger la pratique dont il met en avant les innovations significatives. Fauchard a compris que « la science la plus utile est celle dont le fruit est le plus communicable et, au contraire, est la moins utile celle qui peut le moins se communiquer. »[52]

A partir du *Traité des dents* de Fauchard, il est aussi possible d'envisager la découverte de son programme épistémologique sans que l'on reprenne ce qu'il nous a exposé de vive voix précédemment, et ce, en proposant de suivre un parcours, certes inattendu, mais riche en renseignements sur ce programme et surtout illustrant parfaitement le caractère buissonnant de celui-ci. Ce parcours nous est fourni par la table des matières qui se présente comme un lexique. Afin d'examiner ce lexique dont nous allons faire l'analyse ci-après, nous convions le lecteur à se rendre à la fin du second volume du *Traité des dents* de Fauchard. A cet endroit, Fauchard nous présente un véritable index alphabétique très fourni comprenant cinquante six pages, dénommé par ses soins *Table des matières contenues dans le premier et le second volume.* Cet index alphabétique des termes les plus importants rencontrés dans cet ouvrage complète avantageusement le discours épistémologique développé par Fauchard dans les deux tomes de son traité et en même temps permet d'en évaluer presque instantanément les forces et les faiblesses. Ainsi, si l'on veut apprécier la représentation de l'anatomie dans ce lexique, on n'y trouve même pas le mot anatomie, mais y figurent des termes anatomiques comme alvéole, artères des dents, canines, dents, émail des dents, gencives, germes des dents, incisives, mâchoire, molaires, nerfs des dents, os de bœuf, racines des dents, veines des dents. De même, le terme physiologie est absent de ce lexique, mais on y recense des mots qui ont trait à la physiologie : agacement, douleurs, mastication, passions violentes capables d'altérer la digestion (il est d'ailleurs précisé que ce sont des causes intérieures qui produisent les maladies des dents), sensibilité des dents, serrement des dents, vapeurs de l'estomac et du poumon. Les maladies sont représentées dans ce lexique grâce aux mots : abcès, carie des dents, épulis, érosion des dents, excroissances gingivales, fistules, fluxions, injures du temps qui causent des rhumes et des catarrhes qui offensent les dents, luxations, maladies des enfants

---

[52] L. de Vinci, *Traité de la peinture*, réédition de J. de Bonnot, Paris, 1977, § 3 : « *Quelle science est la plus utile, et en quoi consiste son utilité* », Traduction d'A. Keller de l'édition italienne de 1786 (d'après celle de 1651 publiée à Paris pour Raphaël Trichet du Fresne)

à la sortie des dents, maladies des dents, maladies des gencives, paroulis, scorbut, tumeurs, ulcères des gencives, ulcères aux joues, aux lèvres, à la langue, les vers. Les instruments sont très présents dans ce lexique puisque figurent les mots : bec d'âne, bec de perroquet, canif à tranchant convexe, crochet en Z, déchaussoir, équarrissoir, foret à ébiseler, fouloirs, grattoirs, pélicans, pincettes incisives, poussoir, râpes, rugines recourbées, spéculum oris, tentes, trépan. En plus, à la rubrique "instruments", une page entière leur est consacrée et ils y sont classés par rapport à leur fonctionnalité : instruments pour nettoyer les dents, instruments qui servent à ôter les matières des dents cariées, instruments qui servent à plomber les dents, instruments pour cautériser les dents, instruments pour redresser les dents, instruments pour ôter les dents. La plupart des opérations dentaires sont citées dans ce lexique : cautériser, émailler les dents, limer les dents, plomber les dents, raffermir les dents, remettre les dents, ruginer les dents, séparer les dents, transplanter une dent, transporter une dent d'une bouche dans une autre. De plus, ces opérations sont à nouveau concernées sous la rubrique "opérations sur les dents". La prévention et l'hygiène sont signalées par des expressions ou groupes de mots : éponge fine, négligence de faire nettoyer ses dents, sobriété nécessaire pour la conservation des dents, sucreries contraires aux dents. On est renvoyé à la chimie par les mots ou groupe de mots : alun, eau dessicative, eau spiritueuse, huiles de girofle, liqueur, lotion, opiats, pierre infernale, sel, soude, urine humaine, vitriol. Les rubriques auxquelles il est réservé le plus de place sont, par ordre décroissant : les dents (environ dix pages), limes et limer les dents (deux pages et demie), ôter les dents (deux pages), les caries (un peu plus de deux pages), les dentiers (une page et demie), les instruments (une page), les molaires (une page). Ce lexique permet au lecteur de reconstituer tout ce qui a été écrit par Fauchard à propos d'un lexème donné. En réalité, il s'agit d'un ensemble terminologique dont les vocables forment un réseau. Chaque terme de ce réseau est accompagné des références qui permettent de situer les pages dans lesquelles il est principalement employé et d'y revenir. Cette sorte d'index nous apporte la preuve de toute l'importance accordée par Fauchard à la terminologie, mais aussi à la méthode. Fauchard, par ce lexique, permet à tout lecteur de repérer rapidement tous les points forts du déroulement de son programme épistémologique. A partir d'un mot donné, il est facile pour tout un chacun, de rassembler les différentes séquences correspondantes au sujet (le mot désignant en quelque sorte le sujet qui l'intéresse) et d'assouvir ainsi sa soif d'explications à ce sujet. D'ailleurs, pour certains mots, Fauchard multiplie les renvois croisés à ces mots répertoriés. Fauchard rassemble dans ce lexique tout le vocabulaire technique et scientifique de l'art dentaire, tous les mots même vulgaires qui ont trait, de près ou de loin, aux activités de l'art dentaire, soit en tout cent trente huit lexèmes, classés par ordre alphabétique. Non seulement, cette table des matières renvoie aux mots-clés de l'art dentaire mais, comme nous l'avons déjà indiqué, elle intègre aussi les noms d'outils et d'instruments techniques en usage en art dentaire. Elle permet de vérifier à quel point l'ouvrage de Fauchard donne une vision exhaustive de toutes les contrées épistémologiques de l'art dentaire. La taille de la rubrique réservée à chaque mot nous renseigne sur les contrées épistémologiques les plus importantes aux yeux de Fauchard. Ainsi, cet ensemble lexicographique représente une mine de renseignements sur le programme épistémologique de l'art dentaire pensé par Fauchard et un moyen sûr de s'entraîner à rassembler différents discours sur un même sujet. Malheureusement, en plus des termes importants dont nous avons déjà mentionné l'absence dans ce lexique, bien des mots auraient mérité d'y figurer. Ils auraient ainsi permis de baliser plus efficacement ce lexique et d'accentuer sa pertinence. Des mots, non ou peu signifiants, n'auraient pas dû être représentés ou, pour certains d'entre eux, auraient dû être remplacés par des mots plus justes. Si le nombre de lexèmes présents dans ce lexique avait été plus important et ces lexèmes mieux choisis, ce lexique aurait été plus riche. Néanmoins, il est assez riche pour bien nous renseigner sur la façon dont Fauchard perçoit son "univers" dentaire. De plus, ce lexique constitue une forme d'abrégé miroir de la pensée épistémologique de Fauchard.

1-5 Dans son programme épistémologique, Fauchard définit les fondements de l'art dentaire

Parmi les fondements de l'art dentaire, Fauchard réserve la première position à l'anatomie. Dès le premier chapitre du premier tome de son *Traité des dents, des alvéoles et des gencives*, Fauchard affiche d'emblée son intention de laisser à l'anatomie et à l'étude de la structure une place fondamentale autour de laquelle il va faire graviter tout son programme épistémologique : « Pour donner une intelligence parfaite de la manière dont je traite, il paraît nécessaire d'expliquer la structure, la connexion et la mécanique particulière des dents. »[53] En décidant d'expliquer "la mécanique particulière des dents", il n'omet pas non plus d'introduire la physiologie au sein des fondements de l'art dentaire même si, pour lui, elle n'occupe que la seconde place après l'anatomie. Fauchard ne manque pas de dévoiler le caractère ambitieux de son programme épistémologique puisqu'il ne le réduit pas aux dents, même si elles représentent l'essentiel de son objet d'étude. Il réserve, en effet, aux connexions de celles-ci un rôle important dans la constitution épistémologique de l'art dentaire. Enfin, Fauchard tient à affirmer aussi le caractère singulier de l'art dentaire — puisque les dents ont une "mécanique particulière" — et à justifier son programme épistémologique : « C'est sur la connaissance de ces parties que j'établirai ma théorie et ma pratique ; et que je tâcherai ensuite de donner une juste idée des maladies qui affligent les dents, pour la conservation desquelles j'indiquerai aussi les moyens les plus assurés. »[54]

Bien entendu, Fauchard ne peut pas imaginer des fondements de l'art dentaire où ne figurerait pas la botanique et il va donc réserver à celle-ci une place conséquente. De même, il est résolu à ne pas écarter la chimie des fondements de l'art dentaire. Il commence ainsi à considérer la chimie comme un passage obligé pour progresser dans la connaissance en art dentaire.

Enfin, en dehors de l'anatomie et de la physiologie, d'une part, de la botanique, de la pharmacopée et de la chimie, d'autre part, Fauchard décide de laisser une bonne place à tout ce qui a trait à la pratique de l'art dentaire et de faire figurer les opérations de chirurgie dentaire et donc toutes les bases de la pratique de l'art dentaire parmi les fondements épistémologiques de l'art dentaire.

1-5-1 L'anatomie

Le macabre prébaroque et le macabre baroque ont laissé des traces particulièrement marquées dans la littérature, les arts, la théologie, les sciences et d'une façon générale sur toute la pensée du début du

53 P. Fauchard, *Le chirurgien-dentiste ou Traité des dents*, tome 1, op. cit., p. 1
54 P. Fauchard, *Le chirurgien-dentiste ou Traité des dents*, tome 1, op. cit., pp. 1-2

18e siècle. Le corps cadavérique est ainsi devenu un objet de réflexion sur la condition humaine, en même temps qu'un objet d'étude et donc d'interrogations. Dans ces conditions, au début du 18e siècle, avec cet héritage de la Renaissance et de l'âge classique, comment imaginer que Fauchard ne soit pas fasciné par l'anatomie et n'en fasse pas le fondement même de la connaissance en art dentaire en général et de la chirurgie de la sphère bucco-dentaire en particulier ?

A partir de 1724, la chirurgie bénéficie d'un enseignement autonome, ce qui est favorable à l'essor de l'anatomie. A la même époque, la multiplication des démonstrations anatomiques dans les théâtres anatomiques crée des conditions propices à la consolidation de l'enseignement de l'anatomie dans les universités de médecine. C'est dire combien l'anatomie occupe de plus en plus une place de choix dans les cursus respectifs des chirurgiens et des médecins. Alors, quoi d'étonnant à ce que Fauchard éprouve un intérêt particulier pour l'anatomie et lui réserve une place capitale dans sa vision épistémologique de l'art dentaire.

Fauchard est fermement décidé à percer les énigmes du vivant au sein de la sphère bucco-dentaire et, pour ce faire, il va s'employer à bien étudier l'anatomie de celle-ci mais aussi, nous le verrons plus loin, sa physiologie. De sa formation chirurgicale, Fauchard a retenu les services rendus par une bonne connaissance anatomique et il lui réserve donc la primeur. De plus, par son attachement à l'observation, Fauchard reconnaît bien sûr à la forme une importance capitale. Il est d'autant plus convaincu de son importance que la méconnaissance de la morphologie est la cause d'accidents au cours des extractions dentaires. Fauchard déplore l'insuffisance des moyens épistémologiques mis à la disposition des chirurgiens-dentistes, aussi bien ceux qui touchent à l'anatomie que ceux qui sont directement en relation avec la pratique chirurgicale. Il fait remarquer, en effet, que « les auteurs qui ont écrit de l'anatomie, des maladies et des opérations chirurgicales n'ont, en parlant des dents, traité que très superficiellement de plusieurs maladies de la bouche, et seulement pour ne pas paraître rien omettre de ce qui pouvait entrer dans l'exécution de leurs systèmes. »[55]

---

[55] P. Fauchard, *Le chirurgien-dentiste ou traité des dents*, tome 1, préface, p. ix.

Fauchard est un habitué des textes relatifs à l'anatomie et ceux-ci lui ont appris que parmi les matières qui ont participé à la marche vers la scientificité de l'art dentaire, l'anatomie est la plus ancienne. Si Fauchard met au premier plan l'anatomie, c'est parce qu'il sait qu'elle est la seule à lui permettre de fonder scientifiquement l'art dentaire. Pour guérir ces maladies des dents, « les opérations que la Chirurgie met en usage [...], demandent aussi différentes connaissances, et la pratique seule ne suffit pas pour porter ces opérations à leur perfection, à moins qu'elle ne soit dirigée par une étude exacte de l'anatomie de la bouche. Cette étude est absolument nécessaire pour bien connaître la structure, la situation, le rapport et l'usage des différents organes qui la composent. Ces connaissances nous mènent insensiblement à la découverte des diverses maladies qui attaquent les dents, et à celle de leurs causes et de leur curation. »[56] Dès le début du 18e siècle, tout le contexte culturel et scientifique pousse les savants de la chirurgie, de la médecine et de l'histoire naturelle à revisiter l'anatomie. Ce vaste mouvement de regain d'intérêt pour l'anatomie affecte aussi les chirurgiens-dentistes et Fauchard, en particulier. Les chirurgiens-dentistes se focalisent principalement sur l'anatomie dite élémentaire, c'est-à-dire celle qui intéresse les os, les articulations, les muscles, etc. En faisant de l'anatomie, l'un des piliers de l'épistémologie de l'art dentaire, Fauchard incite les chirurgiens-dentistes à revisiter l'anatomie et, de ce fait, encourage leur émancipation vis-à-vis des auteurs anciens. Le niveau de l'anatomie élémentaire est manifestement assez bon au début du 18e siècle, mais Fauchard émet des réserves à propos de l'enseignement de l'anatomie délivré aux chirurgiens-dentistes. Il l'estime plutôt insuffisant et pas assez ambitieux. Il souhaite transmettre à ses contemporains un catalogue exhaustif de toutes les connaissances de la bouche et des dents qui doivent être maîtrisées, et il y parvient assez bien. Fauchard revendique l'extension du champ épistémologique de l'anatomie en art dentaire car il a pu vérifier qu'une connaissance anatomique dépassant les frontières de la sphère bucco-dentaire était le seul moyen de traiter au mieux les complications infectieuses de la carie dentaire. Il va donc exposer son ambition en critiquant l'étroitesse du champ d'investigation de deux de ses prédécesseurs Urbain Hémard et B. Martin : « Si quelques écrivains ont parlé des dents et de leurs maladies en particulier, comme Urbain Hémard et B. Martin, ils ne

56 Ibid., p. viij

l'ont pas fait d'une manière assez étendue. »[57] Finalement, Fauchard réussira, avec Géraudly, à faire de l'anatomie la figure de proue de l'épistémologie de l'art dentaire.

AVEC FAUCHARD, L'ANATOMIE EST LE FER DE LANCE DE L'EPISTEMOLOGISATION DE L'ART DENTAIRE

A ce sujet, la position de Fauchard est sans appel car il ne conçoit en aucun cas une pratique de l'art dentaire sans une étude approfondie de l'anatomie de la sphère bucco-dentaire. En effet, il la juge « absolument nécessaire pour bien connaître la structure, la situation, le rapport et l'usage des différents organes qui la composent. »[58] D'ailleurs, il montre des erreurs flagrantes lors de certaines interventions qui montrent une méconnaissance absolue de la structure des dents, en particulier lors de l'utilisation des pincettes incisives ; il écrit : « je ne puis me dispenser de blâmer un dentiste de cette ville qui continue toujours à s'en servir, sans prendre aucune précaution. J'ai vu depuis peu plusieurs personnes, qui par son imprudence avaient eu les dents éclatées, et même découvertes jusque dans leurs cavités intérieures parce qu'il en avait trop coupé. Il faut que ce dentiste n'en connaisse pas la structure, et qu'il ne se soit pas donné la peine de lire la première édition de ce livre. »[59] De plus, si Fauchard insiste sur l'impérieuse nécessité de posséder de bonnes connaissances en anatomie pour pratiquer la chirurgie, il ajoute qu'elles « nous mènent insensiblement à la découverte des diverses maladies qui attaquent les dents, et à celles de leurs causes et de leur curation. »[60]

Néanmoins, Fauchard, malgré ses exhortations à se libérer quelque peu de la tutelle des Anciens, ne parvient pas à s'en détacher totalement car il reste trop attaché à leurs textes et pas assez à la pratique anatomique. A l'instar des maîtres anciens, Hippocrate, Aristote et Galien, Fauchard considère encore, à tort, les dents comme des os, même si ces os sont « les plus blancs, les plus durs ou les plus compacts du corps humain. »[61]

---

[57] P. Fauchard, *Le chirurgien-dentiste ou traité des dents*, tome 1, préface, p. x
[58] Ibid., p. viij
[59] P. Fauchard, *Le chirurgien-dentiste ou traité des dents*, tome2, op. cit., pp. 49-50
[60] P. Fauchard, *Le chirurgien-dentiste ou traité des dents*, tome 1, p. viij
[61] Ibid., p. 2

Il désigne les loges où se situent les dents par le terme d'alvéoles et leur reconnaît des cloisons qui les séparent. Il donne un compte juste du nombre de dents (trente deux) pour la denture définitive et du nombre de dents (vingt) pour la denture temporaire. Fauchard mentionne l'existence de dents surnuméraires et il décrit, en particulier, ce que nous appelons aujourd'hui la mesiodens, dent qui se situe sur le plan médian inter-incisif. Il rappelle qu'à l'extérieur les dents sont revêtues de la gencive, définie par ses soins comme la continuation de la membrane « qui recouvre l'intérieur de la bouche. »[62]

Après avoir donné une description globale de l'organe dentaire, Fauchard aborde la morphologie des dents auxquelles il distingue deux parties : le corps et la racine. Il désigne les différentes catégories des dents (incisives, canines, petites molaires et grosses molaires) en soulignant leurs différences morphologiques. Il semble préférer le terme de corps à celui de couronne puisque, précise-t-il, le terme de couronne avait été choisi en considérant les molaires dont le corps, hérissé de pointes, les faisait ressembler à une couronne antique. Cette ressemblance n'existant pas pour les autres catégories de dents, le terme de couronne ne lui semble pas approprié pour ces dernières.

Fauchard étudie ensuite, d'une part, la diversité des racines dentaires suivant la catégorie de dents à laquelle elles appartiennent et, d'autre part, la variation possible de leur forme au sein d'une même catégorie de dent. Fauchard évoque aussi l'engrènement dentaire en précisant : « les deux mâchoires étant fermées, les éminences des dents de la mâchoire inférieure sont reçues dans les cavités des dents de la mâchoire supérieure ; et réciproquement les éminences des dents de la mâchoire supérieure sont reçues dans les cavités des dents de la mâchoire inférieure. »[63]

En observateur averti, contrairement à certains anatomistes de son temps, Fauchard souligne l'existence de racines aux dents de lait et il situe les germes des dents permanentes à la pointe des racines des dents de lait. Il a aussi remarqué les variations morphologiques atypiques de certaines racines dentaires et il se plaît à en dresser un tableau. Il signale, par exemple, les racines « recourbées en crochet

---

[62] Ibid., p. 4

[63] P. Fauchard, *Le chirurgien-dentiste ou traité des dents*, tome 1, op. cit., p. 7

par leur bout »[64] car il se fait fort de mettre en garde ses confrères sur les difficultés « d'ôter ces sortes de dents, surtout s'il se trouve deux racines crochées dans un sens opposé, ou si chaque crochet se rapproche l'un de l'autre par son extrémité ! »[65] Il indique aussi les anomalies du nombre de racines pour différents types de dents : les prémolaires, les canines et les molaires. Il nous expose les observations réalisées à ce sujet : « il arrive néanmoins quelquefois que ces dernières ont deux racines séparées dans toute leur longueur, ou seulement à leur extrémité. On remarque que ces racines se recourbent tantôt en dedans, tantôt en dehors. J'ai tiré de petites molaires (prémolaires) qui avaient trois racines ; mais ces sortes de dents sont assez rares, aussi bien que des canines à deux et trois racines. Je garde deux dents canines, dont la première a deux racines séparées et l'autre paraît composée comme de trois racines distinguées l'une de l'autre par une gouttière, qui se constitue dans toute leur longueur. Une de ces racines se sépare même tout à fait vers son extrémité, des deux autres, qui paraissent confondues, et se terminer en une seule racine pointue, plus longue que l'autre, et d'un volume plus considérable. Les grosses molaires situées immédiatement après les petites, ont pour l'ordinaire deux ou trois racines, quelquefois quatre, ou même cinq. Cela arrive plus souvent aux dents de la mâchoire supérieure, qu'à celles de l'inférieure. »[66] Dans ses « observations concernant les dents diversement réunies ensemble »[67], Fauchard nous signale aussi l'existence de dents unies entre elles par leurs racines ou par leur couronne : « [...] elles étaient toutes les deux si adhérentes ensemble, et unies de telle manière par leurs racines, qu'elles ne faisaient presque qu'un même corps. »[68] Fauchard précise que « lorsque les dents sont unies entre elles seulement par leurs racines, on ne peut s'en apercevoir qu'après les avoir ôtées. Il n'en est pas de même lorsque les dents sont jointes par leur corps. »[69]

---

64 Ibid., p. 12
65 Ibid., pp. 12-13
66 P. Fauchard, *Le chirurgien-dentiste ou traité des dents*, tome 1, op. cit., pp. 10-11
67 Ibid., p. 342
68 Ibid., p. 343
69 Ibid., pp. 343-344

FAUCHARD ETEND LE CHAMP EPISTEMOLOGIQUE DE L'ANATOMIE

Fauchard, obsédé par les complications infectieuses et les ravages destructeurs qu'elles occasionnent au niveau anatomique, ne se contente pas d'étudier les unités anatomiques de la sphère bucco-dentaire. Il aborde aussi leurs connexions anatomiques avec des régions anatomiques qui sortent du champ d'exploration traditionnel de l'anatomie de la sphère bucco-dentaire jusqu'ici engagé. Il insiste sur les relations que ces unités entretiennent avec leurs voisines et donne ainsi une autre dimension à l'anatomie bucco-dentaire. Il plaide d'ailleurs pour des acquis anatomiques beaucoup plus étendus afin d'être plus performant lors des interventions chirurgicales, en étant plus conscient des dangers. De plus, Fauchard se détache quelque peu de la loi des invariants anatomiques et n'hésite pas à s'intéresser au singulier afin de mieux connaître les variations anatomiques dont la méconnaissance peut entraîner des accidents et des échecs chirurgicaux. D'ailleurs, ses observations l'amènent à constater que « la diversité que l'on remarque dans la conformation des dents est si grande, qu'il n'est pas possible de rapporter toutes les manières dont la nature semble se jouer dans les figures surprenantes et extraordinaires qu'elle leur donne quelquefois. »[70] Parfois c'est un confrère qui lui montre une dent inhabituelle « qui paraissait composée de deux autres, entre les racines desquelles il se trouvait une troisième dent, dont la couronne était unie à la voûte que formaient les racines des deux premières. »[71] Fauchard cite encore M. Laudumiey le neveu qui lui « a fait voir une dernière dent molaire du côté droit de la mâchoire supérieure, composée de deux dents unies ensemble par leurs racines. Pour sa part, Fauchard passera en revue les variations anatomiques des racines dentaires et il les décrira en considérant deux critères : leur nombre et leur forme. Il représentera ces différentes variations sur des planches de dessin ; il mentionne par exemple la configuration radiculaire des molaires en détaillant leurs variations morphologiques (pp. 10 et 11, figures 7 et 8 de la planche 27 de son *Traité des dents*). Fauchard met ainsi en garde les chirurgiens-dentistes contre la polymorphie de la sphère bucco-dentaire et de ses unités.

[70] P. Fauchard, *Le chirurgien-dentiste ou Traité des dents*, tome 1, op. cit., p. 14
[71] Ibid.

Fauchard assigne à l'attache de la gencive à la dent un rôle de barrière protectrice car il a remarqué « au collet de la dent, à l'endroit du corps où s'attache la gencive, quelques inégalités peu apparentes qui rendent plus exacte l'adhérence de la gencive à la dent »[72] et permettent d'empêcher « [...] qu'aucune partie saline des aliments n'entre dans l'alvéole. »[73] Fauchard examine ensuite l'intérieur de la dent où il distingue deux cavités confluentes, celle de la racine et celle du corps de la dent. Il explique alors que la grande cavité en résultant « est tapissée d'une membrane, qui sert de soutien aux petits vaisseaux sanguins et aux nerfs qui se distribuent dans l'intérieur de la dent. »[74] La description de l'innervation et de la vascularisation des deux maxillaires est aussi réalisée par Fauchard. Il nous indique ainsi le trajet nerveux des nerfs des deux maxillaires. Il commence par le maxillaire supérieur. « Ainsi les dents incisives et canines de la mâchoire supérieure reçoivent leurs nerfs de la branche de la cinquième paire appelée maxillaire supérieure, laquelle passant par le conduit, qui se remarque au bas de l'orbite, pour aller se distribuer à la face, fournit dans ce trajet des rameaux qui vont à ces dents. »[75] Fauchard précise que « les molaires de la même mâchoire reçoivent leurs nerfs de la même branche par des trous qui se trouvent postérieurement à la face latérale extérieure de l'os maxillaire supérieur qui fait partie de la fosse temporale. »[76] Fauchard donne ensuite l'origine de l'innervation des dents du maxillaire inférieur, de la langue, de la lèvre, ainsi que le trajet et la distribution de ces différents nerfs. « Les dents de la mâchoire inférieure reçoivent leurs nerfs de la portion de la cinquième paire nommée maxillaire inférieur. Cette portion de nerfs, après être sortie du crâne par le trou auquel elle donne son nom, et avoir fourni plusieurs gros rameaux qui vont à différents endroits de la face, descend entre les deux muscles ptérygoïdiens. Là elle se partage en deux branches principales, dont la plus petite va se perdre dans la langue, et la plus considérable entre dans le canal de la mâchoire inférieure, par l'ouverture qui est à la face intérieure, entre les éminences nommées condyloïdes et coronoïdes. Cette branche parcourant ce canal, donne, chemin faisant, des filets à toutes les racines des dents, tant molaires que canines.

72 Ibid., p. 20
73 Ibid., pp. 20-21
74 Ibid., p. 21
75 P. Fauchard, *Le chirurgien-dentiste ou traité des dents*, tome 1, op. cit., p. 21
76 Ibid., p. 22

Cette même branche étant parvenue au trou nommé mentonnier, elle se divise en deux branches, dont la plus considérable sort par ce même trou, pour se distribuer à la lèvre inférieure, et communiquer avec la portion dure de la septième paire, et l'autre continue sa route jusqu'à la symphyse du menton, en fournissant dans ce chemin des rameaux aux dents incisives. »[77]

Fauchard nous signale la similitude du trajet des systèmes de distribution artériel et veineux avec celui du système de distribution des nerfs des deux maxillaires et nous indique la provenance des artères et des veines des dents : « les artères et les veines accompagnent toujours les nerfs, et se portent aux dents par la même route. Les artères des dents sont des rameaux qui viennent des carotides externes, et leurs veines vont se décharger dans les jugulaires externes. »[78]

Le tableau anatomique, ainsi dressé par Fauchard, sur les dents, les maxillaires, leur innervation et leur vascularisation, est assez complet. Mais Fauchard concentre principalement son attention sur l'anatomie macroscopique et il délaisse quelque peu l'anatomie microscopique. Néanmoins, dans son *Traité des dents*, il reprend tout de même le compte rendu de l'examen de l'émail dentaire au microscope, effectué par M. de la Hire. Ce dernier nous fait part de ses observations faites sur "cette substance", à partir d'une coupe de dent, dans les *Mémoires de l'Académie royale des sciences* de 1699 : « elle est composée d'une infinité de petits filets, qui sont attachés sur la partie interne de la dent par leurs racines, à peu près comme les ongles et les cornes le font aux parties où elles s'attachent. [...] Tous ces filets, qui prennent leur origine vers la partie de la dent qui touche la gencive, sont fort inclinés à cette partie, et presque perpendiculaires sur la base de la dent. Par ce moyen ces filets résistent davantage à l'effort qu'ils sont obligés de faire en cet endroit. »[79] Non seulement, M. de la Hire est persuadé de la similitude de l'accroissement de ces filets avec celui des ongles, mais il pense aussi que l'altération de ces filets est à l'origine de la mort de la dent car « il se fera une petite ouverture sur la base de la dent : la partie intérieure de la dent se découvrira, et par

---

[77] Ibid., pp. 22-23

[78] P. Fauchard, *Le chirurgien-dentiste ou traité des dents*, tome 1, op. cit., p. 23

[79] Ibid., pp. 24-25

conséquent la dent périra dans la suite. »[80] Sans s'opposer vraiment à la position de De la Hire, Fauchard doute quelque peu des déclarations de De la Hire et il note, en effet, que dans le cas des vieillards, il est difficile d'expliquer que certains d'entre eux aient toutes leurs dents ou des dents limées ayant perdu tout leur émail aux endroits limés par le chirurgien-dentiste, ou présentent une usure de l'émail par abrasion réciproque des deux dents opposées, sans pour autant que ces dents soient totalement détruites. Néanmoins, Fauchard est conscient des effets délétères de la destruction des filets de l'émail : sensibilité aux variations thermiques (chaud, froid) et plus grande prédisposition à la carie. En fait, quand Fauchard rapporte ces travaux d'anatomie microscopique, il n'est pas dans son intention de poursuivre dans l'infiniment petit son analyse anatomique. Il veut surtout y trouver une explication aux phénomènes cliniques auxquels il est confronté.

Certes, comme nous venons de l'indiquer, Fauchard a relaté l'exploration microscopique de l'émail par M. de la Hire mais il semble ignorer les découvertes respectives de Leeuwenhoek sur la structure tubulaire de la dentine en 1683, et de Marcello Malpighi sur la structure fibrillaire de l'émail en 1686. Durant la première moitié du 18e siècle, Fauchard n'évoque en aucun endroit ces découvertes d'anatomie microscopique effectuées à la fin du 17e siècle. Elles lui auraient pourtant été utiles et lui auraient évité de rapporter des choses fausses à propos de la structure microscopique des dents. Par contre, Fauchard pressent l'intérêt des cliniciens pour l'anatomie pathologique et il ne néglige pas les planches à dessin pour représenter le plus fidèlement possible, par exemple, les excroissances correspondant à des épulis qu'il a retirées. Il figure d'abord l'épulis dans sa totalité en offrant une vue sur laquelle apparaît « la surface qui était attachée aux parties de la bouche », puis il y adjoint des figures plus localisées de l'endroit où l'épulis s'attachait aux parties de la bouche ; ensuite, il nous donne à voir l'épulis par sa face convexe ; sur une autre vue, il nous présente alors l'épulis de côté ; enfin, sur une dernière vue générale, l'épulis est représenté « par son sommet et dans sa circonférence la plus étendue. »[81] "L'esprit" anatomique qui règne à l'époque de Fauchard n'est pas prêt de s'éteindre et d'Alembert dissuade d'ailleurs ses contemporains de considérer l'Antiquité

---

80 Ibid., p. 25

81 P. Fauchard, *Le chirurgien-dentiste ou traité des dents*, tome 1,op. cit., p. 237

« comme un oracle qui a tout dit ». D'Alembert les encourage, au contraire, à continuer à faire des recherches en anatomie car « il serait ridicule de croire qu'il n'y a plus rien à découvrir dans l'anatomie, parce que les anatomistes se livrent quelquefois à des recherches, inutiles en apparence, et souvent utiles par leurs suites. »[82] Les recommandations de d'Alembert seront entendues par les chirurgiens-dentistes qui continueront à explorer l'anatomie. Plus tardivement dans le 18e siècle, l'anatomie prendra une toute autre dimension. P. Hubinois estime même que « l'Encyclopédie et le siècle des Lumières feront d'ailleurs de l'anatomie la panacée, au sens presque mythologique. »[83] En effet, l'Encyclopédie mettra l'accent sur les vertus de l'anatomie qui offre à chacun, quelle que soit sa condition sociale, l'opportunité « d'être éclairé sur les moyens de se bien porter, de prolonger sa vie, d'expliquer plus nettement le lieu, les symptômes de sa maladie, quand on se porte mal, de discerner les charlatans, de juger, du moins en général, des remèdes ordonnés. »[84]

Fauchard n'est pas le seul, dans cette première moitié du 18e siècle à faire de l'anatomie le volet le plus fondamental pour développer une épistémologie de l'art dentaire d'envergure. Il a certainement enrichi ses réflexions épistémologiques sur les liens entretenus entre l'art dentaire et l'anatomie au cours de discussions avec ses confrères, ou après la lecture des ouvrages de ces prédécesseurs mais il est le seul à avoir un discours aussi dense et argumenté sur l'anatomie. Par exemple, Claude Jaquier de Geraudly qui partage la même passion pour l'anatomie, publie en 1737 *L'art de conserver les dents*, ouvrage dans lequel il s'intéresse plus particulièrement au tissu des gencives. Il écrit : « leur structure est singulière, et leur tissu extrêmement serré et à ressort. Il est formé par la membrane commune de la bouche, et par le périoste des mâchoires. Il n'est pas immédiatement attaché à l'os ; mais il est uni intimement au périoste : il est couvert d'une membrane fine forte, et de surface égale. Cette surface parait être une continuité de la membrane mince qui va aux lèvres, aux joues et à celle qui va à la langue : elle recouvre aussi la racine des dents. »[85] Géraudly s'applique à mieux décrire les gencives ; à mieux délimiter leur

---

[82] J. d'Alembert, *Discours préliminaire à l'encyclopédie*, Paris, Editions Odile Jacob, 1996, p. 53

[83] P. Hubinois – *Petite philosophie de la chirurgie* – p. 36

[84] Ibid.

[85] C. J. Geraudly, *L'art de conserver les dents*, p. 71

contour, à préciser leur vascularisation et leur innervation, leur rapport avec les dents. Géraudly étudie l'ensemble dent et gencive car c'est selon lui le meilleur moyen de comprendre les altérations qui s'y produisent quand ces sous-ensembles sont atteints par les maladies. Géraudly écrit, à propos des gencives : « Les gencives sont des parties charnues qui entourent et enveloppent les dents. Elles s'étendent à chaque mâchoire et forment deux bandes en demi-cercle qui aboutissent au fond de la bouche. Elles couvrent les deux faces de tout le bord des alvéoles, et se continuent à toutes les dents : elles environnent le collet de chacune d'elles, et s'y attachent très étroitement. L'usage des gencives est non seulement d'orner la bouche, mais encore d'affermir les dents dans l'alvéole, de garantir leurs racines des injures de l'air, et de l'action des aliments. »[86] Géaudly nous renseigne aussi sur la vascularisation des gencives : « Les gencives ont des vaisseaux sanguins en très grand nombre ; c'est ce qui constitue leur rougeur. Les rameaux qui leur portent du sang viennent de l'artère carotide externe. Il est repris par les ramifications de la veine jugulaire externe antérieure. »[87] De toute évidence, même si Géraudly fait une bonne description anatomique des gencives, à la différence de Fauchard il est loin d'avoir une réflexion approfondie sur l'anatomie et en aucun cas il ne peut prétendre à un véritable projet épistémologique pour l'art dentaire. De plus, comme nous l'avons écrit dans notre ouvrage précédent, « d'une façon générale, Géraudly ne parvient pas à se détacher de l'anatomie, ce qui l'empêche de s'intéresser aux phénomènes bucco-dentaires proprement physiologiques. »[88]

1-5-2 La physiologie

Même si, pour Fauchard, l'anatomie représente une connaissance première, il n'écarte pas l'étude de la physiologie de la sphère bucco-dentaire bien qu'il ne la désigne pas en tant que telle. En effet, il s'intéresse vraiment aux fonctions de la bouche et il leur accorde un rôle explicatif de plus en plus important. Puisque « la fonction est une

[86] C. J. Geraudly, *L'art de conserver les dents*, op. cit., pp. 70-71

[87] Ibid., pp. 72-73

[88] G. Gros, *Histoire et épistémologie de l'anatomie et de la physiologie en art dentaire de l'Antiquité à la fin du 20e siècle*, Paris, Editions L'Harmattan, 2015, 423 p.

notion centrale du langage scientifique »[89], que Fauchard figure parmi les premiers chirurgiens-dentistes à s'intéresser à la fonction, il peut donc être considéré comme l'un des premiers en art dentaire à tenir un discours à caractère scientifique. A l'époque de Fauchard, la physiologie n'a pas encore entamé sa différenciation disciplinaire puisque celle-ci n'interviendra qu'aux 19e et 20e siècles. Mais malgré tout, la physiologie n'est pas étrangère à Fauchard, même si l'essentiel de son discours physiologique est calqué sur la théorie humorale de Galien, théorie qui constitue pour lui une référence absolue à laquelle il a recours pour expliquer les états pathologiques observés. C'est par exemple le cas quand il explique comment se forme le « paroulis, ou abcès qui se forme aux gencives par fluxion et inflammation, quelquefois par congestion, épanchement et infiltration. »[90] Fauchard dresse un tableau physiopathologique de cette pathologie en prenant appui sur la théorie humorale : « Il (le paroulis) commence à paraître par une inflammation, presque toujours occasionnée par la carie de quelque dent, de quelque chicot, ou racine qu'on a négligé d'ôter, ou par l'alvéole cariée. L'humeur âcre et corrosive qui ronge l'os, fermente et agit avec violence, non seulement sur l'os qu'elle détruit, mais encore sur ses enveloppes membraneuses et nerveuses, et y cause des divulsions qui font sentir des douleurs très sensibles. Les esprits animaux ainsi irrités, refluent irrégulièrement et donnent occasion aux liqueurs qui circulent dans les vaisseaux voisins, de s'arrêter en quelque manière dans leurs tuyaux ; parce que les filets nerveux devenant plus tendus qu'à l'ordinaire, les vaisseaux sanguins et lymphatiques qui se rencontrent par leur distribution, comme croisés et entrelacés avec eux, sont comprimés par les nerfs ainsi tendus. Cela suffit pour arrêter ou intercepter en quelque façon le cours des humeurs. De là vient qu'il se forme des obstructions, qui gonflent tellement les vaisseaux, qu'ils se rompent à la fin. Il en vient une tumeur avec épanchement, plus ou moins considérable, étendue, ou profonde, selon que les humeurs sont plus ou moins disposées à s'aigrir, à fermenter, ou à se déposer, par rapport à la cacochymie du sujet, ou à la plénitude de ses vaisseaux. Il peut encore arriver que l'humeur même qui sort de la carie, venant à s'insinuer dans les

---

[89] M. Mossio, *Qu'est-ce qu'une fonction biologique ?*, pp. 223-235, in J.-J. Kupiec, *La vie et alors ? Débats passionnés d'hier et d'aujourd'hui*, Paris, Editions Belin – Pour la Science, 2013, p. 223

[90] P. Fauchard, *Le chirurgien-dentiste ou Traité des dents*, tome 1, op. cit., p. 238

interstices des fibres de la gencive, et les écartant les unes des autres, peut causer l'inflammation, le gonflement, etc. »[91]

Cependant, malgré cet attachement prononcé à la théorie humorale, avec Fauchard, on peut parler de physiologies au pluriel puisqu'il est capable de faire quelques infidélités à la théorie humorale. Il faut dire qu'en digne héritier du 17e siècle, son discours physiologique s'inspire des physiologies du 17e siècle. Ces physiologies sont plurielles parce que les messages des savants comme Galilée, Santorio, Harvey, Descartes, Von Helmont, ont favorisé une diversification des recherches physiologiques. Comme l'explique Jean-Gaël Barbara, « les conceptions de Paracelse (1493-1541) et de Jean Baptiste Von Helmont (1579-1644) aboutissent à des expérimentations physiologiques grâce aux méthodes de la chimie développées par exemple par Franciscus de le Boe Sylvius (1614-1672). »[92] De plus, la découverte de la circulation sanguine par Harvey et les travaux de recherches sur les vaisseaux lymphatiques d'Aselli, de Thomas Bartholinus (1616-1680) et de Jean Pequet (1622_1674) vont contredire « les schémas galéniques du mouvement du sang et des aliments dans le corps humain et sont de ce fait remis en question par les professeurs de l'université de Paris. »[93] Mais, malgré ces réactions conservatrices, incontestablement, la découverte de la circulation du sang est à l'origine de l'édification d'une frontière indiscutable entre l'humorisme ancien et la physiologie nouvelle. En outre, « c'est dans un esprit cartésien et avec une rigueur géométrique que Giovanni Borelli (1608-1679) ou Claude Perrault (1613-1688) expliquent les mécanismes du mouvement par le jeu des contractions musculaires et de leurs effets sur les surfaces articulaires des os. Ces recherches sont suivies d'études de vivisection et de microscopie relatives aux éléments et aux propriétés des muscles par Francis Glisson (1599-1677) et Giorgio Baglivi (1668-1706). »[94]

L'extraordinaire audace de la théorie de l'homme-machine imaginée par Descartes, ne peut pas, elle non plus, ne pas avoir eu un impact sur

---

[91] Ibid., pp.238-239

[92] J.-G. Barbara, *La physiologie : vers une nouvelle interdisciplinarité ?*, pp. 191-221, in J.-J. Kupiec, *La vie et alors ? Débats passionnés d'hier et d'aujourd'hui*, Paris, Editions Belin – Pour la Science, 2013, p. 198

[93] Ibid.

[94] Ibid., p. 199

la représentation de la physiologie envisagée par Fauchard. En effet, Descartes passe du paradigme humoro-pneumatique au paradigme mécaniste. De plus, Fauchard se trouve dans un environnement culturel et médical qui illustre grandement l'influence du mécanisme cartésien sur la physiologie de ce 18e siècle. Ainsi, dans sa *Nouvelle anatomie raisonnée ou les usages de la structure du corps de l'homme*, publiée en 1690, Daniel Tauvry écrit à propos du corps de l'homme : « je le considère comme une machine statique, hydraulique et pneumatique, dont les os sont les appuis et les leviers, les muscles les cordes, le cœur et les poumons les pompes, les vaisseaux sont des canaux, où les liqueurs circulent perpétuellement. Si l'on ne veut pas dire que le corps est une machine, disons au moins que les machines les plus admirables que la mécanique ait inventées, ne sont que des imitations de la structure des parties. [...]Et si elle (la nature) avait sur ce principe expliqué les opérations cachées des parties par celles qui sont connues et démontrées dans les machines, elle aurait bien plus avancé dans l'éclaircissement de cette matière. » Plutôt que d'attendre les objections qui pourraient être faites par ses détracteurs, Daniel Tauvry préfère les formuler lui-même, pour devancer ses détracteurs et leur démontrer, en leur apportant ses réponses, qu'il a longuement réfléchi. Daniel Tauvry déclare donc : « On me dira peut-être que le corps de l'homme est si différent des autres machines, que quand même il en serait une, on n'en pourrait point découvrir tous les ressorts, parce qu'il y en a trop, et parce quelques uns sont trop délicats pour être découverts par les yeux. Cette objection ne peut être faite que par des esprits qui appréhendent le travail : on sait bien qu'il est difficile de découvrir tous les ressorts du corps de l'homme ; mais on doit y aller peu à peu et s'en faire l'idée la plus juste qu'il est possible. Quand les yeux de notre corps ne peuvent pas nous faire voir quelques parties de notre machine, notre raison doit suppléer à ce défaut, en nous faisant imaginer des structures conformes à ce qui paraît. »[95]

De même, Bagliavi, assistant de Malpighi à Bologne, adhère au modèle cartésien donc mécaniste du fonctionnement du corps humain et il proclame d'ailleurs : « Examinez avec quelque attention l'économie physique de l'homme : qu'y trouvez-vous ? Ces mâchoires

---

[95] D. Tauvry, *Nouvelle anatomie raisonnée ou les usages de la structure du corps de l'homme*, Paris, Editions E. Michallet, 1690, Préface.

armées de dents, qu'est-ce autre chose que des tenailles ? L'estomac, c'est une cornue ; les veines, les artères, le système entier des vaisseaux, ce sont des tubes hydrauliques ; le cœur, c'est un ressort ; les viscères ne sont que des cribles, des filtres ; le poumon n'est qu'un soufflet… (Praxis medica, 1695) »[96] Bagliavi exercera lui aussi son influence sur Fauchard et, d'ailleurs, cet aspect mécanique de la physiologie ressort du compte-rendu donné par Fauchard de l'examen d'une carie : « Cette carie changea en partie de caractère. Elle devint peu à peu molle et pourrissante dans un petit endroit, et pénétra assez avant dans le corps de la dent pour découvrir les parties sensibles, et permettre à l'air de les frapper assez rudement pour causer au malade beaucoup de douleur. »[97]

Cette influence de la pensée cartésienne est manifeste dans l'œuvre de Fauchard puisque, à l'instar de Descartes, « à l'ancienne méthode fondée principalement sur le rapprochement anthropomorphique, sur l'assimilation des manifestations de la vie des organismes aux circonstances de la vie des hommes »[98], il « substitue la comparaison raisonnée, l'énumération des différences et des similitudes entre objets ou phénomènes distincts. »[99]

Mais l'approche mécaniste ne permettait pas de tout expliquer dans la nature, en particulier les stupéfiantes capacités des êtres vivants telles que « l'auto-régénération, dont ne peuvent se targuer ni les pendules ni les métiers à tisser. »[100] Quand, « en 1712, René Réaumur (1683-1757) montra que les pinces des homards repoussent après amputation »[101], les limites de l'approche mécaniste apparurent au grand jour. La théorie humorale continuait ainsi à avoir un certain écho auprès des physiologistes quand ils constataient que la théorie mécaniste n'était pas idoine pour expliquer certains phénomènes. Comme le fait remarquer Roy Porter, à propos de Friedrich Hoffmann (1660-1742), bon nombre de leurs contemporains avaient « un pied

---

96 P. Mazliak, *Descartes – De la science universelle à la biologie*, Paris, Editions Vuibert, 2005, p. 197

97 P. Fauchard, *Le chirurgien-dentiste ou Traité des dents*, tome 1, op. cit., p. 468

98 P. Mazliak, *Descartes – De la science universelle à la biologie*, op. cit., p. 90

99 Ibid.

100 R. Porter, *Le dix-huitième siècle*, pp. 381-494, in L. I. Conrad, M. Neve, V. Nutton, R. Porter, A. Wear, *Histoire de la lutte contre la maladie*, Le Plessis Robinson, Editions Les empêcheurs de penser en rond, 1999, p. 405

101 Ibid.

dans chaque camp. »[102] C'est ainsi que, « savant éclectique, passionné de biomécanique, Hoffmann n'en postulait pas moins l'existence d'un fluide éthéré dont la fonction était de provoquer les mouvements du corps et de maintenir la tonicité musculaire. Les maladies pouvaient comporter des spasmes d'origine mécanique (les convulsions, par exemple). Mais les maladies renvoyaient à la modification des humeurs, aux défauts d'excrétion ou au déséquilibre des fluides corporels. »[103] Ainsi, André Pichot a raison de souligner combien « le cas d'Hoffmann montre que le mécanisme en physiologie et en médecine, n'était pas monolithique au 18e siècle. »[104] Il faut mentionner aussi l'émergence progressive de la chimie au 18e siècle qui s'accompagne de conceptions physiologiques "chimiques". Face à la diversité des conceptions physiologiques, force est de constater combien il est difficile pour Fauchard de s'engager résolument dans l'étude de la physiologie bucco-dentaire et de prendre une position claire et sans aucune ambiguïté. Néanmoins, pour l'essentiel, c'est le dogme hippocrato-galénique de la théorie humorale qui guide encore la pratique thérapeutique de Pierre Fauchard. Ce dernier base donc pratiquement toute sa démarche thérapeutique sur le rétablissement de l'équilibre entre les quatre humeurs, seul à même de garantir une bonne santé du corps et de la sphère bucco-dentaire. En ce sens, Fauchard garde le même modèle thérapeutique que Furetière, fidèle à la théorie humorale. En effet, comme Furetière à la fin du 17e siècle, Fauchard pense lui aussi à évacuer les humeurs peccantes[105] et il pourrait cautionner ce qu'écrit Furetière à propos de ces humeurs peccantes dans son *dictionnaire universel, contenant généralement tous les mots français, tant vieux que modernes et les termes de toutes les sciences et les arts* : « Toutes les maladies ne sont causées que par des humeurs peccantes qu'il faut évacuer. »[106] A cela il faut tout de même apporter quelques réserves puisque les médecins, au niveau du vivant, se sont quelque peu détournés des humeurs en faveur des

[102] Ibid.

[103] R. Porter, *Le dix-huitième siècle*, pp. 381-494, in L. I. Conrad, M. Neve, V. Nutton, R. Porter, A. Wear, *Histoire de la lutte contre la maladie*, op. cit., p. 404

[104] A. Pichot, *Histoire de la notion de vie*, Paris, Editions Gallimard, 1993, p. 523

[105] Dans son dictionnaire universel, à la page 80, Furetière nous explique le terme "peccant" : « terme de médecine. C'est une épithète qu'on donne aux humeurs, quand elles ont de la malignité, ou de l'abondance. »

[106] A. Furetière, *Dictionnaire universel, contenant généralement tous les mots français, tant vieux que modernes et les termes de toutes les sciences et des arts*, tome 3, La Haye et Rotterdam, chez Arnout et Reinier Leers, 1690, p. 80

solides, en s'intéressant à une structure filamenteuse, la fibre. Et ceci constitue en soi un coup porté à la théorie humorale, ce qui fait que malgré tout Fauchard ne peut y rester totalement indifférent. Ceci peut aussi expliquer qu'il peut prendre parfois quelques libertés avec la théorie des humeurs quand il veut résoudre certains problèmes physiologiques. En réalité, Fauchard, comme souvent, n'a pas de position particulièrement tranchée par rapport à la physiologie. Même s'il fonde l'essentiel de ses réflexions épistémologiques en physiologie sur la théorie des humeurs, il peut osciller entre plusieurs théories et s'accommoder de celle qui l'arrange en fonction de la nature des phénomènes physiologiques abordés. En outre, Fauchard donne une autre dimension à la physiologie bucco-dentaire en insistant sur le lien entre physiologie bucco-dentaire et physiologie générale. Ainsi, il écrit : « Rien n'est capable de causer de plus grands désordres qu'une mastication imparfaite ; car si les aliments ne sont pas bien broyés par les dents, il est constant que la dissolution qui se fera dans l'estomac, sera longue, laborieuse et imparfaite. »[107] Mais, ce qui est dommage, c'est que Fauchard ne parvient pas à se libérer des démons galiéniques et cette interdépendance de la physiologie bucco-dentaire et de la physiologie générale, il ne peut s'empêcher de l'expliquer par la théorie humorale : « Ainsi, au lieu d'un sang doux et balsamique, il en résultera au contraire un sang épais, aigri, ou enfin en quelque manière vicieux. Les dents ne manqueront pas de s'en ressentir, soit par le sang qui passera dans leurs vaisseaux, soit par les vapeurs qui s'élèveront de l'estomac et de la poitrine, et qui s'attacheront aux dents, en passant par la bouche. »[108] Bien sûr, nous ne pouvons que déplorer l'aliénation de Fauchard à la théorie humorale. Cependant, nous devons reconnaître qu'en se référant implicitement à la circulation sanguine, il aménage tout de même quelque peu son raisonnement humoral. Ainsi, Fauchard parvient à desserrer l'énorme frein représenté par la théorie humorale pour l'évolution ultérieure de la physiologie bucco-dentaire. De cette façon, Fauchard va au moins réussir à établir un lien entre l'holistique et le local, ce qui va lui permettre d'élargir notablement le champ de l'épistémologie en art dentaire. Si cette espèce de tension entre le local et le global n'échappe pas à Fauchard, elle porte en elle les stigmates d'une réelle conflictualité entre médecines ancienne et moderne.

---

[107] P. Fauchard, *Le chirurgien-dentiste ou traité des dents*, tome 1, op. cit., p. 65
[108] Ibid.

A cette époque de l'histoire, la physiologie qui n'est encore qu'une anatomie animata ne laisse pas Fauchard indifférent. En outre, il faut dire qu'à l'instar des savants anglais, et de Boyle, en particulier, « qui ne dégageait que "deux grands principes" en philosophie mécanique : la matière et le mouvement »[109], et qui considérait qu'« il n'y avait pas de principes plus essentiels, plus simples, plus compréhensifs et plus compréhensibles »[110], Fauchard, fasciné par la matière et le mouvement, ne pouvait rester insensible à l'approche mécanique de la physiologie. A propos du mouvement, Fauchard n'est pas loin d'être, à l'image de Benedetti, « dans une opposition consciente et réfléchie à la physique empiriste et qualitative d'Aristote »[111], et de croire, comme lui, qu'« Aristote n'a jamais rien compris au mouvement. »[112] De plus, comme l'explique Steven Shapin, « La matière et le mouvement étaient comparables aux lettres de l'alphabet, elles-mêmes simples et finies, mais susceptibles de produire par combinaison une diversité presque infinie. Et dans le cadre d'une pratique adéquate de la philosophie naturelle, tout phénomène naturel devait être expliqué à partir des propriétés irréductibles de la matière et de ses états de mouvement : voilà qui accordait l'interprétation de la nature à celle des machines. »[113] Parfois, Fauchard s'accommode donc très bien de cette vision mécanique de la physiologie parce qu'elle lui fait dépasser le caractère statique de l'anatomie et l'aide à contourner les problèmes issus d'une interprétation très rigoureuse de la physiologie humorale.

Ces arrangements relatifs avec une vision stricte de la théorie humorale sont décelables dans l'approche de Fauchard de la sensibilité des dents, de ce que l'on appelle aujourd'hui la partie sensitive de la neurophysiologie dentaire. Au chapitre VII, pour inaugurer cette approche, Fauchard commence par évoquer la question de l'existence ou non d'une capacité des dents à être sensibles, à être dotées de "sentiment" : « Les uns ont cru que les dents étaient insensibles ; d'autres ont soutenu le contraire. »[114] Comme toujours, Fauchard est prudent et il ne veut pas heurter les deux parties, aussi déclare-t-il :

---

[109] S. Shapin, *La Révolution scientifique*, op. cit., p. 65

[110] S. Shapin, *La Révolution scientifique*, op. cit., p. 65

[111] A. Koyré, *Etudes d'histoire de la pensée scientifique*, Paris, Editions Gallimard, 1973, p. 140

[112] Ibid., p. 159

[113] S. Shapin, *La Révolution scientifique*, op. cit., p. 65

[114] P. Fauchard, *Le chirurgien-dentiste ou traité des dents*, tome 1, op. cit., p. 135

« Il est vrai qu'à ne considérer les dents simplement que comme des os, on peut dire qu'elles sont insensibles, mais si on les considère comme des parties munies, recouvertes et tapissées de membranes, de vaisseaux et de nerfs, on ne doit pas leur refuser la qualité d'être sensibles, ainsi que toutes les autres parties du corps. Il est aisé de voir que cette manière différente de considérer les dents, concilie facilement ces deux opinions qui paraissent si opposées l'une à l'autre. »[115] Et, après avoir ménagé les deux parties, Fauchard finit par conclure en faveur de ceux qui affirment que la dent est sensible :

« Néanmoins je crois qu'il vaut mieux penser comme les derniers, par la raison que je viens de marquer, et qui est confirmée par l'expérience journalière, qui fait voir que les maladies qui attaquent les dents, causent de la douleur, et que par conséquent les dents sont capables de sentiment. »[116] Fauchard précise alors qu'il distingue deux "espèces générales" de sensibilité des dents : « L'une sera comprise sous le nom de douleur fixe et permanente ; ce que l'on exprime ordinairement, lorsque l'on dit que l'on a mal aux dents ; et l'autre sous celui d'agacement, ou douleur passagère, auquel je crois qu'on peut comparer cette sensation incommode que l'on éprouve lorsqu'on passe la main sur certaines étoffes, comme sur un chapeau ; ou qu'on entend frotter d'une certaine façon certains instruments, les uns contre les autres, etc. »[117]

Fauchard commence par l'étude des douleurs et fait la distinction entre plusieurs sortes de douleurs : « Les plus ordinaires sont celles que l'on nomme poignantes, et celles que l'on nomme distensives. »[118] Il nous précise alors que « ces deux sortes de douleurs se font sentir dans la carie et dans les fluxions, etc. »[119] Il va alors aborder d'une part les douleurs qui accompagnent la carie dentaire et, d'autre part, celles qui sont ressenties lors des fluxions. Ensuite, Fauchard va nous expliquer les mécanismes physiologiques respectifs de ces deux types de douleurs. Il commence par les douleurs provoquées par la carie : « Dans la carie, l'air desséchant, ou crispant les filets nerveux et les tuniques des petits vaisseaux, les rend tendus, de façon que ne prêtant

---

115 P. Fauchard, *Le chirurgien-dentiste ou traité des dents*, tome 1, op. cit., p. 135

116 Ibid., pp. 135-136

117 Ibid., p. 136

118 Ibid.

119 Ibid.

et ne cédant plus facilement à la liqueur qui les parcourt, l'effort que les liquides font pour écarter et distendre les parois de ces mêmes vaisseaux, cause cette espèce de douleur appelée distensive. Si au contraire, il se trouve de petits vaisseaux rompus, ou crevés, la liqueur qui s'épanchera bientôt après, s'altérant et se corrompant, irritera par son picotement les membranes et les vaisseaux qui se trouveront à sa rencontre; ce qui produira la douleur nommée poignante. »[120] Fauchard s'intéresse ensuite aux douleurs qui accompagnent les fluxions : Dans les fluxions, ce sont les environs de la dent qui se trouvent attaqués, et particulièrement la membrane qui les entoure. Les vaisseaux de cette membrane se gonflant la rendent plus épaisse, et font qu'elle serre la dent plus étroitement ; d'où il s'en suit que cette douleur est plus distensive, que poignante ; à moins que l'étranglement des vaisseaux ne soit si considérable, que leurs tuniques soient rongées par les liqueurs qui ne peuvent plus continuer leur route. Ces explications qui paraissent très vraisemblables, serviront à ceux qui travaillent aux dents ; elles leur faciliteront les moyens de trouver les remèdes propres à réussir dans certaines conjonctures, soit pour emporter radicalement le mal, soit pour apaiser la douleur, la calmer, ou du moins le rendre plus supportable. Par exemple dans les fluxions où l'on voit que les vaisseaux sont engorgés, on juge que la saignée convient, aussi bien que certains topiques, etc. »[121]

Fauchard passe alors à un autre type de sensation, l'agacement. « L'agacement est une autre espèce de sensation, à laquelle, quoique très incommode, on ne donne pourtant point communément le nom de douleur. L'opinion ordinaire est que l'agacement vient des sucs acides, qui se trouvent insinués entre les fibres de la membrane dont la racine de la dent est revêtue, et que la dent venant à être pressée contre cette membrane, cette disposition occasionne l'action des sucs contre les filets membraneux. »[122] Fauchard va faire montre d'habileté en ne s'attaquant pas de front à "l'opinion ordinaire", pour mieux l'amener à partager ses arguments : « Je ne disconviens pas que les sucs de certains fruits, tels que sont les groseilles, les cerises aigres, etc. ne puissent s'insinuer dans les interstices des filets qui composent la membrane, dont les racines des dents sont revêtues. Je conviens aussi

---

[120] P. Fauchard, *Le chirurgien-dentiste ou traité des dents*, tome 1, op. cit., p. 137
[121] Ibid., pp. 137-138
[122] Ibid., p. 138

qu'ils peuvent causer des distensions à cette membrane, intercepter le cours des liqueurs dans quelques vaisseaux, tirailler les nerfs, et causer ainsi plus ou moins une sensation incommode et douloureuse, mais bien différente de l'agacement, dont le siège me paraît être au corps de la dent. »[123] Fauchard impose ensuite son point de vue sans concession vis-à-vis de "l'opinion ordinaire" en précisant le siège de l'agacement : « ce qui m'a fait juger que l'agacement se borne uniquement au corps, ou même à la surface de la dent, c'est que si l'on frotte fortement cette surface avec un linge chaud, seulement, on diminue pour lors l'agacement : il y a encore une expérience qui prouve sensiblement ce que je dis, et qui parait détruire l'opinion contraire : si l'on mâche de l'oseille, l'agacement pour l'ordinaire cesse tout d'un coup ; ce qui n'arriverait pas de même, s'il était produit par des acides de la manière dont on le dit ordinairement. L'oseille que l'on mâcherait, qui est acide, bien loin de faire cesser l'agacement, devrait au contraire l'augmenter. De plus si cette incommodité venait des sucs coagulés par un acide dans les petits vaisseaux, et si le suc d'oseille devait enfiler la route de ces petits vaisseaux, pour lever l'obstruction qu'on y suppose, il serait bien difficile de concevoir comment cet effet serait aussi prompt qu'il l'est. Il est bien plus vraisemblable que quelques parties de ces sucs sont assez subtiles pour pénétrer l'émail, et agir sur les filets qui s'y terminent, lorsque quelque corps agissant sur la surface de la dent, les met en mouvement. On peut se confirmer encore dans cette opinion si l'on remarque que le seul attouchement des parties de l'air qu'on attire en respirant la bouche un peu ouverte, est capable d'exciter une sensation assez incommode dans l'agacement. On ne s'avisera jamais de croire que l'air en passant, appuie assez fort sur la dent pour faire qu'elle comprime la membrane dont la racine est revêtue. Il est bien plus naturel de s'imaginer que les particules qui se sont trouvées assez subtiles et assez déliées pour s'insinuer dans la dent, n'ont qu'une de leurs extrémités engagée entre les fibres osseuses, tandis que l'autre fait saillie en dehors ; ce qui rend la dent comme hérissée de petites pointes extrêmement fines, que l'air en passant peut sans peine ébranler ; ce qui cause cette sensation incommode et fâcheuse à laquelle on donne le nom d'agacement. Des conjectures si vraisemblables me donnent lieu de conclure que les dents sont

[123] P. Fauchard, *Le chirurgien-dentiste ou traité des dents*, tome 1, op. cit., p. 138-139

sensibles, non seulement par rapport à la membrane, dont leurs racines sont revêtues, mais encore par rapport aux filets nerveux et membraneux qui sont répandus dans tout le corps de la dent. La seule chose que l'on doit observer, c'est que la sensibilité est bien moins grande à l'émail, qu'au reste de la dent ; parce que son tissu étant très serré, et les pores très étroits, rien ne peut les pénétrer facilement. Delà vient qu'il est impossible que les mêmes causes puissent occasionner sur la partie émaillée, une sensation aussi vive et aussi douloureuse, que celle qu'on peut ressentir du reste de la dent. La manière particulière dont les filets nerveux se trouvent dans l'émail de la dent, peut cependant faire conjecturer assez vraisemblablement, qu'il est l'unique siège de l'agacement. »[124] Bien entendu, on ne peut pas dire que l'explication physiologique du mécanisme de l'hyperesthésie puisse être considérée comme satisfaisante aujourd'hui puisque Fauchard la situe au niveau de l'émail et non au niveau de la dentine. De plus, Fauchard approche plus l'agacement sous l'angle de la perception que sous celui de la science. En faisant de la sorte, il se contente d'une simple estimation, là où la science aurait exigé une détermination rigoureuse. En effet, « la réalité au sens physique du mot ne se confond absolument pas avec la sensation. Elle n'est pas liée au simple ici et maintenant. Elle situe cet ici et maintenant dans un système général de rapports; elle l'insère dans les formes de l'espace et du temps. Toute l'élaboration conceptuelle que la science effectue sur le matériau de la sensation ne vise finalement qu'à ce seul but. »[125] Fauchard ne parvient donc pas à faire en sorte que « tout ce qui d'une manière ou une autre rappelle le "vécu" personnel du moi soit non seulement refoulé mais évacué et anéanti. »[126] Mais il faut bien le reconnaître, c'est tout de même « la perception qui doit faire ici le premier pas décisif, celui qui doit faire passer du moi au toi. »[127] D'une certaine façon, Fauchard établit donc « un pont qui relie la connaissance perceptive aux schémas les plus complexes de la science exacte. »[128] Par contre, Fauchard arrive à situer à quel niveau est perçue la sensation douloureuse de l'agacement, non pas au niveau

---

[124] P. Fauchard, *Le chirurgien-dentiste ou traité des dents*, tome 1, op. cit., pp. 139-141

[125] E. Cassirer, *Logique des sciences de la culture*, Paris, Les Editions du Cerf, 1991, p. 162

[126] Ibid., p. 163

[127] Ibid., p. 164

[128] Ibid., p. 163

ligamentaire mais à l'intérieur de la dent. Quand Fauchard s'arrête sur l'hyperesthésie dentaire, c'est-à-dire sur l'agacement dentaire, c'est bien à un phénomène physiologique auquel il porte de l'intérêt. Pour étudier la physiologie de l'agacement dentaire, Fauchard pose comme préalable de s'appuyer à la fois sur l'anatomie et sur ses observations. Il s'efforce donc de comprendre le phénomène et il avance donc des hypothèses qu'il soumettra à des discussions avant de les vérifier et d'en démontrer le bien fondé. Il n'est pas question pour Fauchard de faire des recherches physiologiques sans finalité. Il déclare ainsi : ces « explications qui paraissent très vraisemblables, serviront à ceux qui travaillent aux dents ; elles leur faciliteront les moyens de trouver les remèdes propres à réussir dans certaines conjectures, soit pour emporter radicalement le mal, soit pour apaiser la douleur, la calmer, ou du moins la rendre plus supportable. »[129] Fauchard est donc bien conscient de la nécessité de comprendre un phénomène avant d'essayer de le traiter.

Si d'une façon générale, le problème de la douleur préoccupe Fauchard, les douleurs proprement dentaires ne sont pas les seules à l'interpeller car il veut aussi comprendre les douleurs de la tête d'origine inexpliquée. Il parvient ainsi à établir un lien entre une otalgie violente et une carie importante d'une molaire inférieure du même côté que l'oreille concernée, alors que la dent cariée n'était pas douloureuse. Fauchard nous rapporte son observation : « J'aperçus en visitant sa bouche, qu'une grosse molaire du côté droit de la mâchoire inférieure était cariée. Je m'informai d'elle, si cette dent lui faisait quelque douleur, elle me dit qu'elle ne lui en causait aucune ; mais qu'elle avait du côté de la dent cariée une douleur à l'oreille qui subsistait depuis longtemps, sans y avoir pu trouver aucun soulagement, quoiqu'on y eût fait plusieurs remèdes. Je ne jugeai pas que la dent fût la cause de cette douleur : ainsi je me contentai de la plomber pour l'empêcher de se gâter davantage. La même douleur subsistant toujours, quoique la dent fût plombée, cette demoiselle consulta M. Coutier (médecin de la Faculté de Paris) qui lui dit que la dent cariée pouvait être la cause de son mal d'oreille, et qu'ainsi il fallait commencer par la faire ôter. L'avis fut suivi et cette demoiselle fut guérie entièrement peu de temps après. »[130] Fauchard nous relate

---

[129] P. Fauchard, *Le chirurgien-dentiste ou traité des dents*, tome 1, op. cit., p. 138
[130] Ibid., pp. 411-412

ainsi quatre observations sur de violentes douleurs de tête causées par des dents. Il précise que « quelquefois la douleur que cette carie cause, fait souffrir toute la tête. D'autres fois elle n'en afflige qu'une seule partie ; ce qui se passe souvent d'une manière si cachée, qu'à peine pense-t-on qu'un tel effet provienne de sa véritable cause. C'est pourquoi il ne faut pas manquer en des cas à peu près semblables, de bien examiner l'état des dents, de les sacrifier s'il le faut, pour se délivrer plutôt des maladies qu'elles occasionnent, et dont les suites pourraient être très fâcheuses. »[131]

Clairement, Fauchard s'est donc bien penché sur les fonctions et, après l'anatomie, il fait de la physiologie le second pilier des fondements de la connaissance pour son programme épistémologique en art dentaire. Il n'est bien sûr pas le seul à vouloir faire des recherches sur ce que l'on appellerait aujourd'hui la physiologie nerveuse. Ainsi, Bunon va se pencher sur le problème de l'intensité plus ou moins grande de la sensibilité nerveuse des dents au cours de leur limage et se poser aussi la question de la raison de la variabilité de l'intensité de la sensation ressentie au cours du limage suivant les sujets. Bunon fait d'abord une première observation en remarquant une « variété infinie dans les parties internes des dents, et surtout dans leur cavité, soit pour la profondeur, soit pour l'étendue, ce qui rend ces dents plus ou moins sensibles à l'opération de la lime. »[132] Puisque cet acte mécanique, le limage, dont l'objectif est thérapeutique peut engendrer une sensibilité qui varie suivant les individus, Bunon veut comprendre pourquoi. Il va d'abord faire une série d'observations sur un certain nombre de dents dont la proximité de la pulpe est plus ou moins grande par rapport à la surface limée. Puis il réalisera une autre série d'observations sur un groupe de dents présentant une différence du volume des cavités pulpaires à l'intérieur des dents. Toutes ces observations sont "fondées sur des expériences réitérées". Ces expériences sont d'abord effectuées à partir de dents d'animaux (de bœuf principalement) qui servaient à Bunon à confectionner des dents artificielles, puis sur des dents humaines. En ce qui concerne les dents humaines, il s'agit soit de dents saines extraites pour des problèmes de place ou de mobilité soit de dents de cadavres. Bunon prend la précaution de sectionner ces dents avant de recueillir ses observations.

131 P. Fauchard, *Le chirurgien-dentiste ou Traité des dents*, tome 1, op. cit., p. 412
132 R. Bunon, *Essay sur les maladies des dents*, Paris, chez Briasson, Chaubert, De Hansy, 1743, p. 150

A partir de ces observations, Bunon « explique les différences de sensibilité au limage par la plus ou moins grande proximité de la pulpe, mais aussi par le plus ou moins grand volume de la pulpe et donc par la plus ou moins faible épaisseur de tissu dur isolant la pulpe. »[133] Bunon développe son argumentaire ainsi : « il y a des dents dont la cavité se trouve fort large, et dont pour cette raison la substance osseuse est moins épaisse. Ainsi les vaisseaux dentaires ayant plus de volume, contiennent sûrement plus de fluide, ce qui joint au peu d'épaisseur de la dent, la rend fort sensible. D'autres ont leur cavité moins étendue, et moins large, la substance du corps de la dent en est par conséquent plus compacte, et par là beaucoup moins sensible. Enfin suivant que le vaisseau qui porte à la dent l'esprit animal est plus ou moins avancé dans la couronne, et qu'il communique au corps osseux plus ou moins d'esprits, la dent est à proportion plus ou moins sensible. A mesure qu'on avance en âge, l'intérieur de la dent, s'ossifie plus ou moins, suivant la nature de sa substance, et la cavité diminue ou subsiste à proportion, ce qui règle à coup sûr le degré de sensibilité de la dent. »[134] Toutes ses observations permettent à Bunon de mettre en évidence un rapport entre trois variables – le volume pulpaire, la proximité plus ou moins grande de la pulpe, l'âge – et la sensibilité de la dent au limage. Mais, comme nous l'avons écrit dans notre précédent ouvrage, Bunon « ne peut pas aller plus loin dans l'explication de la variabilité de la sensation selon la dent et le sujet concernés. »[135]

Bunon va aussi fixer son attention sur d'autres sujets physiologiques. Ainsi, il se plaît aussi à montrer combien les dents sont importantes pour la fonction masticatoire et donc pour la digestion des aliments. Il rappelle « qu'elles sont les principaux instruments de la mastication, quoiqu'elles soient aidées par la langue, par les glandes du palais, et par la liqueur salivale. »[136] Un peu plus loin il précise : « En effet, le principal usage des dents, est de briser, de diviser, et d'amollir les aliments, afin que les organes de la digestion puissent les cuire

[133] G. Gros, *Histoire et épistémologie de l'anatomie et de la physiologie en art dentaire de l'Antiquité à la fin du 20e siècle*, Paris, Editions L'Harmattan, 2015, p. 118

[134] M. Bunon, *Essay sur les maladies des dents*, p. 151 et 152

[135] G. Gros, *Histoire et épistémologie de l'anatomie et de la physiologie en art dentaire de l'Antiquité à la fin du 20e siècle*, op. cit., p. 118

[136] M. Bunon, *Essay sur les maladies des dents*, op. cit., p. 2

facilement, et en former un chyle parfait qui passe sans embarras dans le sang, et se distribue à toutes les parties du corps, pour les réparer et pour les nourrir. »[137] Mais Bunon tient aussi à faire remarquer que ce ne sont pas les seules fonctions auxquelles participent les dents puisqu'elles assurent aussi la fonction esthétique et la fonction phonatoire : « si le premier avantage des dents, est d'être les outils naturels qui préparent notre nourriture, elles doivent nous être encore bien précieuses par deux endroits. Ce double avantage est premièrement d'être en partie les organes de la parole, d'aider la langue et les lèvres dans leurs fonctions, et de contribuer, soit à la prononciation, soit à l'agrément de la voix qu'elles modifient et rendent plus nette : secondement d'être dans la bouche un ornement d'autant plus cher, qu'on ne pardonne point aux hommes mêmes qui ne doivent pas se piquer de beauté, de négliger cet agrément naturel. »[138] Bunon se sert de ce discours pour alimenter son plaidoyer pour la conservation des dents.

En cette première moitié du 18e siècle, Fauchard n'est décidément pas le seul à s'intéresser à la physiologie puisqu'il y a aussi Ferrein (1693-1769) qui apporte en 1744 à l'Académie des sciences sa contribution à la découverte des fonctions de la sphère bucco-dentaire en décrivant l'anatomie fonctionnelle de l'articulation temporo-mandibulaire. Ferrein note non seulement l'existence du ligament capsulaire interne mais aussi celle des deux axes de rotation transversale, l'un transcondylien et l'autre, correspondant à l'entrée du canal dentaire inférieur. Enfin, Ferrein précise aussi le mouvement en sens inverse du gonion et du condyle.

Etant donné tous ces travaux de recherche en physiologie bucco-dentaire, ceux de Bunon, de Ferrein, et les siens propres, Fauchard ne pouvait écarter la physiologie des fondements de l'épistémologie de l'art dentaire.

1-5-3 La botanique et la pharmacopée dentaire ; la chimie

Aux yeux de Fauchard, la botanique, puis la chimie, font partie, elles aussi, des fondements du programme épistémologique de l'art dentaire. Ceci n'empêche pas Fauchard d'établir un ordre

---

[137] M. Bunon, *Essay sur les maladies des dents*, op. cit., p. 2
[138] Ibid., pp. 3-4

d'importance dans ces fondements et de faire passer la botanique et la chimie après l'anatomie et la physiologie.

1-5-3-1 Fauchard, la botanique et la pharmacopée dentaire

Les connaissances en botanique occupent une place cruciale dans l'agencement épistémologique de l'art dentaire pensé par Fauchard, en particulier pour la partie proprement médicale de l'art dentaire, mais pas seulement, puisqu'il peut faire aussi appel aux plantes lors de sa pratique chirurgicale dans les temps qui peuvent être pré-opératoire et/ou peropératoire et/ou post-opératoire. De par sa formation chirurgicale, Fauchard est certes très porté sur l'anatomie, mais il est très conscient que des problèmes de douleurs, d'hémorragies, de difficultés en tous genres, auxquels il est confronté lors de ses interventions, ne peuvent parfois, pour certains d'entre eux, être résolus ni à partir de ses connaissances issues de l'anatomie, ni à partir de celles issues de la physiologie. Il lui faut alors chercher les secours souhaités dans d'autres contrées épistémologiques. Heureusement, Fauchard est aussi averti des bienfaits que peuvent apporter les plantes médicinales dans son exercice chirurgical. En sage chirurgien-dentiste, Fauchard sait aussi que la chirurgie ne doit pas forcément être entreprise systématiquement. Il faut s'en dispenser dans deux circonstances ; d'une part, quand la chirurgie envisagée fait courir trop de risques au patient et que de vrais problèmes de sécurité se posent. D'autre part, quand l'approche thérapeutique médicale est susceptible d'apporter la guérison sans faire appel à la chirurgie. Dans ces conditions, les remèdes végétaux sont bien représentés dans la pharmacopée à laquelle Fauchard fait alors appel. Cette « inflation des remèdes végétaux » dans la pharmacopée de Fauchard s'explique par « la volonté de découvrir une dynamique naturelle » et, par conséquent, « une matière susceptible de convertir l'individu malade en individu sain. »[139] Sébastien Janicki nous indique que « ce n'est pas un hasard si le végétal a une place de choix et positionne l'homme en face des énergétiques naturelles. »[140] Il nous en donne toutes les raisons : « L'homme et le monde, le microcosme et le macrocosme mettent à jour une dialectique du dedans et du dehors. Les moyens mis

[139] S. Janicki, *La mécanique du remède – Pour une épistémologie de la pharmacologie du XVIIE siècle à nos jours*, Paris, Editions L'Harmattan, 2008, p. 65

[140] Ibid.

en œuvre pour extérioriser le pathologique doivent venir du dehors, à savoir des ressources curatives de la nature. Sous l'angle de cette dialectique entre l'homme et la nature, le remède végétal s'ancre dans un processus de retour à l'équilibre. Retour à l'équilibre qui implique un double mouvement. D'une part, le rétablissement de l'état de santé et d'autre part, le retour à l'équilibre entre l'homme et son milieu. »[141] Autant dire que pour mettre à ce point en valeur le côté naturel des plantes, il est difficile d'admettre que Fauchard ait pu ignorer l'existence du célèbre manuscrit de Dioscoride ou tout au moins les traités de médecins-botanistes de la Renaissance comme Leonhart Fuchs et Jean Ruel qui se sont inspirés de Dioscoride et ont servi de référence aux thérapeutes jusqu'à la fin du 18e siècle. En tous les cas, les plantes font partie de l'arsenal thérapeutique de Fauchard et la composition de ses remèdes nous prouve à quel point il possède de bonnes connaissances en botanique. Quand un paroulis apparaît, il fait appel dans un premier temps à des remèdes à base de plantes. Il nous délivre ainsi ses consignes : « On examine souvent la maladie, pour juger de son progrès. On a soin de bassiner souvent les gencives avec du lait, dans lequel on a fait bouillir des figues grasses, des feuilles de mauve et de guimauve et un peu de pariétaire. On applique sur l'endroit de la gencive gonflée et tendue, une ou deux figues des plus grasses, bien cuites dans du lait, tandis qu'extérieurement on fait des onctions sur toute l'étendue de la joue, avec un liniment composé seulement de parties égales d'onguent d'altéa et d'huile d'hypericum, appliquant par-dessus un papier brouillard et une compresse simple, soutenant le tout sans compression par le moyen d'un bandage contentif. Ce sont les moyens capables d'apaiser la douleur, de détourner la fluxion, de résoudre les matières disposées à la résolution, de cuire et de digérer celles qui tendent à la suppuration, en relâchant et en ramollissant les fibres de la partie malade. »[142] Bien entendu, si cette thérapeutique ne suffit pas, Fauchard en vient à l'acte chirurgical : « Si malgré tous ces moyens la maladie fait un grand progrès ; si la tumeur s'élève en quelque endroit plus qu'ailleurs, pour peu que l'on y sente de la fluctuation, il ne faut point hésiter à donner promptement issue à la matière qu'elle contient, quand bien même la violence de la douleur serait diminuée, ou tout à fait calmée. Lorsque

[141] S. Janicki, *La mécanique du remède – Pour une épistémologie de la pharmacologie du XVIIE siècle à nos jours*, op. cit., p. 65

[142] P. Fauchard, *Le chirurgien-dentiste ou Traité des dents*, tome 1, op. cit., pp. 241-242

la tumeur est prête à abcéder, il faut la percer sans attendre que la matière perce d'elle-même, parce qu'on donnerait le temps à la matière de percer jusqu'à l'os, ou de s'étendre jusqu'aux parties extérieures du visage ; ce qui causerait ainsi une maladie dont les suites seraient longues et fâcheuses, peut-être même accompagnées de quelque difformité très disgracieuse. [...] C'est pourquoi je le répète encore, lorsque l'on sera convaincu par la fluctuation de l'existence d'une matière déposée par épanchement, on fera l'ouverture de l'abcès sans attendre davantage, afin de procurer promptement l'évacuation du pus, et de prévenir les accidents qui pourraient survenir, si l'on ne faisait pas cette opération de bonne heure, en observant de faire l'ouverture assez étendue, et dans la partie la plus inclinée. »[143] Fauchard alterne adéquatement pratique médicale et pratique chirurgicale. Une fois l'ouverture de l'abcès réalisée, Fauchard recommande à nouveau des traitements locaux naturels : « On fait ensuite rincer la bouche avec une décoction de sauge, faite dans du vin miellé, que l'on peut encore introduire dans toute la cavité de la plaie avec une moyenne seringue à abcès [...]. On seringue de cette façon la liqueur pour mieux déterger la cavité, en observant de seringuer doucement et sans violence, pour ne pas augmenter la division des parties. »[144] Bien prévenu des dangers de la chirurgie et de ses complications possibles, Fauchard nous explique que lorsque les érosions ou les ulcères des gencives nc s'accompagnent pas de « fâcheux symptômes », « ou qu'ils n'ont pas fait encore un grand progrès, l'os n'étant pas découvert, ni altéré, il est facile de les guérir en se servant de la lotion suivante »[145], lotion dont il nous indique la composition, la préparation et le mode d'emploi. « Prenez du gayac râpé deux gros, racine d'aristoloche ronde trois gros, de tormentille un gros, de la véronique, de la sauge, de la fleur de ligustrum, de chacun une poignée ; faites bouillir le tout pendant un demi quart d'heure, dans une chopine d'eau commune, mesure de Paris. Puis l'ayant passé et exprimé, on ajoutera dans la colature de teinture de myrte trois gros, de l'esprit de sel dulcifié demi gros, colcothar, ou vitriol rouge un scrupule. On se sert de cette mixtion, pour rincer souvent la bouche, et on seringue immédiatement sur l'ulcère, ou bien on y porte avec un peu de linge fin propre et net, roulé autour d'un petit bâton ;

---

143 P. Fauchard, *Le chirurgien-dentiste ou Traité des dents*, tome 1, op. cit., pp. 242-243
144 Ibid., p. 244
145 Ibid., pp. 258-259

renouvelant le linge à chaque fois qu'on voudra toucher l'ulcère, ou du moins ayant soin de laver le linge ; appliquant sur l'ulcère, si l'on veut, un petit plumaceau imbibé du même remède, que l'on aura soin de renouveler souvent ; et observant de le faire ôter de la bouche chaque fois que le malade prendra quelques aliments [...]. »[146]

Quand Fauchard a besoin de « raffermir les gencives et de corriger la mauvaise haleine ou puanteur de la bouche »[147], il utilise une lotion contenant du vin d'Espagne, de l'eau de ronces distillée, de la cannelle, du clou de girofle, de l'écorce d'orange amère et sèche, du miel de Narbonne. Fauchard peut utiliser « une autre lotion très convenable pour le même usage »[148], lotion dans laquelle se trouvent de l'eau commune de Paris, de la cannelle grossièrement pulvérisée, de l'alun calciné, de l'écorce de grenade en poudre, du miel de Narbonne, de l'eau distillée de feuilles de myrte, de l'eau distillée de feuilles de ronce, de l'eau de rhuë, de l'eau vulnéraire, de l'eau de vie, de l'esprit de cochléaria. Fauchard se sert de son « eau spiritueuse, dessicative, balsamique et antiscorbutique contre une grande partie des maladies de la bouche. »[149] Cette eau contient de la salsepareille, de l'aristoloche ronde, des écorces sèches d'oranges amères, de citrons et de grenades, de la pyrèthre, des clous de girofle, des graines de moutarde, des semences d'éruca ou roquette sauvage, du sucre de candi et du miel rosat.

Fauchard réserve aussi une bonne place aux remèdes végétaux dans sa pharmacopée pour lutter contre les odontalgies. Si Fauchard s'est penché sur le problème de la douleur des dents aux niveaux physiologique et clinique, ceci l'a plutôt amené à être persuadé que le meilleur moyen de faire disparaître la douleur est de traiter les dents en ayant recours soit à la chirurgie, soit à la dentisterie. Mais, s'il s'est « récrié avec raison [...] contre les promesses que les charlatans font à l'occasion des effets de leurs prétendus spécifiques, qu'ils donnent pour infaillibles, excluant tous les autres que l'art peut fournir en cette occasion »[150], Fauchard ne prétend pas « cependant que certains topiques ne puissent contribuer en quelque manière à calmer les

[146] P. Fauchard, *Le chirurgien-dentiste ou Traité des dents*, tome 1, op. cit., p. 259
[147] P. Fauchard, *Le chirurgien-dentiste ou Traité des dents*, tome 2, op. cit., p. 88
[148] Ibid., p. 90
[149] Ibid., p. 92
[150] P. Fauchard, *Le chirurgien-dentiste ou Traité des dents*, tome 1, op. cit., p. 164

douleurs des dents, en dissipant les fluxions, par les dérivations et par les évacuations qu'ils peuvent faire des humeurs qui se déposent sur les dents, sur les gencives, ou sur les parties qui en sont les plus voisines. »[151] Par conséquent, Fauchard déclare : « Je vais donner la composition de deux sortes de topiques, que l'expérience m'a fait reconnaître pour les plus efficaces. » Il s'agit, en fait, d'un *emplâtre pour les maux des dents* et d'*une pâte pour dissiper les fluxions et apaiser les douleurs des dents*. Pour le premier topique, Fauchard nous explique comment le préparer : « Prenez des gommes, ou résines de Tacamaque et de Caregne de chacun une once. Faites-les dissoudre à une chaleur lente, dans une suffisante quantité d'huile de mastic. Ajoutez-y un gros extrait de laudanum ; le tout bien incorporé ensemble, ôtez-le du feu ; laissez-le refroidir, et en formez des emplâtres sur du taffetas, ou sur du velours noir de la grandeur d'un liard. On les applique sur les artères temporales, de l'un et de l'autre côté, on les laisse jusqu'à ce qu'elles tombent d'elles-mêmes, pour leur en substituer de nouvelles, et on les porte aussi longtemps qu'on sent en avoir besoin. »[152] De même, pour le second topique, Fauchard donne aussi la recette pour sa préparation : « Prenez de la racine de pirêtre, du poivre noir, du gingembre, du staphisaigre, du macis, du clou de girofle et de la cannelle, de chacun demie once, du sel marin une once. Le tout réduit en poudre subtile, mettez-le dans un vaisseau de terre vernissé ; versez par-dessus douze onces de bon vinaigre rouge ; faites bouillir le tout à petit feu, en le remuant toujours avec une spatule de bois jusqu'à ce qu'il soit réduit en consistance de miel épais. Alors vous l'ôterez du feu, et le garderez dans un pot de faïence. Pour se servir de cette pâte, on en prend la grosseur d'une petite fève que l'on enveloppe dans un petit linge fin ; on la met entre la gencive et la joue du côté qui souffre la fluxion et la douleur. »[153] Fauchard explique ensuite quel est le mode d'action de ce second remède : « L'effet de ce remède, est de faire cracher plus abondamment que ne le ferait la fumigation, ou la mastication du tabac, qui a beaucoup de désagrément. On ôte la pâte lorsque la douleur de la dent est apaisée, ou que la fluxion a commencé à diminuer, et on en remet de nouvelle dans le besoin. Si on la tient dans la bouche un peu trop longtemps, elle échauffe le dedans de la joue, et y excite quelquefois de petites ampoules, qui se dissipent facilement en se lavant la bouche avec de

[151] Ibid.
[152] Ibid., p. 165
[153] Ibid., pp. 165-166

l'eau tiède. »[154] Mais Fauchard tient à préciser que « ces remèdes réussissent quelquefois, surtout lorsqu'on a soin d'appliquer en même temps dans la cavité cariée de la dent un peu de coton, ou de charpie imbibée d'huile de girofle, ou de cannelle, mêlée avec partie égale d'extrait d'opium, et qu'on a recours à propos à l'usage de la saignée et de la purgation ; ce qu'il ne faut pas négliger, lorsqu'il s'agit de personnes pléthoriques et sujettes aux fluxions. »[155] Cette partie de la pharmacopée dentaire, élaborée à partir des plantes, n'est pas négligée en cette première moitié du 18e siècle et, pour mieux s'en persuader, il suffit de reprendre par exemple la *Pharmacie odontalgique* ou *Traité des médicaments simples et composés, propres aux maladies des dents, et des différentes parties de la bouche à l'usage des dentistes* figurant dans les *Expériences et démonstrations faites à l'hôpital de la Salpêtrière et à Saint Côme en préférences de l'Académie royale de chirurgie* de Robert Bunon. Mais ce dernier ne réserve pas uniquement son attention à la pharmacopée d'origine végétale et il précise que « la matière des médicaments simples propres aux dentistes se tire des végétaux, des animaux, de l'air, de la terre, et des eaux »[156] et nous indique que « les végétaux fournissent les racines, les bois, les écorces, les feuilles, les fleurs, les semences ou graines, les fruits, les sucs, les liqueurs, les gommes. »[157] Ceci étant signalé, Bunon dresse tout de même un tableau récapitulatif des *médicaments simples tirés des plantes et des arbres*, dans lequel figurent « les racines de (guimauve, chiendent, aristoloche, bistorte, pirette, luzerne, réglisse, iris ou glaïeul, tormentille, ache, salsepareille, souchet, iris de Florence, gingembre), les bois de (gayac, romarin, cannelle, santal rouge), les écorces de (citron, grenade, orange amère, encens, macis), les feuilles de (chêne ou gland, mauve ou guimauve, pariétaire, sauge, hysope, cocléaria, romarin, véronique, nicotiane ou tabac, cresson de fontaine, sumach, ronce, safran), les fleurs de (ligustrum, safran, sauge, romarin), les semences, graines et grains de (moutarde, écarlate ou kermes, orge), les fruits (glands, clous de girofle, citron, coton,

---

[154] P. Fauchard, *Le chirurgien-dentiste ou Traité des dents*, tome 1, op. cit., p. 166

[155] Ibid., pp. 166-167

[156] R. Bunon, *Traité des médicaments simples et composés, propres aux maladies des dents, et des différentes parties de la bouche à l'usage des dentistes, in Expériences et démonstrations faites à l'hôpital de la Salpêtrière et à Saint Côme en préférences de l'Académie royale de chirurgie*, Paris, chez Briasson, 1746, p. 374

[157] Ibid.

figues, grenade, poivre noir, poivre long, raisins de Damas, balaustes, noix de muscade), les sucs liquides de (citron, grenade), les sucs condensés (camphre, cire, miel, baume du Pérou, sucre, sang de dragon), les gommes (élémi, encens, euphorbe, laudanum, mastic, myrrhe, poix, résine de Tacamaque, résine de Caregne). »[158] Bunon a la volonté de ne pas faire l'impasse sur les médications et il rappelle que « l'art du dentiste, comme toutes les autres parties de la chirurgie, consiste en opérations de la main, et en remèdes topiques. »[159] Bunon nous donne une bonne idée des médicaments qui sont utilisés et les divise d'ailleurs en médicaments simples et en médicaments composés. Il énumère tous "les médicaments composés propres aux dentistes" et il passe ainsi en revue la fomentation, le cataplasme, le liniment, le cérat, l'emplâtre, le vésicatoire, les gargarismes, le masticatoire, et les dentifrices. Bunon donne pour chacun d'entre eux une définition permettant d'en connaître précisément l'usage qui en est fait.

« La fomentation est un médicament externe, ou une décoction composée de liqueurs convenables et dans laquelle entrent racines, fleurs, feuilles et semences. On l'appelle ainsi parce qu'on en étuve les parties malades en les fomentant, pour les réchauffer, ramollir, en adoucir les douleurs, résoudre, dissiper, dessécher, déterger, rafraîchir, restreindre, et pour procurer le repos au malade [...].

Le cataplasme est un médicament externe ou topique fait avec fruits, racines, feuilles, semences, fleurs récentes, et pilées ou cuites jusqu'à ce qu'elles soient en bouillie, auxquels on ajoute mucilages, poudres, farines, graisses, et huiles pour adoucir les douleurs, amollir, mûrir, faire suppurer, attirer, résoudre, relâcher, répercuter, et restreindre [...].

Le liniment est un topique composé d'huiles seules ou mélangées avec d'autres ingrédients pour adoucir les douleurs, humecter, adoucir, atténuer, inciser, résoudre, fortifier, rafraîchir, restreindre, et procurer du repos au malade [...].

Le cérat sert quelquefois aux plaies de la bouche, telles que les paroulis, ulcères, chancres et fistules, ainsi que dans la cure de la carie de l'alvéole [...].

L'emplâtre est un topique composé de toutes sortes de médicaments simples, végétaux, animaux, minéraux, et métalliques, dont le choix dépend de l'usage auquel on le destine. Il est différent de l'onguent, en ce qu'il a plus de consistance, qu'il s'attache à la partie sur laquelle on l'applique et bouche les pores du cuir [...].

Le vésicatoire est un médicament externe composé de cantharides pulvérisées, et de levain pour l'ordinaire, avec un peu de vinaigre, de poudre d'euphorbe, de poivre, et de grains de moutarde. Il s'applique sur la peau pour attirer, dériver, et évacuer les matières séreuses, pituiteuses et malignes. On l'étend sur du linge, sur du cuir, ou sur du taffetas, et on le pose sur l'artère temporale [...].

---

158 R. Bunon, *Traité des médicaments simples et composés, propres aux maladies des dents, et des différentes parties de la bouche à l'usage des dentistes, in Expériences et démonstrations faites à l'hôpital de la Salpêtrière et à Saint Côme en préférences de l'Académie royale de chirurgie*, op. cit., pp. 375-376

159 Ibid., p. 372

Les gargarismes sont des médicaments externes composés d'eaux distillées, ou de décoctions de simples en eau commune, dans lesquelles on fait dissoudre ou l'on mêle sirops, miel, vinaigre, verjus, jus de citron et autres ingrédients convenables pour les maladies de la bouche. La manière de s'en servir est de rouler la liqueur dans sa bouche sans l'avaler ; on s'en sert le matin, le soir, et à toute heure suivant le besoin [...].

Le masticatoire est un médicament externe composé d'ingrédients âcres et de légère substance, réduits en poudre et mêlés avec miel, sucre, ou liqueurs propres. On en fait une pâte ou des pastilles de la forme qu'on veut, afin d'attirer la pituite du cerveau qui en tombant sur les mâchoires cause la carie aux dents. Quoique les ingrédients du masticatoire, tels que la moutarde, la racine de pirette, le poivre, le gingembre etc. soient chauds, ils sont du goût de bien des personnes [...].

Les dentifrices sont des médicaments externes composés d'eaux distillées seules, ou mêlés de poudre et de miel rosat, en forme d'opiat ou de pastilles sèches, et réduits en poudre. On s'en sert pour blanchir les dents, ainsi que pour fortifier les gencives. La qualité des ingrédients doit être surtout détersive et dessicative. »[160]

Dans cette *Pharmacie odontalgique ou Traité des médicaments simples et composés, propres aux maladies des dents, et des différentes parties de la bouche à l'usage des Dentistes*, Bunon fait ici la démonstration de son esprit méthodique et il annonce d'ailleurs : « je décris méthodiquement leurs propriétés, leurs vertus, et les degrés de leurs qualités spécifiques »[161] Par son approche méthodique de la pharmacopée dentaire, des différentes présentations des médicaments, par ses définitions des médicaments utilisés en art dentaire, Bunon nous apporte la preuve de la grande variété de la pharmacopée dentaire d'origine végétale dont disposent les chirurgiens-dentistes, à l'époque de Fauchard. Bunon nous permet aussi de vérifier la diversité inouïe des plantes auxquelles la pharmacopée dentaire fait appel. Par conséquent, il est impossible de maîtriser l'usage de cette pharmacopée sans posséder des bases solides en botanique et d'ailleurs, dans son traité, Fauchard nous en apporte, lui aussi, la confirmation en nous dévoilant la composition et la préparation de certains de ses remèdes : « Pour bassiner les gencives gonflées, on fera une lotion avec les feuilles d'hysope, de sauge, de cochléaria, de romarin, de nicotiane, de cresson de fontaine, de chacun une petite poignée ; de racines de bistorte une demie poignée. On fera bouillir le tout dans une quantité suffisante de vin blanc et d'eau commune, parties égales. On ajoutera dans une demie chopine de cette liqueur, un gros et demi d'esprit de cochléaria. On s'en servira pour bassiner et

160 R. Bunon, *Traité des médicaments simples et composés, propres aux maladies des dents, et des différentes parties de la bouche à l'usage des dentistes, in Expériences et démonstrations faites à l'hôpital de la Salpêtrière et à Saint Côme en préférences de l'Académie royale de chirurgie*, op. cit., pp. 394-403

161 Ibid., p. 373

rincer souvent les gencives. Lorsque les gencives seront dégonflées, on se servira, pour les fortifier, du remède suivant. Prenez de l'esprit de vitriol, et du sel commun, de chacun un scrupule ; d'esprit de cochléaria deux gros ; le tout mêlé dans de l'eau de rose et de plantain, de chacun quatre onces, dont on bassinera les gencives pour les affermir et les fortifier. »[162] Fauchard n'ignore pas non plus les remèdes de médecins célèbres, comme le baume du Pérou, de feu M. Helvetius, Médecin de son Altesse Royale Monseigneur le Duc d'Orléans, et Inspecteur général des Hôpitaux de Flandres. Fauchard se fait fort d'en indiquer la préparation : « Mettez dans un matras à long cou, deux pintes, mesure de Paris, d'esprit ardent de cochléaria. Ajoutez-y deux onces et demie de salsepareille, six dragmes de racines d'orcanette, et autant de racines de serpentine virginienne ; le tout réduit en poudre subtile. Laissez-le en digestion sur un feu lent, au bain-marie, pendant quarante-huit heures, et ayez soin de bien boucher le matras. Ensuite l'ayant laissé reposer, versez par inclination la liqueur dans un autre matras ; et mettez y en même temps quatre onces de véritable gomme de gayac, pulvérisée. Laissez le tout en digestion pendant quarante-huit heures ; afin de donner le temps à l'esprit de cochléaria, de pouvoir dissoudre une bonne partie de la gomme. Pour lors ajoutez-y une once de véritable baume noir et liquide du Pérou, et faites continuer la digestion encore pendant quarante-huit heures. Ayez soin de bien remuer le matras deux ou trois fois par jour. Filtrez votre teinture encore toute chaude par le papier gris, et la gardez dans une bouteille bien bouchée, pour vous en servir, comme il est marqué. »[163] Fauchard n'omet pas d'indiquer les indications de ce baume du Pérou : « Ce baume est très propre à mondifier et déterger ; il suffit seul pour guérir la plupart des ulcères scorbutiques, lorsqu'ils ne sont pas invétérés. Il arrête l'hémorragie des gencives, et celle qui suit quelques opérations. Il redonne du ressort aux fibres, dont le relâchement entretenait la fongosité. Il affermit les dents dans leurs alvéoles. Enfin il émousse l'acrimonie de la matière, qui entretenait l'ulcère des gencives, et les fait cicatriser, en sorte qu'elles se rétablissent en peu de jours, dans leur état naturel. »[164]

---

162 P. Fauchard, *Le chirurgien-dentiste ou Traité des dents*, tome 1, op. cit., p. 270

163 P. Fauchard, *Le chirurgien-dentiste ou Traité des dents*, tome 1, op. cit., pp. 272-273

164 Ibid., p. 273

La grande diversité des plantes entrant dans la composition des remèdes utilisés par Fauchard pour traiter les pathologies bucco-dentaires prouve l'étendue de ses connaissances en botanique. A l'évidence, il n'ignore pas les propriétés des plantes à partir desquelles il conçoit ses remèdes. En conséquence, il n'est pas étonnant qu'il attache de l'importance aux connaissances en botanique. A son image, les autres chirurgiens-dentistes du 18e siècle laisseront eux aussi une place de choix à la botanique dans l'épistémè dentaire.

En fait, la connaissance des plantes et de leurs vertus thérapeutiques est indispensable pour la pratique médicale des chirurgiens-dentistes. La botanique les aide aussi à s'approprier une méthodologie et à rendre plus aigu leur sens de l'observation, ce qui améliorera leur capacité à relever les signes et les symptômes en clinique. Elle les inspire aussi pour ébaucher des classifications, en particulier la classification des pathologies. Mais malheureusement, les chirurgiens-dentistes n'arriveront pas à se départir de la vision naturaliste des botanistes, ce qui les amènera dans une impasse pour leur classification des pathologies bucco-dentaires. Ils ne parviendront à méditer cet échec et à le surmonter qu'au cours de la seconde moitié du 19e siècle.

1-5-3-2 Fauchard et la chimie

A la fin du 17e siècle, en chimie, « le sens du concret l'emporte désormais sur les spéculations intellectuelles »[165] et finalement « la rupture entre chimie et alchimie semble accomplie. »[166] Autant dire qu'au moment où Fauchard écrit son *Traité des dents*, toutes les conditions sont réunies, en cette première moitié du 18e siècle, pour qu'il s'inscrive dans la pensée nouvelle dont les chimistes sont les promoteurs. Ceci lui est d'autant plus facile que bien des points de similitude existent entre l'activité du chirurgien-dentiste et celle des chimistes, puisque, comme eux, il est confronté au travail de la matière, des métaux, des porcelaines, des préparations en tous genres, etc. L'art dentaire est donc profondément ancré dans l'univers matérialiste. Or, comme l'indique Gaston Bachelard, « au 18e siècle, la chimie est donc nettement matérialiste. Elle est d'ailleurs – et elle le

---

[165] P. de la Cotardière, *Histoire des Sciences de l'Antiquité à nos jours*, Paris, Editions Tallandier, 2004, p. 316

[166] Ibid.

restera longtemps – l'école du matérialisme savant. »[167] Par conséquent, indéniablement, l'art dentaire ne peut avoir que des affinités très prononcées pour la chimie. D'ailleurs, Fauchard se rend très vite compte à quel point il est nécessaire d'accorder beaucoup d'intérêt à la chimie. Il a recours à elle pour signaler les effets acides des sucres et expliquer la cariogenèse qui en résulte. Il s'y réfère encore quand il propose son eau spiritueuse, dessicative, balsamique et antiscorbutique, en nous indiquant qu'« elle émousse la trop grande âcreté et la saumure des liqueurs qui arrosent et parcourent les vaisseaux capillaires qui composent les gencives, laquelle âcreté les ronge, les ulcère, et y produit souvent des hémorragies. »[168] De même, Fauchard nous parle de soufres pour désigner les substances émises lors de l'ouverture par ses soins d'une incisive inférieure après son extraction, extraction décidée parce que cette dent était responsable d'une tuméfaction du menton du malade, « menton enflé et farci de plusieurs glandes grosses comme des pois. »[169] Après avoir extrait cette dent et ouvert alors la cavité pulpaire en limant la dent, Fauchard nous précise : « Alors il sortit de la cavité de cette racine une odeur très fétide, sans que j'aperçusse aucune carie, ni aucune matière purulente. Je pense que cette puanteur dépendait de quelques soufres, qui s'étaient exhalés d'une matière fermentée dans le voisinage de l'extrémité des racines de cette dent, et qui s'étaient insinués dans sa cavité par le trou qui donne passage aux vaisseaux, et que s'y étant introduits, ils y étaient restés enfermés, jusqu'à ce que limant cette dent, j'eusse ouvert la cavité qui les contenait. »[170]

Fauchard s'appuie sur ses connaissances en chimie pour dénoncer certaines pratiques malfaisantes de certains chirurgiens : « l'auteur dans la page 47 préfère l'huile d'étain et l'esprit de nitre à l'huile de girofle et de cannelle. L'huile d'étain et l'esprit de nitre sont deux corrosifs violents. La pénétration de ces remèdes sur des parties nerveuses aussi sensibles que le sont les nerfs qui se distribuent aux dents, cause des douleurs insupportables, accompagnées quelquefois de convulsions et de délire. D'ailleurs ces corrosifs étant liquides, quelques précautions qu'on puisse prendre, ils s'étendent toujours plus ou moins sur les gencives, les irritent, les gonflent et les ulcèrent. Ils

---

[167] G. Bachelard, *Etudes*, Paris, Librairie philosophique J. Vrin, 2002, p. 43
[168] P. Fauchard, *Le chirurgien-dentiste ou Traité des dents*, tome 1, op. cit., p. 96
[169] Ibid., p. 452
[170] P. Fauchard, *Le chirurgien-dentiste ou Traité des dents*, tome 1, op. cit., p. 455

pénètrent aussi quelquefois jusqu'au périoste et jusqu'à la substance des alvéoles, et les carient en les rongeant. On n'a point à craindre les mêmes ravages de l'application des huiles de girofle et de cannelle, par conséquent elles doivent être préférées contre l'opinion de l'auteur. »[171] De même, Fauchard nous met en garde contre les effets néfastes de certains produits chimiques : « [...] l'esprit d'alun, de vitriol et de sel, en quelque quantité qu'ils soient, ne doivent point être employés purs ou seuls, que très rarement, et qu'avec grande circonspection; parce que dans la suite ils produisent ordinairement sur les dents une couleur jaune que l'on ne peut réparer. Ce n'est pas le seul mauvais effet que ces esprits produisent sur les dents, ils en usent l'émail de telle manière, que si ces liqueurs y sont appliquées fréquemment et pendant quelque temps, elles le corrodent et le rendent comme vermoulu et criblé de quantité de petits trous. »[172]

De même, Fauchard fait appel à ses connaissances en chimie pour alimenter son argumentaire destiné à convaincre ses contemporains contre l'utilisation des cure-dents en cuivre ou en fer. A propos de ces cure-dents en cuivre ou en fer, il puise dans la chimie l'explication de ses recommandations : « Il faut principalement rejeter l'usage de ceux-ci, à cause que la salive en détache des sels vitrioliques, qui peuvent être capables de corroder les dents. »[173] En outre, Fauchard se sert de certains corps chimiques pour traiter certaines pathologies. Ainsi, par exemple, il nous entretient de certains de ces traitements : « On guérit les aphtes, ulcères ou petits chancres, qui naissent dans la bouche, en les touchant légèrement avec l'esprit d'alun ou avec l'esprit de vitriol, ou celui de sel, ou celui de soufre, ou avec le vitriol de Chypre, ou l'alun. »[174]

De plus, comme nous le verrons plus loin quand nous aborderons la partie la plus mécanique et technique de l'art dentaire, en réservant une place cruciale aux instruments et aux machines dentaires, et en s'intéressant aux matériaux dont ils sont faits, Fauchard préfigure déjà les contours d'une nouvelle science, la technologie, qui ménagera une place de choix à la connaissance des matériaux et donc à la chimie.

---

[171] P. Fauchard, *Le chirurgien-dentiste ou Traité des dents*, tome 2, op. cit., pp. 364-365

[172] P. Fauchard, *Le chirurgien-dentiste ou Traité des dents*, tome 1, op. cit., p. 72

[173] P. Fauchard, *Le chirurgien-dentiste ou Traité des dents*, tome 1, op. cit., p. 67

[174] Ibid., p. 53

1-5-4 La chirurgie et les autres bases de la pratique dentaire

Parmi les fondements de l'art dentaire, Fauchard inscrit aussi la chirurgie bucco-dentaire et les autres bases de la pratique dentaire qui représentent un corpus pratique auquel Fauchard attache beaucoup d'importance. En fait, Fauchard ne dissocie pas la chirurgie des autres pratiques de l'art dentaire. Dans cet ensemble, Fauchard fait figurer la manière d'opérer pour toutes les activités pratiques de l'art dentaire. Cet ensemble comprend l'extraction des dents, mais aussi tous les « soins qu'il faut apporter pour nettoyer les dents, les limer, les ruginer, les cautériser et les plomber »[175], « les moyens de remédier à leur déplacement; de procurer et embellir leur ordonnance, quand elle est détruite, et de les raffermir. »[176] En outre, Fauchard n'omet pas d'inclure dans cet ensemble la confection des prothèses partielles ou totales pour remplacer les dents manquantes. Selon Fauchard, la chirurgie dentaire correspond donc à la partie de la chirurgie qui "parle des opérations" qui conviennent au traitements des maladies des dents et de celles des parties qui les environnent. Fauchard regrette que l'on ne puisse pas suffisamment « s'instruire à fond de la pratique de cet art si nécessaire à la guérison de ces maladies et de celles qui surviennent aux parties dont les dents sont environnées. »[177] Déplorant la nette médiocrité du savoir-faire des experts dentaires, Fauchard place la pratique de la chirurgie comme un fondement essentiel de l'épistémologie de l'art dentaire. Il souhaite donc que participe à la formation des aspirants-dentistes « un dentiste habile et expérimenté qui saurait fonder les aspirants sur les difficultés qu'un long usage lui aurait fait rencontrer dans son art, et leur communiquer les moyens de les surmonter. »[178] Fauchard considère ainsi que l'aspirant-dentiste doit pouvoir bénéficier à la fois d'un enseignement qui fournisse la meilleure manière d'opérer et délivre des connaissances sur les maladies. Si Fauchard est si sûr de la nécessité de ces fondements-là pour le programme épistémologique de l'art dentaire, c'est parce qu'il connaît les vertus de la pratique et qu'il sait justement que c'est

---

[175] P. Fauchard, *Le chirurgien-dentiste ou Traité des dents*, tome 1, Préface, op. cit., p. *xviij*

[176] Ibid.

[177] P. Fauchard, *Le chirurgien-dentiste ou Traité des dents*, tome 1, Préface, op. cit., p. *xj*

[178] Ibid., p. *xij*

l'expérience que lui a procurée une pratique sans relâche de plus de quarante ans, « qui l'a conduit insensiblement à de nouvelles connaissances »[179] et à remettre en question ses acquis. Nous n'épiloguerons pas plus sur les fondements de la chirurgie dentaire et donc sur l'ensemble des activités pratiques de l'art dentaire puisque dans le prochain chapitre nous développerons les trois grandes composantes de l'art dentaire à partir desquelles il sera possible de repérer tout ce qui contribue aux fondements de la chirurgie dentaire et donc de toutes les opérations pratiques de l'art dentaire.

---

[179] Ibid., p. *xv*

CHAPITRE II

FAUCHARD ET LE DEVELOPPEMENT EPISTEMOLOGIQUE DES TROIS GRANDES COMPOSANTES DE L'ART DENTAIRE

2-1 Fauchard et la chirurgie bucco-dentaire

La chirurgie, en général, et la chirurgie bucco-dentaire, en particulier, tant décriées et jugées péjorativement avant le 18e siècle, vont gagner au 18e siècle un regain de prestige. Il est vrai que le travail des chirurgiens confrontés aux abcès, aux tumeurs, à la gangrène, au scorbut, aux chancres syphilitiques,..., était plutôt repoussant et sans attrait particulier. Mais, à la fin du 17e siècle, les chirurgiens-barbiers vont s'attirer les faveurs du Roi et obtenir un certain nombre d'avantages, en particulier le droit de s'émanciper de la corporation des barbiers. Preuve en est, puisque le chirurgien Pierre Dionis (1643-1718) est nommé professeur d'anatomie et de chimie au Jardin du Roi Louis XIV en 1672 et qu'en 1731, sous Louis XV, paraît l'acte de naissance de l'Académie royale de chirurgie. Cette académie, présidée par La Peyronie, jouera un rôle important pour le rayonnement de la chirurgie en France au 18e siècle, en permettant le recueil et la publication de nombreux travaux.

Fauchard, pourtant curieux de la médecine dentaire, de la prothèse et de la technique, persiste à réserver une place privilégiée à la chirurgie pratique : « un plus grand détail serait étranger à mon sujet, cette matière étant plus du ressort de la médecine et de la physique, que de la chirurgie pratique, dont je fais mon principal objet. »[180] Sans qu'il soit besoin de préciser la biographie de Fauchard, il est néanmoins utile de rappeler qu'il fut l'élève de M. Alexandre Poteleret, « Chirurgien Major des vaisseaux du Roi, très expérimenté dans les maladies de la bouche [...] »[181] et qu'il lui doit « les premières

---

[180] P. Fauchard, *Le chirurgien-dentiste ou Traité des dents*, tome 1, op. cit., p. 61
[181] P. Fauchard, *Le chirurgien-dentiste ou Traité des dents*, tome 1, Préface, op. cit., p. *xiv*

teintures des connaissances »[182], acquises dans la chirurgie qu'il exerçait. En effet, cette formation initiale en chirurgie lui a procuré tout un savoir chirurgical et a orienté, d'une certaine façon, son cheminement épistémologique, ne serait-ce que pour son goût effréné de l'anatomie. Comme Vésale, à la Renaissance, Fauchard ne mésestime pas l'importance et l'efficacité avérée des interventions chirurgicales. Comme lui, il préconise de réserver une place non mineure à l'art et à la technique de la chirurgie, « branche la plus importante et la plus ancienne de la médecine. »[183]

Fauchard ne se coupe pas du milieu des chirurgiens et il est toujours très curieux de leurs observations. Il relate ainsi la lettre qui lui est adressée « par M. Juton, Maître Chirurgien à Orgereus, sur un abcès considérable, survenu en conséquence d'une carie de dents qui fut négligée. »[184] Ce chirurgien lui décrit l'aspect de son malade « affligé d'une tumeur beaucoup plus grosse qu'un œuf de poule d'Inde, située du côté droit de la mâchoire inférieure. »[185] Ayant proposé l'incision de la tuméfaction purulente, celle-ci est refusée par le malade et son entourage, le jour de la première consultation. Le lendemain, cette incision est enfin acceptée car « la matière avait tout d'un coup changé de place, qu'elle était descendue le long du cou, entre les téguments et les muscles, où elle avait formé une tumeur dont le volume était six fois plus considérable que ne l'était celui de la tumeur qui avait paru le jour précédent. » [186] C'est en pratiquant « l'ouverture de cet abcès » que le chirurgien réussit à guérir son malade. Si Fauchard aime la chirurgie, conscient des risques encourus, il ne se lance pas dans des interventions qu'il juge perdues d'avance et il fait courir le moins de risques possible à ses patients. Il est prudent, il ne dépasse pas son domaine de compétences et il incite ses confrères à faire de même. Ainsi, les avulsions dentaires font partie de l'activité chirurgicale de Fauchard mais, quel que soit le type de dents concernées, il ne se résout à les extraire que « lorsqu'une dent s'oppose à la sortie d'une

---

182 P. Fauchard, *Le chirurgien-dentiste ou Traité des dents*, tome 1, Préface, op. cit., p. *xiv*

183 A. Vésale, *De humani corporis fabrica*, Basilae, par J. Oporinum, 1543, Praefatio, § 5 (trad.fr. L. Bakelants dans *Préface d'André Vésale à ses livres sur l'anatomie, suivie d'une lettre de Jean Oporinus, son imprimeur*, Bruxelles, Ascia, 1961, pp. 19-21)

184 P. Fauchard, *Le chirurgien-dentiste ou Traité des dents*, tome 1, op. cit., p. 481

185 Ibid., p. 482

186 Ibid., p. 483

autre dent ; lorsqu'elle est trop difforme, ou nuisible, ou qu'elle est cariée et en danger de gâter celles qui lui sont voisines. »[187] Fauchard est méfiant vis-à-vis des avulsions des dents lactéales mais il se résout à les extraire si elles sont « disposées à tomber, ou atteintes de quelque maladie particulière, qui empêche de différer davantage, et qui oblige indispensablement de les ôter. »[188] Il s'en explique d'ailleurs : « L'alvéole n'a point aux enfants beaucoup de solidité, et cependant les racines de leurs dents peuvent être plus fermes et plus solides qu'on ne l'aurait cru ; ainsi en ôtant pour lors leurs dents, on pourrait causer des accidents fâcheux ; parce que l'alvéole n'ayant pas assez de force, pour soutenir l'effort qu'on fait en emportant la dent, cette même alvéole pourrait être endommagée, et même enlevée en partie avec la dent. De plus, le germe qui doit former la seconde dent, et qui est caché à l'extrémité de la racine de celle que l'on veut tirer, pourrait aussi être altéré, ou même détruit ; donc il s'en suivrait que la dent qui doit succéder, ne paraîtrait que plusieurs années après, ou même ne paraîtrait pas du tout ; ou si elle revenait, elle serait très mauvaise, ainsi que je l'ai vu arriver plusieurs fois. D'ailleurs il se rencontre quelquefois des dents de lait qui ne tombent pas, et qui ne se renouvellent jamais. »[189] Fauchard réserve donc l'extraction des dents de lait aux dents très chancelantes ou aux dents occasionnant des douleurs intenables ou risquant d'abîmer les dents voisines. « Il faut par conséquent différer le plus qu'il est possible de tirer les dents des enfants, lorsqu'elles ne sont point chancelantes. Néanmoins la douleur qu'elles causent, peut quelquefois être tellement insupportable, et la carie dont elles sont attaquées si considérable et si dangereuse pour les dents voisines, que l'on ne peut remettre cette opération à un autre temps. En ce cas, il faut la faire sur le champ, et s'y comporter avec précaution et avec sagesse, pour éviter les accidents fâcheux que nous avons marqués. »[190]

Bien évidemment, Fauchard, en chirurgien-dentiste accompli et averti, appréhende l'extraction de « dents unies entre elles par leurs racines » car « on ne peut s'en apercevoir qu'après les avoir ôtées. »[191] Mais il précise qu' « il n'en est pas de même lorsque les dents sont jointes par

---

[187] P. Fauchard, *Le chirurgien-dentiste ou Traité des dents*, tome 1, op. cit., p. 194
[188] Ibid.
[189] Ibid., pp. 194-195
[190] Ibid., p. 195
[191] P. Fauchard, *Le chirurgien-dentiste ou Traité des dents*, tome 1, op. cit., p. 343

leur corps. »[192] Afin de bien pratiquer la chirurgie, Fauchard nous prévient : « Il arrive tous les jours que l'on rencontre en ôtant une dent, de nouvelles difficultés que l'on ne peut pas prévoir. S'il y a un moyen pour éviter les accidents qui peuvent les suivre, c'est d'opérer avec prudence et sans précipitation. Il faut ménager les premières secousses que l'on donne à une dent, et bien observer la résistance qu'elle fait à ces premiers efforts, surtout être attentif à ce qui se passe pendant ce temps-là aux dents voisines. Si l'on voit que celles-ci s'ébranlent, on doit inférer de là que ces dents se touchent par quelque endroit. Si leur ébranlement est plus considérable, il y a grande apparence que les dents voisines sont unies entre elles, qu'elles adhèrent à la cloison mitoyenne, ou en quelque autre partie de l'alvéole. »[193] La prudence s'impose au cours de toute extraction dentaire : « On doit être toujours circonspect en ôtant les dents ; parce qu'il s'en rencontre, qui sont très largement engagées dans les alvéoles par la configuration de leurs racines ; ce qui causerait de grands éclats, si l'on y prenait garde. Il s'en rencontre encore d'autres qui sont unies entre elles par leurs racines, ou par leurs corps, sans que cette adhérence paraisse. Quelquefois même les dents voisines sont unies par un corps moyen, c'est-à-dire, par quelques portions des alvéoles, auxquelles elles adhèrent réciproquement. Dans tous ces cas, si l'on peut reconnaître les adhérences, après avoir ébranlé une dent, avant que de l'ôter tout à fait, l'attention et le ménagement que l'on apportera, pourront servir de beaucoup à mieux réussir. »[194] Le savoir et l'expérience sont bien sûr requis pour pratiquer la chirurgie dans des conditions optimales mais il faut aussi être doté d'un esprit ingénieux. « Quand on est bien instruit, circonspect, avisé et ingénieux, on est en état non seulement d'éviter plusieurs accidents, mais encore d'inventer par la pratique, de nouvelles manières d'opérer, dont le public peut retirer de grands avantages. »[195] Fauchard profite de son exposé sur les extractions pour souligner la nécessité de s'adresser à un professionnel expérimenté et sûrement pas à des charlatans. En effet, ces derniers sont capables, par exemple, de refouler une canine supérieure dans le sinus maxillaire, entraînant par la suite la formation d'« une petite tumeur dure, sans inflammation,

---

[192] Ibid., pp. 343-344
[193] Ibid., p. 348
[194] Ibid., p. 350
[195] Ibid., pp. 348-349

qui s'était manifestée sur la joue près du nez [...] »[196] et s'était ensuite compliquée de l'apparition de « trous fistuleux très petits qui donnaient passage à une humeur séreuse très fétide. »[197] Fauchard saisit aussi cette occasion pour insister sur l'importance de la réunion de deux conditions pour pratiquer correctement la chirurgie bucco-dentaire : posséder de bonnes bases théoriques et bien maîtriser la pratique. Fauchard aurait donc pu être l'auteur de cette déclaration prononcée à l'hôtel-Dieu par Ambroise Paré en 1529 : « ce n'est rien de feuilleter des livres, de gazouiller et de caqueter en chaire de la chirurgie, si la main ne met en usage ce que la raison ordonne. »

Fauchard recommande également la prudence quand on opère des paroulis qui s'accompagnent « de tumeurs plus ou moins considérables. » Il écrit : « lorsqu'on veut faire des incisions aux gencives, à l'occasion de ces sortes de tumeurs, ou les entretenir ouvertes, on doit faire des dilatations suffisantes avec les instruments tranchants, et entretenir la dilatation de l'ouverture que l'on a faite, et qui ne se bouche ordinairement que trop tôt […]. On aura recours à l'usage des bourdonnets et des tampons faits de charpie, ou de coton, ou bien à des tentes proprement faites recouvertes de cire, de quelque cérat, ou emplâtre convenable […]. Il faut préférer surtout en semblable occasion, l'usage de l'éponge préparée, comme la plus convenable à remplir l'intention que l'on a. On observera néanmoins la sage précaution de diminuer les tentes à mesure que la profondeur de la plaie diminuera ; sans quoi l'usage des tentes trop longtemps continué, deviendrait très dangereux, ce que je sais par expérience, et ce qui n'arrive que trop souvent. »[198] Mais même s'il arrive à Fauchard d'utiliser des tentes, ceci ne l'empêche pas de les critiquer vivement et de renoncer à elles en dehors « des cas où il est impossible de s'en passer » et d'approuver la démarche du chirurgien M. Belloste, qui, « dans son Traité *le Chirurgien d'Hôpital*, a si fort combattu l'usage inconsidéré des tentes »[199], entraînant dans son sillage « les Chirurgiens, qui agissent avec réflexion, et qui tendent à perfectionner leur art. »[200]

---

[196] P. Fauchard, *Le chirurgien-dentiste ou Traité des dents*, tome 1, op. cit., p. 393
[197] Ibid.
[198] Ibid., p. 250
[199] Ibid., p. 251
[200] P. Fauchard, *Le chirurgien-dentiste ou Traité des dents*, tome 1, op. cit., p. 252

Fauchard est avide d'expériences chirurgicales et il ne laisse pas de côté les transplantations : « Quand par quelque accident on ôte une dent saine, il faut toujours la remettre le plus promptement qu'il est possible dans sa même alvéole, et le plus souvent elle s'y affermit. »[201] Fauchard ne garantit la transplantation de mêmes dents d'une bouche dans une autre que s'il existe « une juste proportion entre la figure des racines de ces dents, et la capacité ou forme intérieure des alvéoles où l'on veut les placer. »[202]

La partie chirurgicale de l'art dentaire ne fait que renforcer la conviction de Fauchard que le cadre épistémologique de l'art dentaire ne peut se limiter à la dent. C'est ainsi qu'il se rend vite compte de la nécessaire extension de son champ d'étude épistémologique et, par conséquent de son traité, s'il veut délivrer aux autres une connaissance satisfaisante pour une gestion des risques optimale. Fauchard écrit à ce sujet : « J'avais cru d'abord que je donnais moins d'étendue à mon ouvrage ; mais je tentais en vain de me prescrire des bornes ; plus je voulais ne faire qu'un petit livre, plus l'étendue de la matière m'offrait de nouvelles occasions de l'augmenter. »[203]

Dans le cadre de la chirurgie de la sphère buccale, Fauchard n'exclut pas la chirurgie gingivale de son activité chirurgicale. Il la pratique dans le cas d'excroissances gingivales et il invite ses confrères à « couper avec les ciseaux l'excédent des gencives. »[204] Il apporte plus de précisions sur les circonstances dans lesquelles il fait appel à la chirurgie gingivale : « Lorsque les gencives sont tellement gonflées, ou excroissantes, qu'elles excèdent leur niveau naturel, on emporte le plus près que l'on peut, tout ce qui est détaché des dents, ou des alvéoles, avec des ciseaux droits ou courbes bien tranchants. »[205] Il indique non seulement la façon d'opérer mais aussi les instruments à utiliser. « Si c'est pour inciser, ou retrancher les gencives sur le devant de la bouche, on prend des ciseaux droits, bien tranchants et bien pointus. S'il s'agit de pratiquer une semblable opération sur les côtés de l'une ou l'autre mâchoire, on prend des ciseaux courbes, d'ailleurs conditionnés de même que les ciseaux droits ; mais un peu plus

[201] Ibid., p. 382
[202] Ibid., p. 391
[203] Ibid., p. 486
[204] Ibid., p. 225
[205] Ibid., p. 268

courbes que ceux dont on se sert ordinairement en chirurgie. »[206] Pour les excroissances dures, calleuses, carcinomateuses, ou pierreuses, qu'il veut extirper, Fauchard utilise des pincettes de chirurgien ou une érigne et « pour s'assurer de l'état de l'os, il faut avoir une sonde de dentiste. »[207]

Quand il utilise des instruments de petite chirurgie buccale, comme pour tous les types d'opération pratiqués par ses soins, Fauchard ne néglige pas la description minutieuse de ses gestes et de sa posture par rapport au patient, au maxillaire concerné et aux dents sur lesquelles il doit intervenir. « Pour ôter avec le pélican les racines, ou les dents molaires et canines du côté droit de la mâchoire inférieure, on fait asseoir le sujet sur une chaise basse. Ensuite le dentiste se met derrière, et il appuie la tête du sujet contre la poitrine pour l'affermir. Il porte le doigt indicateur de la main gauche sur la surface extérieure des dents de cette mâchoire, le doigt du milieu sur le menton, l'annulaire, et l'auriculaire dessous, entre la symphyse et l'angle droit inférieur de la mâchoire inférieure. Il tient l'instrument de la main droite. Il pose la demie roue sur la gencive et les dents les plus proches des racines, ou de la dent qu'il veut ôter. Après cela, il pose le crochet du pélican sur la partie moyenne de la surface intérieure de la dent qu'il doit enlever, ou il le descend plus bas. S'il n'y a point de prise pour affermir ce crochet dans cet endroit, et aider son action, le dentiste pose le pouce de la main gauche dessus, et le doigt indicateur à côté, ou bien il fait servir le doigt indicateur à abaisser la lèvre, et tirant et élevant le tout un peu de droite à gauche, il fait sortir ainsi les racines, ou la dent de l'alvéole. Les dents semblables du côté gauche de cette mâchoire, seront tirées de même, en tenant l'instrument de la main gauche, faisant agir la main droite de la même manière que l'on a fait agir la gauche de l'autre côté.

Pour ôter les incisives de cette mâchoire, le dentiste doit être placé devant le sujet, tenant l'instrument de sa main droite, ou de sa main gauche, s'il est nécessaire. Ensuite il pose le crochet et la demie roue du pélican, comme il vient d'être dit, tenant les dents voisines avec le doigt indicateur et le pouce de la main opposée à celle qui tient

[206] P. Fauchard, *Le chirurgien-dentiste ou Traité des dents*, tome 1, op. cit., p. 226
[207] Ibid., p. 235

l'instrument, pour assujettir la mâchoire dans les mouvements qu'il faut faire pour ôter la dent. »[208]

Pour une incisive inférieure très lingualée, « tout à fait hors de rang, et portée vers la langue »[209], Fauchard nous indique comment il s'y prend pour l'extraction de cette dent : « Une dent ainsi située, ne pouvait être sûrement ôtée qu'avec le poussoir ; ce fut pour cette raison, qu'après avoir situé ce malade sur une chaise ordinaire, et que je me fus placé avantageusement derrière lui, sa tête étant affermie contre mon corps, je portai l'extrémité dentelée du poussoir sur la surface extérieure et moyenne de la dent qui causait la douleur ; je frappai un seul coup sur l'extrémité du manche de cet instrument avec une livre de plomb en masse ; ce qui fût suffisant pour ôter cette dent [...]. »[210]

Fauchard ne se limite pas aux extractions dentaires, il pratique aussi des "transports" de dents (ou transplantations de dents) soit remises dans leurs mêmes alvéoles, soit transplantées dans une bouche étrangère. « Il ne faut pas que l'on regarde comme une fable le transport d'une dent avec succès d'une bouche dans une autre, non seulement parce qu'il y a d'anciens auteurs qui le proposent, tel qu'Ambroise Paré et plusieurs autres ; mais encore parce qu'on voit par des expériences journalières, que des dents transplantées d'une alvéole dans l'alvéole d'une bouche différente, se sont conservées plusieurs années fermes et solides, sans recevoir aucune altération, et servent à toutes les fonctions auxquelles les dents sont propres ; jusque-là qu'il s'en est vu résister à la violence du mercure après la salivation, tandis que leurs voisines en étaient ébranlées, quoique naturelles. A plus forte raison les dents remises dans leurs alvéoles naturelles doivent tenir et durer longtemps ; à moins que quelque accident ne les attaque, de même qu'il pourrait attaquer les dents les plus saines, et qui n'ont jamais été déplacées ; c'est pourquoi il ne faut point négliger, lorsque la dent n'est point trop gâtée, de la remettre dans son alvéole, lorsqu'on l'a ôtée par méprise, ou que la violence de la douleur nous y a obligé ; puisque l'on peut par là guérir le malade, et lui rendre sa dent. Cette opération réussit fort bien aux incisives et

[208] P. Fauchard, *Le chirurgien-dentiste ou Traité des dents*, tome 2, op. cit., pp. 179-180
[209] P. Fauchard, *Le chirurgien-dentiste ou Traité des dents*, tome 1, op. cit., p. 452
[210] Ibid., p. 454

aux canines, et bien souvent aux petites molaires, lorsqu'il n'y a pas trop d'écartement. Elle a réussi tant de fois, que je suis étonné, qu'il y ait encore aujourd'hui des auteurs et des praticiens qui la prétendent impossible. »[211] Fauchard ne manque pas de rappeler un certain nombre de conditions pour réussir cette intervention. « Il est important d'observer pour y bien réussir, que la personne à qui on fait cette opération, soit d'une bonne santé ; que l'alvéole et les gencives dans lesquelles on veut remettre une dent, n'aient point trop souffert de déchirement dans l'extraction de la dent qu'on doit remplacer ; que la personne ne soit pas d'un âge trop avancé, et que les gencives et l'alvéole ne soient pas trop affaissées. Outre ces circonstances, il faut encore que la dent étrangère que l'on veut transplanter d'une bouche dans une autre, soit de la même espèce et proportionnée à celle qui est gâtée, qu'on veut ôter et remplacer. Cette proportion doit être plus exacte entre la racine et l'alvéole qui doit la recevoir, qu'au reste de la dent. En un mot il faut que les proportions de ces deux parties soient assez justes, pour que les liqueurs et le suc nourricier qui doivent s'y porter, les puissent unir, les fortifier et les rendre aussi solides qu'il arrive ordinairement aux dents que l'on a ôtées et remises sur le champ dans leur même alvéole. »[212]

Face à la négligence des malades ou à l'incompétence de certains chirurgiens-dentistes, voire même de certains chirurgiens, Fauchard déplore les effets désastreux de certaines complications des abcès dentaires. Ainsi en est-il dans la 10ème observation de Fauchard « sur la carie d'une dent (la dernière grosse dent molaire du côté droit de la mâchoire inférieure), qui pour avoir été négligée, causa des accidents funestes, et donna lieu à de très grandes opérations de chirurgie. »[213] Choqué par l'ampleur des dégâts osseux occasionnés par des complications infectieuses de caries non traitées ou mal traitées, Fauchard rapporte les constats effectués par le chirurgien : il « reconnut par le moyen de la sonde que la carie s'étendait jusqu'au condyle et jusqu'à la cavité glénoïde de l'os temporal. »[214] Ce chirurgien, quinze jours après l'opération « tira quatre pièces d'os très considérables, qui consistaient en une partie de l'apophyse coronoïde,

---

[211] P. Fauchard, *Le chirurgien-dentiste ou Traité des dents*, tome 2, op. cit., pp. 187-188

[212] Ibid., pp. 189-190

[213] P. Fauchard, *Le chirurgien-dentiste ou Traité des dents*, tome 1, op. cit., p. 443

[214] P. Fauchard, *Le chirurgien-dentiste ou Traité des dents*, tome 1, op. cit., p. 447

le condyle entier de la mâchoire, une moyenne portion de son angle, et une autre portion plus considérable du même angle. »[215] Fauchard nous donne une description encore plus détaillée de l'ampleur des dégâts osseux observés par le chirurgien : « dans cette partie si douloureuse et si sensible (la partie inférieure de l'os temporal), son chirurgien reconnut que les os étaient à découvert, que la cavité glénoïde était découverte et de même l'apophyse zygomatique et le stiloïde, que tous ces os étaient dépouillés jusqu'au trou auditif externe. »[216]

2-2 Fauchard et la partie médicale de l'art dentaire

Fauchard ne délaisse pas la médecine bucco-dentaire. Il lui assigne trois objets d'étude en réservant le premier à la connaissance de l'état de santé de la sphère bucco-dentaire, le second à la connaissance des différents états pathologiques, et le troisième à la connaissance des agents thérapeutiques ou des moyens de faire cesser les états pathologiques. Fauchard ne fait pas l'impasse sur l'hygiène et la prévention et il se préoccupe aussi de l'approche psychologique du patient, points que nous aborderons après avoir examiné sa façon de développer la clinique.

2-2-1 Fauchard, l'anatomie et la physiologie au service de la clinique

En cette première moitié du 18e siècle durant laquelle Fauchard exerce son activité professionnelle, la vision de l'anatomie et de la physiologie par les chirurgiens-dentistes s'est modifiée sous l'influence des travaux d'Harvey et de Descartes, parus au 17e siècle. Il se produit ainsi une première discontinuité dans l'histoire de l'anatomie et de la physiologie, à la plicature entre le 17e et le 18e siècle. Au début du 18e siècle, débute donc la seconde période de l'histoire de l'anatomie et de la physiologie, c'est-à-dire celle couvrant les 18e et 19e siècles. [217] Fauchard dont l'activité épistémologique se situe à ce moment-là, va donc se trouver influencé par cette nouvelle vision de l'anatomie et de la physiologie.

---

[215] Ibid., p. 448

[216] Ibid.

[217] G. Gros, *Histoire et épistémologie de l'anatomie et de la physiologie en art dentaire de l'Antiquité à la fin du 20e siècle*, op. cit., p. 17

L'ANATOMIE AU SERVICE DE LA CLINIQUE

Par delà sa minutieuse description de l'anatomie de la sphère bucco-dentaire, on devine les intentions profondes de Fauchard. Pour lui, si l'anatomie éclaire la chirurgie, elle aide aussi la clinique dentaire en lui permettant de comprendre les complications infectieuses. En effet, avec l'anatomie, la maîtrise des rapports anatomiques entre les parties est rendue possible et les voies de passage et de contamination infectieuse sont mises en évidence. Ce faisant, la connaissance de l'anatomie représente un bagage épistémologique indispensable pour diminuer les risques de complications des maladies bucco-dentaires et mieux gérer ainsi le risque "maladie". Fauchard, obsédé par les complications infectieuses et les ravages destructeurs qu'elles occasionnent au niveau anatomique, ne se contente pas d'étudier les unités anatomiques de la sphère bucco-dentaire mais il aborde aussi les connexions anatomiques de la sphère bucco-dentaire avec des régions anatomiques qui sortent du champ d'exploration traditionnel de l'anatomie bucco-dentaire investi jusque là. Fauchard insiste sur les relations que ces unités entretiennent avec leurs voisines et suggère implicitement aux chirurgiens-dentistes d'étendre leur champ épistémologique en anatomie. Si Fauchard plaide pour des acquis anatomiques beaucoup plus étendus, c'est parce qu'il estime que ceux-ci rendraient les praticiens plus conscients des dangers et plus performants au cours des interventions chirurgicales.

Quand Fauchard veut aborder les maladies des gencives, il nous prévient de la nécessité d'étudier au préalable leur structure. « Avant que de traiter des maladies qui affligent les gencives, il est nécessaire de donner une idée de leur structure. Cette notion servira à mieux faire connaître les accidents qui leur surviennent, à les prévenir, ou à les corriger, en se servant des remèdes convenables, et en pratiquant à propos les opérations que l'art indique. »[218] C'est ainsi qu'au chapitre XVI, Fauchard traitera d'abord de la structure puis de l'étendue, de la connexion et des usages des gencives. Fauchard nous explique ainsi que « la substance qui compose les gencives est ferme, et d'une matière assez dure. Elle est beaucoup plus glanduleuse que fibreuse. Elle est contenue et enveloppée entre la peau qui revêt intérieurement la bouche, et le périoste. Cette même substance est pénétrée et arrosée par plusieurs vaisseaux de différents genres, par des artères, des

---

[218] P. Fauchard, *Le chirurgien-dentiste ou Traité des dents*, tome 1, op. cit., p. 216

veines, des nerfs et des vaisseaux lymphatiques, presque tous divisés et multipliés en autant de vaisseaux capillaires qui se distribuent aux parties les plus voisines des gencives. »[219]

LA PHYSIOLOGIE AU SERVICE DE LA CLINIQUE

Certes, Fauchard a compris toute l'importance des connaissances anatomiques en clinique mais en physiologie, il lui reste encore du chemin à parcourir pour être en résonance totale avec les nouveaux courants de pensée physiologique et en faire bénéficier la clinique dentaire. Pour certains thèmes d'étude, bien qu'il soit progressiste et ne soit pas hostile à l'anatomie animata et à la physiologie mécanique, Fauchard est encore très conservateur. Par exemple, sa façon d'appréhender la conception du couple organe/-fonction est assez problématique car il demeure essentiellement sous l'emprise d'une vision statique de l'anatomie. Par conséquent, il persiste, par exemple, à considérer que dans les alvéoles des deux maxillaires, « les dents sont enchâssées par gomphose, c'est-à-dire, comme des chevilles en des trous. »[220] Une telle considération conditionne sa vision des rapports physiologiques entre la dent et l'alvéole. Fauchard s'avère donc incapable d'avoir une vision dynamique des rapports entre dent et os alvéolaire et il ne peut donc concevoir l'existence d'une réelle articulation de la dent avec l'alvéole. Néanmoins, par ailleurs, comme nous l'avons déjà indiqué, l'influence de Descartes et de sa vision mécanique du fonctionnement du corps humain est tout de même perceptible chez Fauchard. Il nous en donne la preuve en évoquant "la machine du corps humain" quand il aborde le problème du trismus : « Le serrement des dents, ou la contraction des mâchoires, dépend de plusieurs causes. Quelquefois les dents sont serrées par des mouvements convulsifs provenant du désordre qui se passe dans toute la machine du corps humain, en conséquence de quelque maladie intérieure, ou à l'occasion de quelque blessure considérable, qui attaquant le genre nerveux, met en confusion les esprits animaux, et cause ainsi des convulsions très violentes qui serrent à un tel point les muscles fermeurs de la bouche, qu'il n'est presque pas possible de l'ouvrir, et de forcer leur résistance. »[221] Bien que Fauchard ait abordé la fonction des dents sous l'angle de la physiologie mécanique, il ne

---

[219] Ibid., pp. 216-217
[220] Ibid., p. 185
[221] P. Fauchard, *Le chirurgien-dentiste ou Traité des dents*, tome 1, op. cit., p. 207

limite pas le rôle des dents à la mastication mais il insiste sur leur participation à la digestion des aliments. De même, il signale d'autres fonctions dans lesquelles les dents interviennent directement ou indirectement en s'intégrant dans des ensembles physiologiques systémiques, donc plus vastes, comme par exemple au cours de la phonation ou dans la pondération de la respiration : « si les dents sont très importantes pour la conservation de la santé, elles sont aussi absolument nécessaires pour l'agrément de la voix, la prononciation du discours, l'articulation des mots et l'ornement du visage. L'arrangement et la figure des dents, forment dans la bouche deux espèces d'enceintes capables de réunir et de modifier les sons de la voix d'une manière harmonieuse, qui charme l'oreille, lorsque la langue exécute ses mouvements, et qu'elle frappe l'air à propos. C'est par l'effet de cette harmonie que le discours est plus intelligible et plus gracieux qu'il ne le serait, si les dents étaient mal arrangées, ou qu'elles laissassent des places vides. Puissant motif pour engager ceux qui sont obligés de parler en public, et ceux qui s'adonnent à la musique, à prendre soin de leurs dents. »[222] Mais Fauchard ne s'en tient pas là et il ajoute : « On peut même ajouter à ce motif, celui de ménager la poitrine. Il est évident et l'expérience le démontre, que les dents bien conservées, empêchent l'air d'entrer et de sortir trop rapidement par la bouche, et qu'elles forment avec la langue une espèce de barrière ou d'écluse, qui ne laisse passer l'air que par mesure ; ce qui fait que la poitrine ne s'épuise et ne se dessèche pas si tôt, ni si facilement. »[223]

Finalement, quand Fauchard approche globalement la physiologie de la bouche, il est moins rivé à la physiologie humorale et il l'inclut dans un cadre épistémologique plus élargi et plus souple.

L'EXPLICATION DES PATHOLOGIES PAR LA PHYSIOLOGIE HUMORALE

La théorie humorale est utilisée par Fauchard pour expliquer les épulis : « ces excroissances sont toujours causées par le vice des liqueurs, ou des sucs, qui arrosent la substance des gencives. Dans les excroissances qui sont rougeâtres, ce sont les vaisseaux sanguins qui sont les plus engorgés ; dans les blanchâtres, les veines lymphatiques

---

[222] Ibid., p. 62
[223] Ibid.

sont les plus embarrassées. Les douleurs que l'on ressent à l'occasion de celles qui sont rougeâtres, dépendent en partie de la tension des fibres, et en partie de l'acrimonie des matières. Les excroissances blanchâtres sont causées par le vice de la lymphe. Les excroissances rougeâtres ou noirâtres, sont causées par le vice du sang ou de la bile. »[224]

Pour ce qui est du scorbut, l'influence de J. A. Helvetius (1661-1727), médecin et Conseiller du Roi, se fait sentir sur Fauchard quand il explique le scorbut en s'appuyant sur la théorie des humeurs. En effet, Helvetius continue à être fidèle à la théorie des humeurs et il décrit le scorbut « comme moins une maladie simple, qu'une complication de diverses maladies, qui ont pour cause l'altération et l'épaississement du sang et de la lymphe. »[225] Cette maladie impressionne le corps médical de l'époque et Helvetius ne manque pas de signaler « la noirceur et l'ébranlement des dents, qui se dépouillent et se déchaussent ; une salivation aussi fréquente qu'abondante ; une haleine forte et de mauvaise odeur. »[226] Helvetius précise : « quelquefois il arrive que les ulcères, qui se forment aux gencives, pénètrent de manière, qu'ils vont jusqu'à carier l'os de la mâchoire. »[227] A n'en point douter, Fauchard attribue l'origine de ces accidents aux humeurs — puisqu'il écrit : « elle dépend d'un sang, et d'une lymphe épaissie » — toutefois il ajoute : « et chargée de sels grossiers. »[228] Ici, Helvetius rend responsables les sels de modifier la composition des humeurs. Alors, logiquement, Helvetius se voit contraint de prendre en considération le mode de vie des scorbutiques — habitat en bordure ou à proximité de la mer ou le type d'alimentation (sel marin) — puisqu'il est principalement question du sel de la mer comme responsable du changement de la composition des humeurs, composition supposée être à même de corroder les gencives. Tout ceci montre bien que, subrepticement, la chimie commence à influer sur le discours physiologique et que des remodelages de la théorie humorale, certes encore timides,

[224] P. Fauchard, *Le chirurgien-dentiste ou Traité des dents*, tome 1, op. cit., p. 229

[225] J. A. Helvetius, *Traité des maladies les plus fréquentes et des remèdes propres à les guérir*, tome 2, Paris, chez la veuve Le Mercier, 1734, pp. 377-378

[226] Ibid., p. 378

[227] Ibid.

[228] J. A. Helvetius, *Traité des maladies les plus fréquentes et des remèdes propres à les guérir*, tome 2, Paris, chez la veuve Le Mercier, 1734, p. 380

commencent à se dessiner, s'inscrivant dans les nouvelles réflexions épistémologiques qui voient le jour en art dentaire, en ce début de 18e siècle. De plus, depuis les prises de position de Kaspar Bartholin et de Riolan fils, les humeurs sont exclues de l'étude anatomique qui se limite aux parties solides du corps mort. Autrement dit, les humeurs perdent leur rôle prépondérant au profit des parties solides et, même si la théorie des humeurs est encore d'actualité au niveau physiologique, il faut bien reconnaître qu'elle subit là un revers.

Néanmoins, d'une façon générale, la théorie humorale continue à être la référence pour expliquer la genèse des pathologies. Par exemple, quand Fauchard s'intéresse aux épulis, il explique à quoi sont dues ces excroissances en s'appuyant sur la physiologie humorale : « De ces excroissances il y en a deux espèces. Dans l'une de ces espèces, les chairs sont molles, blanchâtres et comme polypeuses. Elles sont produites par un sang chargé d'une lymphe crasse et visqueuse. Ces chairs sont indolentes et même insensibles. Dans l'autre espèce, elles sont dures, rougeâtres et engendrées par un sang abondant en bile ou en parties terrestres. Elles sont toujours douloureuses, et tendent à la nature du squirre, ou du cancer. Ces excroissances sont toujours causées par le vice des liqueurs, ou des sucs, qui arrosent la substance des gencives. Dans les excroissances qui sont rougeâtres, ce sont les vaisseaux sanguins qui sont les plus engorgés ; dans les blanchâtres, les veines lymphatiques sont les plus embarrassées. Les douleurs que l'on ressent à l'occasion de celles qui sont rougeâtres, dépendent en partie de la tension des fibres, et en partie de l'acrimonie des matières. Les excroissances blanchâtres, sont causées par le vice de la lymphe. Les excroissances rougeâtres, ou noirâtres, sont causées par le vice du sang, ou de la bile. Quelquefois les unes et les autres en s'invétérant, acquièrent une telle consistance, ou dureté, qu'elles résistent même au tranchant des instruments. Cela arrive plus souvent à celles qui sont causées par un sang bilieux et terrestre, qu'à celles qui sont causées par le vice de la lymphe. »[229]

Par ailleurs, en examinant comment Fauchard approche globalement l'étude de la physiologie de la bouche, on remarque qu'il l'aborde avec souplesse sans adopter une attitude rigide de parfait asservissement par rapport à la théorie humorale. Il demeure certes

---

[229] P. Fauchard, *Le chirurgien-dentiste ou Traité des dents*, tome 1, op. cit., pp. 228-229

fidèle à cette théorie — et son *Traité des dents* nous laisse assez de preuves abondant dans ce sens pour l'affirmer — mais il instille aussi un peu de physiologie mécanique dans son épistémologie physiologique quand il s'intéresse sur le plan pratique à la physiologie de la sphère bucco-dentaire. Dans ce dernier cas, le modèle de la machine de Marly, c'est-à-dire celui d'une pompe hydraulique, comme il n'est pas incompatible avec la théorie des humeurs qui se rapporte à des fluides, ne lui est pas étranger. Ce modèle hydraulique n'est pas forcément inadapté au système bucco-dentaire qui est drainé par des vaisseaux sanguins et lymphatiques et "arrosé" par les glandes salivaires. En conséquence, Fauchard ne peut ni être indifférent à la découverte de la circulation sanguine par Harvey en 1628, ni se priver de se référer à la physique. D'ailleurs, cette référence à la physique se perçoit aisément quand Fauchard se préoccupe de la phonation. Fauchard est toujours préoccupé par les problèmes fonctionnels résultant des nécroses osseuses occasionnées par les maladies de la bouche. Il nous fait part de ses constatations : « Les maladies de la bouche, ou celles qui peuvent y donner occasion, sont quelquefois si opiniâtres et si malignes, qu'elles détruisent les alvéoles, les os maxillaires, et ceux qui forment la voûte du palais, soit totalement, ou en partie ; en sorte qu'une partie de la salive et des aliments n'étant plus portée dans leurs conduits ordinaires, s'échappe par le nez, et que l'excrément qui doit couler par ce canal tombe dans la bouche.

Alors la voix n'est plus articulée, et la respiration ne se fait qu'avec peine. »[230]

2-2-2 Fauchard et la clinique

« Comme la variété des maladies des dents, des causes qui les produisent et de leurs symptômes, est infinie »[231], Fauchard entreprend, bien sûr, de réserver une place non négligeable à la clinique dans son approche épistémologique de l'art dentaire. Mais il ne parvient pas à donner à la médecine dentaire clinique les contours d'une science et ce, pour deux raisons. D'abord, parce que la médecine dentaire clinique « ne répond pas aux critères formels et n'atteint pas le niveau de rigueur qu'on peut attendre de la physique,

---

[230] P. Fauchard, *Le chirurgien-dentiste ou Traité des dents*, tome 1, op. cit., Préface, p. xix

[231] Ibid., p. viij.

de la chimie ou même de la physiologie. [232]» Ensuite, « parce qu'elle comporte un amoncellement, à peine organisé, d'observations empiriques, [...] »[233]

D'une façon générale, la clinique est le lieu de tâtonnements, de récits mal assurés, parfois d'erreurs d'observateurs pourtant bien avisés, mais elle peut aussi revendiquer de bonnes idées et de brillantes réussites. Au cours de la première moitié du 18e siècle, la clinique est toute récente et elle en est encore à ses premiers balbutiements puisque, comme l'écrit Jean-Charles Sournia, « l'origine de la pratique clinique, telle qu'elle s'effectue aujourd'hui, peut s'établir au 17e siècle, le terme "clinique" faisant référence au lit où repose le malade. »[234] Malgré tout, avide de connaissances à propos des phénomènes pathologiques au niveau bucco-dentaire, Fauchard donne une certaine consistance à la clinique en introduisant l'observation méthodique.

FAUCHARD, SON SENS DE L'OBSERVATION ET SON SENS CLINIQUE

Ainsi, Fauchard recueille un certain nombre d'observations – dans le premier tome de son *Traité des dents*, il nous en livre déjà soixante douze « sur les maladies les plus singulières »[235], en les faisant suivre de ses réflexions– en prenant la peine, pour chaque cas clinique cité, d'indiquer la date et le lieu de l'intervention, le nom du (ou de la) malade, l'historique de la maladie, les conditions d'intervention et les résultats obtenus. De cette façon, Fauchard donne des gages de ses qualités de clinicien. Afin qu'il soit donné plus de crédit à ses comptes-rendus d'observations, Fauchard peut faire en sorte que des témoins extérieurs soient présents à ses consultations et, dans ce cas, il donne leurs noms et s'assure de leur "moralité" qui doit être "irréprochable". Ces témoins peuvent assister à ses consultations et donc contester les résultats, mais bien sûr aussi confirmer la véracité des observations relatées. En agissant de la sorte dans ses démarches cliniques, Fauchard veut manifester son opposition aux recettes

---

[232] M. Foucault, *L'archéologie du savoir*, Paris, Editions Gallimard, 1969, p. 236
[233] Ibid.
[234] J. -C. Sournia, *Histoire de la médecine*, Paris, Editions La Découverte et Syros, 1997, p. 165
[235] P. Fauchard, *Le chirurgien-dentiste ou Traité des dents*, tome 1, préface, op. cit., p. *xx*

cachées, aux sciences occultes. Il veut que tout soit fait, dicté et conduit selon des procédures conformes aux démarches scientifiques.

Fauchard possède un sens de l'observation très poussé et il suffit de reprendre chacune de ses observations cliniques pour s'en persuader. A titre d'exemple, prenons sa description de la pyorrhée : « on la reconnaît par un pus assez blanc et un peu gluant, que l'on fait sortir des gencives, en appuyant le doigt un peu fortement de bas en haut sur celle de la mâchoire inférieure, et de haut en bas sur celles de la supérieure. Ce pus sort souvent d'entre la gencive et le corps de l'alvéole, et quelquefois d'entre l'alvéole et la racine de la dent ; ce qui arrive plus fréquemment à la partie extérieure des mâchoires qu'à leur partie intérieure, et plutôt aux dents incisives et aux canines de la mâchoire inférieure qu'à celles de la supérieure, qui sont cependant plus ordinairement affligées de cet accident que les molaires. »

Avec beaucoup d'application, Fauchard note tous les détails de ses observations et compose ainsi des tableaux cliniques magistraux qui apportent la preuve de son grand sens clinique. C'est le cas, par exemple, quand nous nous arrêtons devant son tableau clinique du scorbut où il réussit à merveille à rendre les effets dévastateurs du scorbut : « les accidents que le scorbut occasionne aux gencives, sont des enflures considérables, la lividité, la couleur jaunâtre, la démangeaison importune et insupportable, des ulcères sordides, la sortie d'un sang séreux et très puant, qui s'écoule pour peu qu'on touche les gencives, les hémorragies quelquefois considérables, enfin la gangrène, ou les facelles. Ce mal cruel ébranle les dents, les déracine, les rend chancelantes, et leur cause des caries, d'où il s'ensuit qu'elles sont en danger de se détacher totalement, ou en partie ; ce qui arrive souvent. Tous ces ravages ne sont pas sans faire souffrir au malade de grandes douleurs, que l'on doit appeler pour lors des douleurs scorbutiques. Le désordre que la dépravation du sang, ou de la lymphe, produit sur les alvéoles et sur le corps des deux os maxillaires, n'est pas moins considérable. Les parois des alvéoles sont très souvent rongées et cariées par la sanie scorbutique ; d'où s'ensuit non seulement la perte de l'alvéole, mais encore celle de la dent. Si l'action de l'humeur scorbutique, corrosive et rongeante, pénètre plus avant, elle carie les os maxillaires dans toute l'étendue de sa pénétration. »[236]

---

[236] P. Fauchard, *Le chirurgien-dentiste ou traité des dents*, tome 1, op. cit., pp. 265-266

De plus, le registre des observations de Fauchard est très varié. Il comprend des observations cliniques sur les caries dentaires, les ulcérations traumatiques des muqueuses, les luxations dentaires, les anomalies dentaires et les malpositions dentaires. Ce registre contient aussi des observations ayant trait à des accidents opératoires comme le refoulement de dents dans les sinus au cours de l'extraction de molaires supérieures, des accidents liés au mauvais usage de la lime ou du pélican, des hémorragies,...

Si Fauchard multiplie ses observations, il n'omet pas de s'adonner à l'analyse de cas et cette activité de commentaire permet à l'art dentaire de progresser quelque peu en clinique. Fauchard n'hésite pas à consulter certains de ses patients conjointement avec des médecins ou des chirurgiens. Il est curieux de toutes les expériences et de l'expérience médicale en particulier. Avec lui, la clinique qui est la vie concrète, basée sur l'examen de cas identiques, prend un certain essor. Mais elle ne peut atteindre un certain niveau, faute de cas assez nombreux, et parce qu'elle se limite encore trop souvent à de simples descriptions. Sa véritable éclosion ne pourra se faire qu'à la fin du siècle suivant, après la création des écoles dentaires. Cependant, Fauchard marque de son sceau toute la clinique du 18e siècle, en donnant à ses successeurs sa méthode, basée sur la pratique d'observations et de commentaires.

Fauchard est aussi conscient d'un nécessaire approfondissement pour tous des connaissances cliniques se rapportant à la sphère bucco-dentaire. Au chapitre XXXIII de son traité, à partir de quatre observations, il souligne les efforts infructueux des médecins et des chirurgiens à trouver l'étiologie de douleurs rebelles situées au niveau de la tête et d'otalgies. A l'inverse, Fauchard se félicite de sa clairvoyance puisque, se doutant que ce sont des dents cariées qui sont en cause, il le démontre après les avoir soignées ou extraites. En effet, il parvient ainsi à la cessation de ces douleurs rebelles ou de ces otalgies, montrant que des caries dentaires peuvent être à l'origine de douleurs à distance.

Un certain nombre d'observations de Fauchard sont réalisées sur des malades qui lui sont adressés après plusieurs échecs de traitement chez d'autres praticiens, qu'ils soient chirurgiens-dentistes ou chirurgiens. En insistant sur les opérations qui ont échoué avant son intervention,

Fauchard ne parle pas de ces échecs par suffisance, il veut au contraire donner un sens pédagogique à ces révélations afin que chacun puisse tirer un enseignement de ces erreurs. Il va même jusqu'à dévoiler parfois certaines de ses fautes. Le tout, comme il le dit, est de toujours être en mesure de tirer parti de ces leçons et de prendre conscience de l'infinie diversité des cas cliniques, de ne jamais considérer que des détails sont superflus. Il souligne aussi les dangers auxquels sont exposés des malades soignés par des praticiens incompétents et si ces malades sont « faibles et cacochymes, ils sont quelquefois en danger de perdre la vie. »[237] Nous avons déjà signalé à quel point Fauchard est prudent et très attaché au principe de la limitation des compétences. Par exemple, pour certaines caries, il indique qu' « on a vu depuis peu des inflammations causées à cette occasion occuper non seulement les joues et la tête ; mais s'étendre encore jusqu'à la gorge et former un esquinancie. Lorsque la fluxion est considérable et accompagnée d'accidents fâcheux, il ne faut rien entreprendre sans l'avis d'un médecin, ou d'un chirurgien expérimenté. »[238]

Fauchard profite des commentaires qui suivent ses observations pour délivrer un certain nombre de mises en garde aux chirurgiens-dentistes. Par exemple, après avoir décrit les grosses complications de caries non soignées, il insiste dans ses commentaires sur la nécessité de diagnostiquer précocement les lésions carieuses initiales et d'engager les traitements le plus tôt possible. Son objectif est non seulement de sensibiliser les praticiens à une clinique objective et efficiente, mais aussi de les convaincre du bien-fondé d'un élargissement de leur champ de connaissance Ainsi, dans les réflexions consécutives à ses observations, Fauchard « nous apprend que l'on doit toujours remédier promptement aux maladies qui paraissent les plus légères dans leur commencement, prévoir les accidents qui peuvent arriver, et apporter ses soins pour les prévenir. »[239] Si Fauchard traite de la connaissance des complications possibles de proximité ou à distance du foyer d'affections locales, c'est pour permettre à chaque praticien d'anticiper et de limiter ces complications en intervenant avant même que celles-ci ne s'installent.

---

[237] P. Fauchard, *Le chirurgien-dentiste ou traité des dents*, tome 1, op. cit., pp. 460-461
[238] P. Fauchard, *Le chirurgien-dentiste ou traité des dents*, tome 1, op. cit., p. 155
[239] Ibid., p. 450

Très sensibilisé au problème des complications infectieuses des dents infectées, Fauchard dresse un tableau d'un réalisme morbide qui décrit les dégâts causés par ces complications. En particulier, il fait état de l'intervention du chirurgien qui fait l'ablation d'énormes séquestres osseux résultant de la non évacuation des fluxions. Afin de mieux sensibiliser les lecteurs de son traité, Fauchard s'attarde sur l'intervention du chirurgien en précisant qu'il « tira quatre pièces d'os considérables qui consistaient en une portion de l'apophyse coronoïde, le condyle entier de la mâchoire, une moyenne portion de son angle, et une autre portion plus considérable du même angle. »[240] Au niveau de l'os temporal, la situation n'était pas meilleure puisque « la cavité glénoïde était découverte et de même l'apophyse zygomatique et la stiloïde, [...] tous ces os étaient dépouillés jusqu'au trou auditif externe. »[241] Fauchard insiste sur la progression de l'infection et il s'appuie sur l'anatomie pour expliquer comment l'infection peut se "propager". Il nous fait suivre parfaitement le trajet qui est celui de l'envahissement purulent des tissus. En fait, Fauchard affecte son tableau d'un cadre dramatique afin de souligner la dangerosité des infections dentaires. En reprenant « les caries des dents et les fluxions qui y surviennent », Fauchard observe qu'elles « y causent fréquemment, surtout lorsqu'elles sont négligées, des tumeurs ou des abcès, dont la matière serpente non seulement entre les gencives et les alvéoles, mais même entre le corps des muscles de la face et le périoste, et entre le périoste et les os. »[242] Selon la situation des dents infectées – au maxillaire supérieur ou au maxillaire inférieur – à l'origine des complications infectieuses, Fauchard est en mesure de nous indiquer très clairement le cours de l'infection. Si l'infection concerne des dents du maxillaire supérieur, la fistule de pus qui fait suite à la carie, « [...] s'étend souvent depuis les alvéoles jusqu'au zygoma, même jusqu'à l'angle supérieur de l'os du maxillaire supérieur, ou jusqu'au conduit lacrymal, et quelquefois jusque dans les sinus de l'une et de l'autre mâchoire. »[243] D'autres sortes de complications infectieuses peuvent se produire consécutivement à une carie des dents du maxillaire supérieur ; ainsi lorsque la carie « [...] se communique aux alvéoles de l'os maxillaire supérieur, souvent la voûte que forme cet os à la partie supérieure de la bouche, en est

240 Ibid., p. 448
241 Ibid.
242 P. Fauchard, *Le chirurgien-dentiste ou traité des dents*, tome 1, op. cit., p. 282
243 Ibid., pp. 282-283

détruite ; les os du palais et le vomer ont pour lors le même sort, et il s'y fait un tel délabrement qu'il en arrive souvent une grande déperdition de substance osseuse, sans que ces parties puissent jamais se régénérer ; en sorte que la salive et les aliments s'échappent par le nez, et la morve par la bouche. »[244] Pour une infection ayant lieu au niveau du maxillaire inférieur, les complications des caries des dents de cette mâchoire ne sont pas moins graves puisqu'elles peuvent coûter la vie aux personnes infectées. Les descriptions de Fauchard sur la "propagation" de l'infection sont telles que tout se passe comme si on assistait à une séance de dissection. Ainsi, Fauchard peut mettre l'accent sur les conséquences de la négligence du patient qui ne consulte pas à temps, et sur celles de l'abstention opératoire du chirurgien ou du chirurgien-dentiste, en dépit de sa découverte de la fluxion. Fauchard parvient à mettre en évidence la gravité potentielle de tout foyer pathologique, même mineur, de l'organe dentaire, en rappelant comment une connaissance étendue des rapports anatomiques permet de comprendre la "propagation" des phénomènes infectieux à partir de ce foyer jusqu'à des sites plus éloignés du massif facial. Fauchard est ainsi conduit à admettre qu'on ne peut jamais limiter de façon trop catégorique le terrain d'étude anatomique au risque de limiter ou d'anéantir la compréhension des phénomènes.

En fait, d'une façon générale, quand Fauchard veut appréhender l'univers pathologique, il se trouve devant un dilemme. Ou bien il s'engage résolument dans une perspective d'extension du champ épistémologique de l'art dentaire, au-delà de la sphère bucco-dentaire, ou bien il refuse tout élargissement de ce champ. En réalité, selon les circonstances, Fauchard va s'engager sur l'une ou l'autre de ces deux voies possibles. Ainsi, comme nous venons de le montrer pour les complications infectieuses de la carie dentaire, afin de mieux maîtriser la connaissance du mode d'extension des processus infectieux et de mieux mener leur traitement, Fauchard décide d'élargir le champ d'investigation épistémologique de l'anatomie. Par contre, au niveau clinique, il va prendre la position inverse et il choisit de limiter le champ d'étude des pathologies à celui des pathologies bucco-dentaires. Même si ceci lui impose des contraintes, il ne veut pas, pour les pathologies, aller au-delà de la sphère bucco-dentaire. Par exemple, pour le scorbut, en agissant de la sorte, il ne peut maîtriser

---

[244] Ibid., p. 283

tous les paramètres d'une vision holistique de cette maladie. Mais, en se cantonnant à une étude de la maladie, localisée à la sphère bucco-dentaire, il aura, nous le verrons plus loin, l'opportunité d'identifier la pyorrhée dentaire. Si Fauchard prend acte, dans ce second cas de figure, des avantages de la limitation du champ d'étude parce qu'elle lui évite toute dispersion dans ses recherches et les rend ainsi plus efficientes, il prend aussi conscience des dangers liés à l'exploration d'un champ épistémologique aux cadres trop fixes qui l'empêchent d'avoir une connaissance plus étendue du scorbut. Par contre, dans le premier cas de figure, Fauchard, en bon anatomiste, a tout de suite saisi tous les avantages qu'il pouvait tirer d'une vision élargie de l'anatomie pour la compréhension des complications infectieuses de la carie.

FAUCHARD, UNE ACTIVITE CLINIQUE IMPORTANTE

Dans sa réponse à une lettre envoyée « par M. Juton, Maître Chirurgien à Orgereus, sur un abcès considérable, survenu en conséquence d'une carie de dents qui fut négligée »[245], Fauchard nous renseigne sur l'importance de son activité clinique en donnant à son correspondant les raisons pour lesquelles il a mis plusieurs années à faire son *Traité des maladies des dents* : « Il y a plusieurs années que je travaille à faire un Traité des maladies des dents. J'ai augmenté mes cahiers depuis que je n'ai eu l'honneur de vous voir, de plus des trois quarts. J'ai été fort attentif à ne rien omettre de tout ce que j'ai su devoir contribuer à la conservation des dents et à la guérison d'un très grand nombre de maladies qui arrivent à la bouche, lesquelles sont presque toujours relatives aux dents. »[246] Fauchard avoue qu'il ne pensait pas donner autant de développement à son ouvrage : « J'avais cru d'abord que je donnerais moins d'étendue à mon ouvrage ; mais je tentais en vain de me prescrire des bornes ; plus je voulais ne faire qu'un petit livre, plus l'étendue de la matière m'offrait de nouvelles occasions de l'augmenter. Enfin, de peur d'être trop diffus, j'ai fixé l'étendue de mon livre à deux volumes in douze. J'ai fini le premier tome par un recueil d'observations sur les maladies des dents [...]. »[247] A propos des grands accidents que peuvent causer les maladies des dents, lorsqu'elles sont négligées, Fauchard indique à

[245] P. Fauchard, *Le chirurgien-dentiste ou Traité des dents*, tome 1, op. cit., p. 481
[246] Ibid., p. 485-486
[247] Ibid., p. 486

son correspondant, M. Juton, que la méthode qu'il a suivie en écrivant son livre, lui donnera l'assurance qu'il a informé le public « des conséquences fâcheuses qui peuvent naître du peu de soin qu'on prend pour prévenir de bonne heure ces accidents. »[248] Fauchard ajoute : « J'ai enseigné sans réserve les moyens de les éviter, et par là j'ai réglé mon zèle pour le bien public. »[249]

La description clinique des maladies réalisée par Fauchard est parfois très bien conduite, complète et claire. Ainsi, à propos du paroulis, il nous indique le déroulement exact des différentes phases de l'évolution de la maladie : « le paroulis occasionné par l'une ou l'autre de ces causes, doit être regardé dans son commencement, comme une inflammation simple ; dans son progrès, comme une tumeur disposée à s'abcéder ; dans son état, comme un abcès confirmé, capable d'avoir des suites très fâcheuses, puisqu'il peut fort souvent occasionner la carie des os des mâchoires ; car les gencives étant peu épaisses, la matière a bientôt pénétré et détruit l'enveloppe, ou le périoste de ces os, et successivement leur propre substance. »[250] Avant d'envisager tout traitement, Fauchard recommande de bien situer le paroulis : « Lorsqu'on est appelé à l'occasion de ces sortes d'abcès, il faut reconnaître leur situation. Ils sont situés tantôt plus bas, tantôt plus haut, tantôt plus en avant, tantôt plus en arrière. Quelquefois l'inflammation, ou le gonflement, que le paroulis occasionne, s'étend dans toute la joue depuis l'oreille, les yeux, le nez, jusqu'aux lèvres, même jusqu'au menton. »[251]

Malgré ce que nous avons déjà dit à propos de la réduction du champ de l'étude clinique du scorbut observée par Fauchard, cette maladie ne peut le laisser indifférent pour deux raisons. D'abord, parce que cette maladie présente des manifestations impressionnantes au niveau de la sphère bucco-dentaire. Ensuite, parce que cette maladie préoccupe beaucoup de médecins – et, parmi eux J. A. Helvetius, cité à plusieurs reprises dans l'ouvrage de Fauchard – et, même si Fauchard s'en remet à eux pour le traitement général de cette maladie, il tient à garder l'exclusivité du traitement des manifestations buccales. Helvetius nous donne un bon aperçu de la connaissance clinique du

---

248 Ibid.
249 Ibid.
250 P. Fauchard, *Le chirurgien-dentiste ou Traité des dents*, tome 1, op. cit., p. 240
251 Ibid., p. 240

scorbut à cette époque, en tous les cas plus complet que celui délivré par Fauchard. Il nous décrit dans les moindres détails les principaux signes cliniques de cette maladie : « les principaux et les plus essentiels, sont la rougeur, les démangeaisons, les fongosités, le saignement et les ulcères. Soit à la bouche, aux gencives, qui sont ordinairement les premières attaquées, aux lèvres et aux joues ; soit aux bras, aux cuisses et aux jambes ; »[252] J. A. Helvétius ne manque pas non plus de signaler « la noirceur et l'ébranlement des dents, qui se dépouillent et se déchaussent ; une salivation aussi fréquente qu'abondante ; une haleine forte et de mauvaise odeur. »[253] Helvetius ajoute : « quelquefois il arrive que les ulcères, qui se forment aux gencives, pénètrent de manière, qu'ils vont jusqu'à carier l'os de la mâchoire. »[254] A n'en point douter, Helvetius attribue l'origine de ces accidents aux humeurs : « elle dépend d'un sang, et d'une lymphe épaissie et chargée de sels grossiers. Vice, que ces fluides acquièrent par la respiration d'un air marin, ou extrêmement froid, ou trop renfermé ; ou par l'usage habituel d'aliments salés, secs, et de mauvaise qualité, ou par d'autres causes semblables. Aussi voit-on que le scorbut attaque plus communément ceux qui habitent sur les côtes de la mer, qui y sont embarqués, et qui ont été forcés d'user de semblables nourritures, pendant le cours d'une longue navigation. Par les mêmes raisons, cette maladie n'est pas moins fréquente, dans quelques parties du Nord. »[255] Helvetius continue à nous donner des précisions sur la pathogenèse du scorbut : « elle n'est produite et ne commence jamais, que par la dépravation des sucs de l'estomac. Devenus trop grossiers, ils sont moins capables de pénétrer, d'ouvrir les aliments et d'opérer une bonne digestion. De sorte qu'il s'en forme un chyle aigre et salin, qui fait sur l'estomac de vives impressions. D'où s'ensuivent les maux de cœur, et les envies de vomir. Et parce qu'un chyle mal élaboré souffre, dans les premières voies, des fermentations violentes et vicieuses ; il cause des rapports de différent goût, des gonflements, et des coliques dans le ventre. Un chyle de ce caractère, étant fourni continuellement au sang, l'épaissit, ainsi que la lymphe ; et les charge peu à peu de sels grossiers. En cet état, tous les

[252] J. A. Helvetius, *Traité des maladies les plus fréquentes et des remèdes propres à les guérir*, tome 2, op. cit., p. 378

[253] J. A. Helvetius, *Traité des maladies les plus fréquentes et des remèdes propres à les guérir*, tome 2, op. cit., p. 378

[254] Ibid.

[255] Ibid., p. 380

récréments du sang trop salé, participent de sa qualité. Le mélange étranger, et vicieux, (qu'ils reçoivent alors) les rend impropres à faire leurs fonctions naturelles ; et leur donne lieu de causer différents ravages et différentes obstructions. »[256]

C'est bien parce que Fauchard a une activité clinique importante et un grand sens de l'observation, qu'il nous a déjà fait remarquer précédemment qu'il existait un très grand nombre de maladies de la bouche. Ce que nous nous permettrons de préciser à sa place, c'est qu'au 17e siècle, malgré les railleries de Molière à l'égard de la médecine, celle-ci n'est encore que très peu performante à l'époque de Fauchard. Les cliniciens du début du 18e siècle en sont encore « à identifier une maladie d'après le faisceau de symptômes spontanément présentés par le malade. »[257] C'est d'ailleurs ce que fait Fauchard, si bien qu'il est rapidement submergé par le nombre de maladies de la bouche identifiées par ses soins. Pour mettre un peu d'ordre dans toutes ces maladies ainsi répertoriées, il ne lui reste plus qu'à se lancer dans leur classification.

FAUCHARD ET LA CLASSIFICATION DES PATHOLOGIES

Au niveau clinique, ayant distingué une diversité importante de pathologies des dents, Fauchard prend conscience de la nécessité de les classer. Il va donc d'abord en dresser l'inventaire, en compter cent trois, et établir ensuite leur classification en les répartissant en trois classes : La première « renferme les maladies des dents produites par des causes extérieures »[258], la seconde classe « renferme les maladies qui surviennent aux parties des dents contenues dans les alvéoles, ou entourées des gencives »[259], maladies « dont les causes sont cachées »[260]. La troisième classe contient « les maladies occasionnées par les dents, que l'on peut nommer accidentelles, ou symptomatiques. »[261] Fauchard dénombre ainsi quarante-cinq maladies dans la première classe, dix-sept dans la seconde et enfin quarante et une dans la troisième.

---

[256] Ibid., pp. 380-381

[257] G. Canguilhem, *Ecrits sur la médecine*, Paris, Editions du Seuil, 2002, p. 35

[258] P. Fauchard, *Le chirurgien-dentiste ou traité des dents*, tome 1, op. cit., p. 106

[259] Ibid., p. 112

[260] Ibid., préface, p. xvij

[261] Ibid., p. 114

Pour cette troisième classe, Fauchard ne relève aucun critère de différenciation qui permette de distinguer les maladies de cette classe de celles des deux premières classes. Fauchard en fait une classe "fourre-tout" où il loge toutes les maladies qui n'appartiennent ni à la première classe, ni à la seconde. Dans cette troisième classe de pathologies, se trouvent pêle-mêle, les hémorragies, les douleurs, les fistules, les nausées,…

Pour les deux premières classes, Fauchard différencie les pathologies en fonction des causes qui les provoquent. La première classe regroupe les maladies de cause extérieure et la seconde classe celles de cause intérieure. Fauchard précise alors ce que représentent l'une et l'autre de ces deux causes : « La cause intérieure dépend pour l'ordinaire des vices de la lymphe peccante en quantité ou en qualité, âcre ou corrosive, jusqu'au point de détruire par ses mauvaises impressions les parties les plus compactes du corps humain, telles que sont les dents en rompant et en déchirant le tissu des lames osseuses qui les composent. »[262] Fauchard souligne les effets négatifs d'une lymphe trop abondante : « tous ceux qui sont d'un tempérament pituiteux ou plectorique, dans lesquels la lymphe est trop abondante, sont ordinairement très sujets à souffrir non seulement des douleurs de dents, mais même à les perdre. »[263] Ainsi, selon Fauchard, tout ce qui est susceptible « d'altérer la digestion, d'aigrir ou d'épaissir la masse du sang, d'occasionner des obstructions, et d'empêcher les sécrétions et excrétions qui doivent s'exécuter journellement pour la conservation et le maintien de la santé »[264], peut être mis au rang « des causes intérieures qui produisent les maladies des dents. »[265]

Pour ce qui est des causes extérieures, elles « […] ne sont pas en moindre nombre, et ne produisent pas des suites moins fâcheuses. Les vapeurs trop épaisses qui s'élèvent de l'estomac et du poumon, s'attachant à la bouche à peu près comme la suie s'attache à la cheminée, forment un limon visqueux qui rend la bouche pâteuse. Ce limon est très contraire aux dents. Certaines portions d'aliments qui se nichent entre les dents, dans leurs intervalles, ou du côté des gencives, produisent le même effet, pour peu qu'on néglige de se rincer souvent

[262] P. Fauchard, *Le chirurgien-dentiste ou traité des dents*, tome 1, op. cit., p. 99
[263] Ibid., p. 101
[264] Ibid.
[265] Ibid.

la bouche. »[266] Parmi les causes extérieures, Fauchard fait aussi figurer les variations thermiques (chaud, froid) car elles provoquent « des obstructions aux dents et aux gencives », les conditions météorologiques responsables « des rhumes et des catarrhes dont les dents, les alvéoles et les gencives ne se ressentent que trop souvent »[267], les remèdes nocifs, les chutes et les coups violents, la fumée et le tabac, les aliments sucrés et les fruits acides mais aussi la négligence (absence de nettoyage des dents) qui est « la cause la plus ordinaire de toutes les maladies qui détruisent les dents. »[268] Les causes extérieures comportent aussi le mercure, les vers dentaires. Néanmoins, Fauchard demeure sceptique sur la supposée implication des vers dentaires dans la formation de la carie et il s'en explique : « […] N'en ayant jamais vu, je ne les exclus, ni ne les admets. »[269]

Au sein de *la première classe de pathologies*, celle des causes extérieures, Fauchard range déjà au moins onze maladies dont le caractère de sélection est aussi farfelu et arbitraire qu'une propriété comme la couleur. Il désigne ainsi des maladies qui sont définies, pour les unes, par la couleur du limon, pour les autres, par la couleur du tartre déposé sur les dents et, pour les dernières, par la couleur de l'émail. Il ne parvient pas à décomposer les apparences pour ne conserver que le fondamental. De même, il nomme quatre pathologies différentes, représentant en fait un même symptôme, les "agacements des dents", en attribuant à chacune des formes de ces agacements une cause particulière, soit respectivement : l'usure trop prononcée de l'émail, l'acidité de certains fruits, l'émission de certains sons, le contact de certains corps avec les dents. De la même façon, sous la dénomination de "carie", il regroupe et il dénombre pas moins de douze pathologies différentes en les distinguant selon leur situation ou le degré de pénétration de la carie. Pour les fractures du corps de la dent, chaque caractéristique du trait de fracture – (selon que ce trait s'étend sur toute la longueur de la dent, selon qu'il est vertical, horizontal, ou oblique) – va déterminer un type de pathologie. Enfin pour les luxations, ce n'est pas moins de huit maladies qui sont exposées, et là encore cette classification ne se fait que selon les

---

266 Ibid., p. 102
267 Ibid., p. 103
268 P. Fauchard, *Le chirurgien-dentiste ou traité des dents*, tome 1, op. cit., p. 104
269 Ibid., p. 131

critères descriptifs liés entre autres au degré de luxation, à l'orientation de celle-ci, etc.

La deuxième classe des pathologies concerne les causes intérieures et « renferme les maladies qui surviennent aux parties des dents contenues dans les alvéoles, ou entourées des gencives. »[270] Ces maladies « étant cachées, ne peuvent être connues le plus souvent que par ceux qui ont acquis une grande expérience. »[271] Fauchard fait figurer pêle-mêle dans ces pathologies les caries de collet, de racine, les pathologies de la pulpe coronaire ou de la pulpe radiculaire sans carie de surface du corps ou de la racine de la dent, mais aussi l'inflammation phlegmoneuse ou érysipélateuse de la membrane pulpaire, l'abcès, la perte du germe de la dent. Fauchard compte aussi, dans ces pathologies d'origine interne, l'obstruction, l'inflammation ou la suppuration du cordon des vaisseaux dentaires, considérées par ses soins, comme trois maladies différentes. Il inclut encore dans ces pathologies d'origine interne, quatre types de douleur (distensive, sourde, poignante, pulsatile), considérées comme des pathologies à part entière.

Ce qui est remarquable chez Fauchard, c'est qu'il est beaucoup moins dogmatique et il a beaucoup moins de certitudes que certains pourraient le penser. Par exemple, pour la carie dentaire, il admet, malgré son attachement à la théorie humorale qui aurait pu le faire pencher en faveur des causes internes, que les causes externes prédominent. Quand il s'en explique, il le fait avec un raisonnement qui balaie toute contestation : « ce qui peut prouver que la plupart des caries des dents sont produites par des causes extérieures, c'est que les dents humaines et celles des autres animaux dont on se sert, pour en remettre de postiches et remplacer celles qui manquent, sont quelquefois aussi sujettes à se carier dans la bouche que les autres dents d'où nous devons penser que les causes intérieures n'y ont aucune part, et que les causes extérieures occasionnent presque toujours la carie des dents. »[272]

Comme Fauchard établit sa classification à partir de signes ou de symptômes, il ne parvient pas à choisir un facteur discriminant qui soit

[270] P. Fauchard, *Le chirurgien-dentiste ou traité des dents*, tome 1, op. cit., p. 112
[271] Ibid.
[272] Ibid., p. 147

pertinent et il se perd dans la multiplicité des critères de classement des pathologies bucco-dentaires. Sa classification des pathologies bucco-dentaires est un vrai désastre mais il n'en demeure pas moins qu'au sein de son catalogue général des pathologies bucco-dentaires, se devine un recueil plus modeste et en même temps plus pertinent des pathologies des dents, des gencives et des alvéoles. Fauchard va s'efforcer d'analyser dans l'ordre chacune des pathologies des dents, des gencives et des alvéoles pour exposer le traitement correspondant. Quand il fait l'examen des maladies des gencives, il s'intéresse d'abord au scorbut. Fauchard, témoin de son temps, sait à quel point le scorbut fait encore des ravages au 18e siècle et il connaît « les mauvais effets que le scorbut produit sur les dents, sur les gencives et même sur les os des mâchoires. »[273]

LA DECOUVERTE DES CAUSES DES MALADIES, UN PREALABLE AU TRAITEMENT DES MALADIES

Fauchard est persuadé qu'une des étapes essentielles de la progression de la compréhension et du traitement des maladies passe par la recherche de la cause des affections, l'étude de la physiopathologie et du mode d'action des thérapeutiques. En ce sens, Fauchard est déjà bien en avance sur son temps dans sa façon d'aborder le domaine médical de l'art dentaire puisqu'il aurait pu être l'auteur de ce qu'écrira un siècle plus tard Claude Bernard : « Pour embrasser le problème médical dans son entier, la médecine expérimentale doit comprendre trois parties fondamentales : la physiologie, la pathologie et la thérapeutique. »[274] Il faut reconnaître aussi que c'est d'autant plus facile pour Fauchard d'envisager le problème médical de la sorte que l'exercice dentaire, en se sédentarisant, lui a offert la possibilité de faire du cabinet dentaire un véritable petit laboratoire où tout peut être expérimenté. Même s'il manifeste une certaine préférence pour la chirurgie par rapport à la partie médicale de son art, Fauchard n'hésite pas, quand il ne peut pas intervenir chirurgicalement, à pratiquer la partie médicale de son art. Elle lui plaît d'autant plus qu'elle contribue au développement de ses capacités d'investigation. Il ne renonce à laisser cette partie médicale à ses confrères médecins que dans certaines conditions, si et seulement si, il estime qu'elle ne fait plus

[273] P. Fauchard, *Le chirurgien-dentiste ou traité des dents*, tome 1, op. cit., p. 264
[274] C. Bernard, *Introduction à l'étude de la médecine expérimentale*, op. cit., pp. 25-26

partie de ses compétences. En fait, là aussi, Fauchard aurait pu endosser la paternité de la déclaration suivante de Claude Bernard : « L'investigation médicale est la plus compliquée de toutes ; elle comprend tous les procédés qui sont propres aux recherches anatomiques, physiologiques, pathologiques et thérapeutiques, et, de plus, en se développant, elle emprunte à la chimie et à la physique une foule de moyens de recherches qui deviennent pour elle de puissants auxiliaires. »[275] Effectivement, pour Fauchard aussi, les notions de déterminisme et de causalité tiennent une place très importante dans son raisonnement surtout "étiologique", physiopathologique et thérapeutique. Après avoir rassemblé les phénomènes pathologiques observés, Fauchard en recherche les causes. Cette recherche de l'étiologie des pathologies constitue un moment fort de sa démarche épistémologique. En effet, à partir des causes, il lui est alors possible d'établir ses stratégies préventives et thérapeutiques.

D'une façon générale, quand Fauchard aborde l'étiologie des pathologies, il fait la distinction entre causes internes et causes externes. Fauchard réserve une large place au scorbut dans sa description clinique des pathologies de la bouche et il met à part « une espèce de scorbut [...] » dont « aucun auteur n'a pas encore pris le soin de parler, et qui sans intéresser les autres parties du corps, attaque les gencives, les alvéoles et les dents. »[276] Quand les gencives sont sujettes à cette espèce de scorbut, « on fait sortir un pus assez blanc et un peu gluant, que l'on fait sortir des gencives, en appuyant le doigt un peu fortement de bas en haut sur celles de la mâchoire inférieure, et de haut en bas sur celles de la supérieure. »[277] Fauchard explique que « ce pus sort souvent d'entre la gencive et le corps de l'alvéole, et quelquefois d'entre l'alvéole et la racine de la dent ; ce qui arrive plus fréquemment à la partie extérieure des mâchoires qu'à leur partie intérieure, et plutôt aux dents incisives et aux canines de la mâchoire inférieure, qu'à celles de la supérieure, qui sont cependant plus ordinairement affligées de cet accident que les molaires. »[278] Fauchard en vient alors à la caractérisation étiologique de cette pathologie : « On peut rapporter la cause de cette maladie à la rupture, ou désunion des petits vaisseaux, que la dépravation des liqueurs qui y circulaient,

---

[275] C. Bernard, *Introduction à l'étude de la médecine expérimentale*, op. cit., p. 43
[276] P. Fauchard, *Le chirurgien-dentiste ou Traité des dents*, tome 1, op. cit., p. 275
[277] Ibid.
[278] Ibid., pp. 275-276

a produite. Ces liqueurs alors épanchées dans les interstices, ou dans le voisinage de ces mêmes vaisseaux qu'elles ont rongés, ou fait crever, ne manquent pas d'y fermenter, de s'y corrompre, et de former de petits ulcères plus ou moins fistuleux entre la gencive et le corps de l'alvéole, ou entre l'alvéole et la racine de la dent. C'est de là que vient cette matière purulente qu'on voit sortir d'entre les dents et les bords, ou extrémités des gencives, surtout lorsqu'on y appuie le doigt. »[279] Fauchard peut alors écarter les causes internes : « Ce qui est singulier, et que j'ai observé, c'est que ceux qui ont été traités de cette maladie par des remèdes intérieurs, soit qu'ils fussent antiscorbutiques, soit qu'ils fussent différents, n'en ont point été guéris ; ce qui pourrait donner lieu de croire qu'elle ne provient pas d'une source interne, ou universellement répandue, mais qu'elle naît de la cause locale, ou accidentelle, occasionnée par les dents. Pour m'en assurer mieux, j'ai encore remarqué, que lorsqu'on avait perdu les dents par cette maladie, leurs alvéoles et leurs gencives s'étaient si bien réunies, cicatrisées et consolidées, qu'il n'y paraissait plus aucune matière purulente. »[280] Fauchard insiste sur le fait qu'il faut affecter à cette pathologie une cause locale et non interne et générale puisque le traitement local des dents affectées suffit à mettre fin à la maladie : « On peut néanmoins éloigner cette perte par les moyens suivants, qui sont de tenir ses dents bien nettes, d'en dégorger les gencives, quand elles en ont besoin, de les frotter fortement tous les jours avec le bout du doigt trempé dans l'une ou l'autre des deux eaux dessicatives, astringentes et antiscorbutiques. [...] Il faut encore avoir soin de se bien laver la bouche après le repas avec un peu d'eau et de vin mêlés ensemble, et observer à chaque fois d'appuyer fortement le doigt sur les gencives en les frottant, afin d'en expulser le pus, qui sans cela les consumerait, et rongerait les alvéoles, de manière que les dents deviendraient bientôt chancelantes, et enfin tomberaient faute de soutien. »[281] En fait, pour cette espèce de scorbut qui n'en n'est pas un, Fauchard démontre la puissance de son sens clinique, il a raison de distinguer cette affection du scorbut et de l'appeler pyorrhée dentaire puisqu'il s'agit simplement d'une parodontite infectieuse à laquelle sera d'ailleurs donné, plus tard, le nom de maladie de Fauchard puisque c'est lui qui l'a découverte et bien identifiée.

---

[279] P. Fauchard, *Le chirurgien-dentiste ou Traité des dents*, tome 1, op. cit., p. 276
[280] Ibid., p. 277
[281] Ibid., pp. 277-278

FAUCHARD ET LE TRAITEMENT DES MALADIES

Fauchard s'emploie à dresser un catalogue thérapeutique complet dans lequel il expose le traitement de chaque pathologie. Mais avant d'envisager tout traitement, il pose un préalable impératif, une bonne connaissance des structures et, d'une manière plus générale, de l'anatomie. « Avant que de traiter des maladies qui affligent les gencives, il est nécessaire de donner une idée de leur structure ; cette notion servirait à mieux connaître les accidents qui leur surviennent, à les prévenir, ou à les corriger, en se servant des remèdes convenables, et en pratiquant à propos les opérations que l'art indique. »[282]

Pour ce qui est du traitement des maladies, en général, Fauchard ne dépasse pas ses compétences et il préfère laisser aux "médecins les plus expérimentés" le soin « de combattre la cause universelle contenue dans la masse du sang »[283] et d'exécuter « les opérations et les applications des remèdes qui conviennent en pareille occasion »[284], tout en doutant de leur totale efficacité au niveau des manifestations locales de ces maladies. En fait, Fauchard réserve aux chirurgiens-dentistes toutes les interventions relatives aux désordres dentaires, gingivaux et alvéolaires. Mais comme il veut se garder d'outrepasser ses capacités, il prend la précaution d'inciter le malade à recourir « à l'usage des remèdes intérieurs, prescrits et administrés à propos »[285], d'observer « un bon régime de vivre, sans quoi la guérison ne peut être radicale »[286], en faisant appel « aux puissants secours que la Médecine nous fournit en semblables occasions. »[287] Ce faisant, Fauchard se prive d'une partie de la pratique clinique et, par conséquent, réduit son champ d'exploration épistémologique, ses capacités thérapeutiques et ses prétentions épistémologiques. Il se trouve ainsi dans l'incapacité de poser une série de questions qui auraient été essentielles pour le développement épistémologique de sa spécialité. Par exemple, quand il veut traiter le scorbut, il va se contenter de tempérer ses effets néfastes seulement au niveau bucco-dentaire, ce qui le limite de facto dans ses recherches et l'emprisonne

282 P. Fauchard, *Le chirurgien-dentiste ou traité des dents*, tome 1, op. cit., p. 172
283 Ibid., p. 266
284 Ibid.
285 Ibid., p. 274
286 Ibid.
287 Ibid.

dans un carcan l'empêchant d'aller plus loin dans l'étude et la compréhension de cette pathologie. Le "dessein" de Fauchard « n'est seulement que de traiter des mauvais effets que le scorbut produit sur les gencives, sur les dents, sur leurs alvéoles, et successivement sur les parties qui leur sont voisines, et d'enseigner les principaux moyens d'y remédier. »[288] Par contre, cette façon de faire présentera tout de même un avantage puisqu'en se contentant de réaliser simplement un traitement local des symptômes bucco-dentaires du scorbut, il va se rendre compte de l'efficacité de son traitement local sur une forme particulière du scorbut (forme 1) alors qu'il est sans effet sur d'autres formes (formes 2). Il est alors en mesure de faire une ségrégation entre les maladies assimilées au scorbut (formes 2) et la pyorrhée dentaire (forme 1) et de bien les distinguer. Cette forme 1 de scorbut est une "espèce de scorbut", « qui sans intéresser les autres parties du corps, attaque les gencives, les alvéoles et les dents ; non seulement les gencives qui sont molles, livides, prolongées et gonflées, y sont sujettes, mais celles qui n'ont point ces vices ne sont pas exemptes de cette affection. »[289] Comme il est "l'inventeur" de la pyorrhée dentaire, elle sera appelée plus tard, comme nous l'avons déjà indiqué : maladie de Fauchard. De même, nous avons déjà signalé que Fauchard décrivait parfaitement cette pyorrhée dentaire. Puisque cette pyorrhée correspond à une pathologie uniquement localisée au niveau bucco-dentaire et puisqu'elle « ne provient point d'une source interne, ou universellement répandue », mais « qu'elle naît de la cause locale, ou accidentelle, occasionnée par les dents »[290], Fauchard poursuit ses observations et découvre « que lorsqu'on avait perdu des dents par cette maladie, leurs alvéoles et leurs gencives s'étaient si bien réunies, cicatrisées et consolidées, qu'"il n'y paraissait plus aucune matière purulente. »[291] Par conséquent, Fauchard en conclut alors « que cette maladie ne se guérit radicalement que lorsque les dents qui en sont affectées, sont hors de la bouche » mais qu' « on peut néanmoins éloigner cette perte par les moyens suivants, qui sont de tenir ses dents bien nettes, d'en dégorger les gencives, quand elles en ont besoin, de les frotter fortement tous les jours avec le bout du doigt trempé dans l'une ou l'autre des deux eaux dessicatives, astringentes et

[288] P. Fauchard, *Le chirurgien-dentiste ou traité des dents*, tome 1, op. cit., p. 264
[289] Ibid., pp. 275, 276
[290] Ibid., p. 277
[291] Ibid.

antiscorbutiques. »[292] Fauchard continue ses recommandations : « Il faut encore avoir soin de se bien laver la bouche après le repas avec un peu d'eau et de vin, mêlés ensemble, et observer à chaque fois d'appuyer fortement le doigt sur les gencives en les frottant, afin d'en expulser le pus, qui sans cela les consumerait, et rongerait les alvéoles, de manière que les dents deviendraient bientôt chancelantes, et enfin tomberaient faute de soutien. »[293] En réussissant à discriminer la forme 1 et les formes 2 du scorbut, Fauchard a pu identifier la forme 1 à la pyorrhée qui n'a rien à voir avec le scorbut et il propose ainsi un diagnostic différentiel pertinent avant la pose finale du diagnostic. Après avoir bien développé ses observations sur les manifestations buccales du scorbut, Fauchard va donc proposer des traitements locaux. Il demande d'abord aux malades de faire fréquemment des bains de bouche à l'eau de cannelle orgée avant de s'alimenter et ce, pour atténuer les maux bucco-dentaires mais aussi pour éviter de disséminer la salive sanieuse scorbutique dans l'estomac et d'altérer le ferment de celui-ci. Fauchard ne parle pas de la prévention de cette maladie. En effet, jusque-là les remèdes préventifs étaient périodiquement oubliés et redécouverts. Ce fut le cas de l'orange et du citron, dont l'utilisation s'imposera seulement en 1795 avec Blanc, assurant ainsi le déclin rapide de la mortalité scorbutique et la régression des manifestations parodontales du scorbut.

En présence d'un scorbutique, Fauchard délaisse le soin de la pathologie au niveau général et s'intéresse à une partie seulement du tableau clinique pour se consacrer uniquement à une réduction de celui-ci, se limitant à la sphère bucco-dentaire. Son diagnostic clinique se restreint donc à celui des perturbations bucco-dentaires qui peuvent exister pour d'autres maladies. En fonction de l'importance des signes cliniques en présence, Fauchard va alors proposer différentes stratégies thérapeutiques. Pour le traitement des gencives, par exemple, il va suivre une logique conforme à ce qu'il conseille pour les mêmes altérations gingivales non scorbutiques. « Si les gencives sont gonflées et engorgées d'un sang, ou d'une humeur scorbutique, il faut pour les dégorger, faire des scarifications multipliées et suffisantes, avec la lancette, ou le déchaussoir bien tranchant. On fait ces scarifications en suivant l'ordre des dents. Lorsque les gencives

---

[292] P. Fauchard, *Le chirurgien-dentiste ou traité des dents*, tome 1, op. cit., p. 277

[293] Ibid., pp. 277, 278

sont tellement gonflées, ou excroissantes, qu'elles excèdent leur niveau naturel, on emporte le plus près que l'on peut tout ce qui est détaché des dents, ou des alvéoles, avec des ciseaux droits ou courbes bien tranchants. »[294]

« Si les gencives sont ulcérées, sans être excroissantes, ni excédantes, il n'y a pas d'autre opération à faire, que l'application des remèdes »[295] dont Fauchard s'empresse de nous donner le mode de préparation. Pour des érosions ou des ulcères des muqueuses peu pénétrants, il nous révèle les composants de la lotion pour les guérir ; gaïac, tormentille, véronique, sauge, fleur de ligustrum. Dans bon nombre de ses préparations, on trouve aussi des huiles de cannelle ou de girofle. Fauchard nous en indique le mode d'administration : « On introduit ces remèdes dans la bouche, en les seringuant directement sur la plaie, ou sur l'ulcère, et en appliquant dessus des plumasseaux, ou de petits linges imbibés de la liqueur convenable ou bien en bassinant la partie avec de petits linges roulés autour d'un petit bâton.[296] On panse de même les gencives où l'on a fait l'extirpation de quelque excroissance, ou prolongement : ces sortes de pansements doivent être souvent réitérés. On doit souvent rincer la bouche dans l'intervalle d'un pansement à l'autre, pour empêcher par ce moyen l'action des sels âcres et corrosifs, beaucoup plus à craindre dans dette occasion, que dans toute autre. [...][297] Pour bassiner les gencives gonflées, on fera une lotion avec les feuilles d'hysope, de sauge, de cochléaria, de romarin, de nocosiane, de cresson de fontaine, de chacun une petite poignée ; des racines de bistorte une demie poignée. On fera bouillir le tout dans une quantité suffisante de vin blanc et d'eau commune, parties égales : on ajoutera dans une demie chopine de cette liqueur, un gros et demi d'esprit de cochléaria, on s'en servira pour bassiner et rincer souvent les gencives. »[298] Fauchard peut aussi, dans la même situation, faire bouillir des figues grasses, des fleurs de mauve et de guimauve et un peu de pariétaire. Pour fomenter les gencives, il réalise « [...] une décoction dans le vin rouge avec l'iris, la sauge, la noix de cyprès, les feuilles ou les glands de chêne. »[299]

[294] P. Fauchard, *Le chirurgien-dentiste ou traité des dents*, tome 1, op. cit., p. 268
[295] Ibid.
[296] Ibid., pp. 268-269
[297] Ibid., p. 269
[298] Ibid., p. 270
[299] P. Fauchard, *Le chirurgien-dentiste ou traité des dents*, tome 1, op. cit., p. 225

Parmi les substances entrant dans la composition de certains de ses cataplasmes, on trouve du safran, de l'huile de lys.

Pour ce qui est du traitement de la carie dentaire, en fonction du stade de développement de la carie dentaire et de ses rapports avec la pulpe, Fauchard nous donne tous les détails de sa procédure thérapeutique en précisant son mode d'intervention en fonction de chaque stade de l'évolution carieuse. « Quand une dent est légèrement cariée, il suffit d'en ôter la carie, et de remplir la cavité avec du plomb. Quand la carie pénètre un peu avant, et qu'elle cause de la douleur, il faut, après avoir enlevé le tissu carié, panser la cavité avec de l'huile de cannelle ou de girofle qu'on renouvelle. »[300] Pour ce qui est de la pulpite aiguë, c'est-à-dire de la rage de dents, si le mode opératoire précédent ne réussit pas, Fauchard nous explique comment il s'y prend : « Si après avoir assez longtemps continué cette méthode la douleur ne cesse pas, il faut y appliquer le cautère actuel et quelque mois après plomber la dent. » Fauchard ne procède donc pas comme certains de ses confrères « qui promettent de guérir toutes sortes de douleurs de dents, en scarifiant les oreilles, ou en les cautérisant avec un fer rouge, ce qu'ils appellent barrer la veine. »[301] Si la dent est infectée et que « la carie pénètre jusqu'à la cavité de la dent », Fauchard nous prévient qu' « elle peut y engendrer un abcès » et il précise ; « La carie des incises cause beaucoup de douleurs. J'introduis alors l'extrémité de ma sonde jusque dans la cavité de la dent pour faciliter l'évacuation des matières. Dès que le pus est évacué, je plombe la dent cariée pour l'empêcher de se gâter davantage. »

Mais Fauchard ne décide pas de conserver les dents cariées en toutes circonstances et il se voit parfois obligé de les extraire. Il nous indique les raisons pour lesquelles il se résout à extraire les dents gâtées : « les dents cariées auxquelles on ne peut remédier par les huiles de cannelle ou de girofle, le cautère actuel et le plomb, doivent être ôtées de leur alvéole pour quatre raisons considérables : la première à cause de la douleur violente qui bien souvent ne cesserait pas si on lui ôtait la dent. La seconde pour empêcher que la carie ne se communique aux dents voisines. La troisième pour dissiper les mauvaises odeurs qui s'exhalent des matières arrêtées dans la cavité cariée [...]. La quatrième parce que la carie des dents cause souvent des maladies qui

[300] Ibid., p. 163
[301] Ibid., p. 157

ne peuvent pour l'ordinaire être guéries, à moins qu'on ne remonte jusqu'à leur source, qu'il faut nécessairement connaître, si l'on veut réussir à les détruire. »[302]

En fait, Fauchard articule son diagnostic et sa thérapeutique autour de l'anatomie, véritable axe central de l'organisation de son approche de la clinique de la sphère bucco-dentaire. Sa vision anatomique l'aide à penser en termes d'entités, à ne pas considérer cette clinique de façon parcellaire. Ainsi, il se soucie en réalité de la santé de l'organe dentaire dans son ensemble (dent et parodonte). Si Fauchard aborde en détail la thérapeutique dentaire, suivant le stade d'évolution carieuse et s'il décrit les complications des infections de cet organe, il n'oublie pas, en particulier, celles qui touchent le parodonte. D'ailleurs, Fauchard proclame qu'il s'intéresse non seulement aux caries des dents mais aussi aux maladies des gencives et s'en explique : « l'affinité des gencives avec les dents, fait que les maladies des unes se communiquent aux autres ; c'est pourquoi je traite aussi des gencives et de leurs maladies. »[303] C'est pour cette raison que lorsqu'il se forme un abcès sur la gencive, « il faut surtout examiner les dents. S'il y en a de gâtées, il faut les ôter » et « si la fluctuation est perceptible, ouvrir l'abcès. »[304] Quand la gencive présente des fistules, il n'hésite pas : « la carie étant la cause la plus ordinaire qui les produit et les entretient, on ne peut les guérir qu'auparavant on ait ôté les dents cariées. »[305]

REFLEXIONS FINALES SUR L'ACTIVITE CLINIQUE DE FAUCHARD EN MEDECINE BUCCO-DENTAIRE

La médecine bucco-dentaire de Fauchard est semblable en de nombreux points à la médecine d'Aristote et elle suit de toute évidence la trace de la rationalité. Cette médecine bucco-dentaire de Fauchard s'aligne plus sur la thérapeutique aristotélicienne que sur la thérapeutique des hippocratiques car elle repose plus sur une définition étiologique des maladies que sur une définition clinique des maladies. Ce n'est pas pour cela qu'elle renie totalement l'ordre établi

---

302 P. Fauchard, *Le chirurgien-dentiste ou Traité des dents*, tome 1, op. cit., pp. 199-200

303 Ibid., Préface, p. *xvij*

304 A. Marmasse, *Soins des canaux de Fauchard à aujourd'hui*, A.O.S. (sous la dir. de M. Benoist), n° 129, Paris, Editions Julien Prélat, 1980, p. 40

305 Ibid.

par la thérapeutique des hippocratiques. La médecine bucco-dentaire de Fauchard respecte ainsi l'héritage reçu des Anciens et met en avant plus particulièrement les principes proposés par Aristote. Fauchard considère donc que « la thérapeutique la plus conforme à l'action de la nature est l'hygiène, branche principale de la médecine grecque qui définit non seulement le régime du malade mais aussi celui de l'homme sain dans sa vie quotidienne. »[306] La médecine bucco-dentaire de Fauchard est donc très traditionnelle puisqu'elle ne modifie en rien les limites du champ thérapeutique déjà institué par la médecine grecque. Ainsi, « conserver la santé ou la rétablir relève selon les cas de l'hygiène, de la gymnastique, du régime ou des médications appropriées. »[307] Comme Fauchard est très proche de la nature, sa médecine s'apparente pour l'essentiel à la médecine grecque.

Quand nous avons étudié la classification générale des maladies de la bouche et des dents, nous n'avons pas ménagé Fauchard. Par contre, nous nous devons de lui rendre un certain hommage pour avoir eu la sagesse de s'occuper plus particulièrement de la carie et de ses complications infectieuses dans une bonne partie de son traité. Cette place privilégiée réservée à la carie dentaire et à ses complications infectieuses s'explique quand on relit sa définition de la carie : « la carie est la première maladie qui travaille à les (les dents) détruire, et qui leur fait le plus la guerre dans tout le cours de la vie. »[308] Bien que cette définition soit essentiellement descriptive et n'offre aucun élément d'explication sur le processus carieux, elle est d'une concision toute scientifique. En fait, il faudra attendre deux siècles plus tard pour que cette définition soit étoffée substantiellement par Frey : « La carie est une altération spéciale de la dent, caractérisée par sa nature infectieuse et sa progression de la périphérie au centre. Elle aboutit à une désintégration plus ou moins rapide de l'organe. »[309] A la définition de Fauchard, Frey a ajouté le sens de la progression de la maladie et sa nature infectieuse, mais cette définition ne fera pas l'unanimité. Bien d'autres définitions se succèderont et nous pouvons

306 J. Lombard, *Aristote et la médecine, Le fait et la cause*, Paris, Editions L'Harmattan, 2004, p. 128

307 Ibid.

308 P. Fauchard, *Le chirurgien-dentiste ou Traité des dents*, tome 1, op. cit., p. 118

309 A. Marmasse, *Dentisterie opératoire*, tome 1, *Dentisterie thérapeutique*, Paris, Editions J. Baillère et fils, 4e édition, 1969, p. 9

encore citer celle de Mahé, en 1937 : « La maladie carieuse n'est pas une lésion autonome d'origine externe, mais la manifestation d'une défaillance organique, qui peut être provoquée par des causes de nature très différente ; elle apparaît comme une lésion relevant des facteurs les plus subtils, qui règlent l'équilibre biologique de l'être vivant. »[310] En fait, la définition de Fauchard introduit tout de même un sens de l'évolution de la maladie, du devenir de la dent. Par conséquent elle constitue une base de réflexion à partir de laquelle tous les odontologistes qui se succèderont après Fauchard, vont essayer de préciser l'étiopathogénie de la carie dentaire. C'est plus particulièrement vrai durant les dernières décades du 19e siècle et le 20e siècle. Deux groupes de théories pathogéniques seront avancées : les théories pathogéniques de l'origine externe de la carie et les théories pathogéniques de l'origine interne de la carie. Le premier groupe comprendra la théorie chimio-parasitaire (acide) dite de Miller (1880)[311], la théorie chimio-parasitaire (alcaline) ou la "protéolyse" de Gottlieb (1944)[312], la théorie de la "protéolyse-chélation".[313] Le second groupe de théories pathogéniques affirmera l'origine interne de la carie ; ce sera d'une part la théorie tropho-microbienne[314], d'autre part l'hypothèse d'une maladie du collagène[315], et enfin, une théorie considérant la carie comme un trouble du métabolisme transdentaire.[316] De toute évidence, toutes ces théories montrent à quel point la carie dentaire est un phénomène complexe sur lequel les recherches odontologiques continuent encore aujourd'hui. Dans ces conditions, comment ne pas considérer avec indulgence la définition de Fauchard dont il ne s'est d'ailleurs pas contenté puisqu'il a aussi cherché à mieux appréhender la maladie carieuse en présentant lui aussi deux types de causes de la maladie carieuse : les causes externes et les causes internes. Malheureusement, en distinguant différentes espèces de caries, Fauchard va se fourvoyer de la même manière que dans sa classification générale des pathologies de la bouche et des dents. Il va faire fausse route en voulant distinguer les caries selon les parties de la dent qui en sont affectées et les causes (extérieures ou

---

[310] Ibid.
[311] Ibid., p. 2
[312] Ibid., p. 4
[313] Ibid., p. 5
[314] Ibid., p. 6
[315] Ibid., p. 7
[316] Ibid.

intérieures) qui en sont à l'origine. Ainsi, Fauchard distingue la carie superficielle de la profonde, mais différencie aussi les caries « scorbutique, vérolique, scrofuleuse, etc. »[317], et molle ou sèche. Parmi les caries désignées selon les causes, Fauchard affiche une préférence pour la carie occasionnée par des causes extérieures car « elle est plus aisée à reconnaître. Elle se montre à découvert ; elle est aussi plus aisée à guérir, lorsqu'elle n'a pas été négligée, parce qu'il est plus facile d'en ôter la cause, et d'y apporter un prompt secours. »[318] En ce qui concerne son discours sur l'étiologie de la carie dentaire, Fauchard évoque les vers, comme nous l'avons déjà indiqué : « Quelques fois l'on trouve des vers dans les caries des dents, parmi le limon ou le tartre. On les nomme vers dentaires. Il y a des observations qui en font foi, rapportées par des auteurs illustres. N'en ayant jamais vu, je ne les exclue, ni ne les admets. »[319] Là encore, Fauchard se garde bien de prendre position. Conciliant, mais peu convaincu, il ajoute : « Cependant je conçois que la chose n'est pas physiquement impossible ; mais je crois en même temps, que ce ne sont pas ces vers qui rongent et qui carient les dents ; qu'ils ne s'y rencontrent, que parce que les aliments, ou la salive viciée ont transmis dans la carie des dents des œufs de quelques insectes, qui se sont trouvés mêlés avec ces aliments ; et que ces œufs étant ainsi disposés ont pu éclore et se manifester ensuite. Quoi qu'il en soit, ces vers n'étant pas la seule cause qu'il s'agit de combattre en telle occasion, leur existence ne demande aucun égard particulier. »[320] Mais Fauchard ne va pas s'en tenir là et il n'hésite pas à utiliser le microscope pour vérifier s'il existe ou non des vers comme le prétendent ce Dr. Rivière (médecin à Montpellier) et Mr. Andry, Docteur Régent de la Faculté de médecine de Paris. Ce dernier affirme d'ailleurs « que ces vers rongeant les dents peu à peu, y causent de la puanteur »[321] et il « rapporte que par le microscope on découvre des vers qui se forment sous une couche amassée sur les dents par la malpropreté ; que ces vers sont extrêmement petits ; qu'ils ont une tête ronde marquée d'un petit point noir ; que le reste de leur corps est long et menu, à peu près comme les vers que l'on découvre dans le

---

[317] P. Fauchard, *Le chirurgien-dentiste ou Traité des dents*, tome 1, op. cit., p. 119
[318] Ibid., pp. 120-121
[319] Ibid., p. 131
[320] Ibid., pp. 131-132
[321] P. Fauchard, *Le chirurgien-dentiste ou Traité des dents*, tome 1, op. cit., p. 151

vinaigre à la faveur du microscope. »[322] Fauchard ne peut l'accepter sans le vérifier par lui-même et il va se munir de microscopes pour essayer d'obtenir les mêmes observations, mais il ne va pas y parvenir. Il s'en explique : « j'ai fait ce que j'ai pu pour me convaincre par mes yeux de la réalité de ces vers : je me suis servi des excellents microscopes de M. de Manteville (chirurgien juré à Paris) et j'ai fait avec ces microscopes un grand nombre d'expériences, [...], sans avoir pu réussir à y découvrir des vers. »[323] Si bien que Fauchard croit tellement peu à l'implication des vers dans le processus carieux qu'il croit qu'il est en mesure d'expliquer la méprise qui a pu se produire. Quand il y a une pulpite aiguë et que l'on arrache la dent parce que la douleur est trop violente, l'artère au niveau apical étant gonflée par l'inflammation a pu faire penser à certains qu'il s'agissait d'un ver ! « Si après l'avoir ôtée, on considère l'extrémité de sa racine, on y trouvera une portion assez considérable de vaisseaux, qui sont extraordinairement gros dans ce temps-là à cause de leur tension et de leur inflammation ; ce qui n'arrive guère dans des cas différents de celui-ci, et dans lesquels on peut à peine les apercevoir sans l'aide de loupes, ou des microscopes. Ces vaisseaux gonflés, et qu'on remarque si distinctement, ont donné sans doute occasion de croire, que c'était un ver qui était la cause immédiate des vives douleurs que l'on ressentait. »[324] Fauchard se trouve alors d'autant plus conforté dans son opinion qu'Hémard auquel il voue un grand respect n'y croit pas non plus : « ce qui me rend d'autant moins crédule sur ces insectes, c'est qu'Hémard dit (page 63, ligne 30) que quoique plusieurs auteurs aient avancé que de la corruption des dents il s'engendre un ver au creux de la dent, il n'en a pas encore pu trouver. »[325]

Une fois de plus, quand Fauchard veut donner du poids à sa prise de position, il se réfère aux écrits d'Hémard, à tort d'ailleurs. Pour ce qui est de son activité clinique, Fauchard la centre sur les cas de carie dentaire car il la considère à juste titre comme la responsable de la plupart des complications infectieuses auxquelles il est confronté. Il montre combien il faut la combattre et la traiter pour éviter les nombreuses complications qui en sont la conséquence. « [...] la douleur et la carie des dents occasionnent ordinairement des tumeurs,

---

[322] Ibid.
[323] Ibid., p. 152
[324] Ibid., p. 173
[325] Ibid., p. 152

des abcès et des fistules, non seulement aux gencives, mais encore en plusieurs parties du visage, et que ces accidents n'arrivent le plus souvent, que parce qu'on a négligé de remédier d'abord à la carie des dents. »[326]

Ce qui caractérise le plus la clinique de Fauchard, c'est son application à décrire avec rigueur dans ses observations chaque cas clinique et, au niveau thérapeutique, son esprit méthodique qui ressort des séquences de ses procédures opératoires. De plus, en introduisant en art dentaire sa méthode critique, Fauchard a donné à la clinique dentaire une allure quelque peu scientifique. Néanmoins, même si manifestement ses observations révèlent un esprit scientifique, Fauchard n'a apporté que peu d'innovations au niveau clinique. Par contre, en s'inscrivant dans une démarche encyclopédique, il a offert à ses contemporains un véritable inventaire de ce qui se pratiquait à son époque, délivrant ainsi à tous des bases d'analyse et de travail épistémologique.

2-2-3 Fauchard, l'hygiène et la prévention

Pour "se blanchir ou se nettoyer les dents", Fauchard déconseille l'usage « de petites brosses de crin, de morceaux de drap, ou de linge » [327] car ceux qui les utilisent « s'en servent sans concevoir que toutes ces matières sont trop rudes, et que leur fréquent usage pratiqué indiscrètement, détruit souvent les gencives et les dents. »[328] Fauchard délivre alors ses conseils : il faut « s'en tenir, après qu'on se sera fait nettoyer les dents, à se laver la bouche tous les matins avec de l'eau tiède, en se frottant les dents de bas en haut et de haut en bas, par dehors et par dedans, avec une petite éponge des plus fines, trempée dans la même eau. Il est encore mieux de mêler avec cette eau une quatrième partie d'eau de vie, pour fortifier davantage les gencives et affermir les dents. Si la commodité ne permet pas d'avoir de l'eau tiède, on pourra se servir de l'eau froide, en y trempant auparavant les doigts pendant quelque temps, pour en ôter la grande fraîcheur. Il est à propos de se servir le matin du demi rond de cure-dent de plume, pour ôter le limon qui s'est attaché pendant la nuit sur les dents. Il s'en glisse quelquefois entre les gencives et les dents ; le cure-dent ne

---

[326] P. Fauchard, *Le chirurgien-dentiste ou Traité des dents*, tome 1, op. cit., p. 459
[327] Ibid., p. 73
[328] Ibid., pp. 73-74

pouvant pas y pénétrer, il faut en ce cas, en comprimant les gencives avec le doigt, relever les gencives d'en bas, et abaisser celles d'en haut. »[329] L'hygiène des instruments n'est pas mise de côté par Fauchard. Afin de maintenir facilement les manches des instruments propres, Fauchard recommande de bien monter ces instruments « [...] sur des manches d'argent, d'ivoire, ou de quelque autre matière, qui convienne également à la propreté et à la commodité. »[330] Fauchard conseille donc de les faire ronds.

Pour convaincre du bien fondé de la nécessité d'une hygiène rigoureuse de la bouche et des dents, Fauchard reprend l'argument selon lequel « les dents servent à la conservation, ou au rétablissement de la santé »[331] et, par conséquent, « combien il importe d'en prendre un soin tout particulier. »[332]

Pour ce qui est de la prévention, les grands principes de suivi et de prévention, aujourd'hui d'actualité, sont déjà énoncés par Fauchard puisqu'il recommande de se faire examiner les dents une ou deux fois par an. « Ceux qui sont curieux de la conservation de leurs dents et qui veulent éviter d'être la victime de leur erreur, ou de leur négligence, doivent se les faire visiter une ou deux fois tous les ans par un dentiste expérimenté. »[333]

En prévention, Fauchard part de ses observations pour définir ses recommandations. Il sait isoler ce que l'on nomme aujourd'hui les facteurs de risque, ainsi en est-il pour éviter la carie quand il conseille un régime alimentaire particulier et des pratiques hygiéniques. Certains de ces facteurs de risques sont des comportements alimentaires particuliers (excès de consommation de sucreries), des comportements d'hygiène absents ou insuffisants (hygiène de la bouche et des dents) ou des anomalies de la position des dents ou de la structure des dents, qui favorisent ou augmentent le risque de voir apparaître des maladies de la bouche et des dents.

---

[329] P. Fauchard, *Le chirurgien-dentiste ou Traité des dents*, tome 1, op. cit., p. 74
[330] P. Fauchard, *Le chirurgien-dentiste ou Traité des dents*, tome 2, op. cit., p. 12
[331] P. Fauchard, *Le chirurgien-dentiste ou Traité des dents*, tome 1, op. cit., p. 493
[332] Ibid.
[333] P. Fauchard, *Le chirurgien-dentiste ou Traité des dents*, tome 2, op. cit., p. 4

Fauchard intitule le chapitre IV du tome 1 de son traité « *Le régime et la conduite que l'on doit tenir, pour conserver les dents.* »[334] Il prescrit « la méthode que l'on doit suivre » pour y réussir en insistant particulièrement sur « le régime de vivre » et en énumérant « les précautions que l'on doit prendre. » Il écrit : « Le premier soin que nous devons avoir par rapport au régime de vivre convenable pour la conservation des dents, et en même temps de la santé, se renferme à choisir des aliments d'un bon suc, qu'il faut mâcher très exactement, avant que de les faire passer dans notre estomac. »[335] A ce propos, Fauchard rappelle le proverbe ancien cité par Hémard : « Que le morceau qui longuement se mâche, est demi cuit et l'estomac ne fâche. »[336] Il le commente : « On ne saurait assez exprimer combien l'on pêche en ce point. On se néglige, on s'abandonne à l'intempérance dans le manger, on engloutit sans attention, et avec précipitation les aliments. Rien n'est capable de causer de plus grands désordres qu'une mastication imparfaite; car si les aliments ne sont pas bien broyés par les dents, il est constant que la dissolution qui se fera dans l'estomac, sera longue, laborieuse et imparfaite. Ainsi au lieu d'un sang doux et balsamique, il en résultera au contraire un sang épais, aigri, ou enfin en quelque manière vicieux. Les dents ne manqueront pas de s'en ressentir, soit par le sang qui passera dans leurs vaisseaux, soit par les vapeurs qui s'élèveront de l'estomac et de la poitrine, et qui s'attacheront aux dents, en passant par la bouche. »[337] On voit bien ici aussi que Fauchard, pour convaincre le lecteur du bien fondé "d'un régime de vivre" s'appuie sur la théorie des humeurs pour expliquer l'action corrosive de celles-ci sur les dents, mais dans la deuxième partie de la phrase qui précède, il sous-entend l'action chimique des vapeurs sur les dents. De même, il distingue les deux modes d'action possibles quand il aborde la consommation des produits alimentaires. C'est à la théorie des humeurs qu'il se réfère quand il nous met en garde contre « le trop grand usage des légumes, tels que sont les choux, les poireaux, les ciboules, les navets, les pois verts ; celui de la chair de pourceau, des viandes et des poissons salés, du fromage, du lait, etc. est préjudiciable

---

334 P. Fauchard, *Le chirurgien-dentiste ou Traité des dents*, tome 1, op. cit., p. 64
335 Ibid.
336 U. Hémard *Recherche de la vraye anathomie des dents, nature et propriété d'icelles*, Lyon, Libraire Rigaud Benoist, 1581, p. 6, I, 22, cité dans P. Fauchard, *Le chirurgien-dentiste ou Traité des dents*, tome 1, p. 64
337 P. Fauchard, *Le chirurgien-dentiste ou Traité des dents*, tome 1, op. cit., p. 65

aux dents, puisque toutes ces choses produisent un mauvais chyle. »[338] Par contre, quand il en vient aux aliments sucrés, il n'hésite pas à avoir recours à la chimie pour nous expliquer leur action sur les dents. « Les confitures, les dragées et tous les aliments sucrés, ne contribuent pas peu à la destruction des dents; parce que le suc gluant qui en provient, s'insinue dans les gencives, et se colle contre les dents; et qu'il y a dans le sucre un acide pénétrant et corrosif, ainsi que l'analyse chimique le fait connaître, qui y cause tôt ou tard du dérangement. Aussi remarque-t-on que ceux qui font un grand usage de ces poisons séduisants, sont plus sujets aux maux de dents, et les perdent plus tôt que les autres. Ceux qui aiment les sucreries, et qui en usent fréquemment, ont rarement les dents belles, ou ne les ont que d'une médiocre bonté. »[339] Fauchard peut alors avancer ses recommandations d'hygiène : « C'est pourquoi il est nécessaire après avoir mangé des sucreries, de se laver la bouche avec de l'eau tiède, pour dissoudre et enlever par ce dissolvant, ce qui pourrait être resté dans les gencives ou contre les dents. »[340]

Par ailleurs, Fauchard intègre ces "recommandations de régime de vivre" dans un contexte plus général qui s'applique à tout le corps et donc à la santé en général : « Il n'est pas moins important d'être sobre et retenu en buvant et en mangeant. Quand bien même le devoir et la religion ne nous y obligeraient pas, les maladies qui sont les suites des excès doivent suffire pour nous rendre sobres, réglés, et capables de nous contenir en tout. »[341]

Fauchard ne limite pas les précautions à prendre à celles relatives au régime alimentaire. Il prévient aussi des dangers encourus par suite de l'usage des cure-dents : « Il faut éviter de se servir de cure-dents d'or, d'argent, d'acier aussi bien que d'épingles, ou de la pointe d'un couteau, pour ôter les viandes qui restent entre les dents ; parce que la dureté et la fraîcheur de ces instruments est contraire, surtout lorsqu'ils sont fabriqués de cuivre, ou de fer. Il faut principalement rejeter l'usage de ceux-ci, à cause que la salive en détache des sels vitrioliques, qui peuvent être capables de corroder les dents. Les cure-

---

[338] P. Fauchard, *Le chirurgien-dentiste ou Traité des dents*, tome 1, op. cit., p. 65
[339] Ibid., pp. 65-66
[340] Ibid., p. 66
[341] Ibid., pp. 66-67

dents de plumes déliées, sont préférables à tous les autres. »[342] De même, Fauchard signale avec insistance les effets nocifs de la fumée de tabac sur les dents : « La fumée de tabac est encore très contraire aux dents, elle les rend noires et vilaines, et d'ailleurs si l'on n'a pas la précaution de garnir le bout de la pipe, le frottement qui se fera contre les dents, ne manquera pas de les user peu à peu, et d'en découvrir les parties sensibles. L'expérience démontre ce fait, et c'est à quoi on ne fait pas ordinairement attention. Cette fumée produit encore un mauvais effet ; elle échauffe la bouche, et un air froid venant immédiatement à frapper les dents, ces deux extrêmes peuvent donner occasion à la fixation de quelque humeur dans la dent même, dans les gencives, ou dans quelques-unes de leurs parties voisines ; ce qui peut occasionner des douleurs et des fluxions très incommodes, et même la carie, qui est le plus fâcheux de tous les accidents. »[343] En fait, Fauchard considère surtout le caractère pernicieux de l'alternance d'effets thermiques opposés "chaud-froid" entre la chaleur de la fumée de tabac et la température plus froide de la cavité buccale comme il l'explique aussi avec des prises alimentaires qui sont successivement froides et chaudes. « Il arrive aux dents à peu près la même chose, qui leur survient après qu'on a fumé du tabac, et qu'on les expose immédiatement à un air trop froid, lorsque prenant des aliments solides trop chauds, la bouche étant encore échauffée, l'on vient immédiatement, ou peu de temps après, à prendre d'autres aliments trop froids. Toutes les liqueurs que l'on prend dans ces degrés extrêmes de chaleur ou de fraîcheur, produisent le plus souvent par un usage inconsidéré, des effets contraires à la conservation des dents, et semblables à ceux dont nous avons parlé ci-dessus. »[344] Une fois de plus, Fauchard fait appel à la théorie de humeurs, et il explique les effets néfastes de cette différence de température sur la dent, en s'appuyant sur cette théorie. Il écrit ainsi : « Plusieurs personnes boivent dans le même instant des liqueurs quasi-bouillantes, et d'autres à la glace, sans penser que cette diversité des liqueurs chaudes et froides, est capable d'arrêter et de fixer les humeurs, même le suc nourricier dans les dents, et que ces matières ainsi fixées venant à fermenter une fois et à rompre le tissu de la dent, causent la carie qui la détruit absolument. Tous ces effets sont produits, et parce que la

[342] P. Fauchard, *Le chirurgien-dentiste ou Traité des dents*, tome 1, op. cit., pp. 67-68

[343] Ibid., p. 68

[344] Ibid., pp. 69-70

chaleur dilate les parties et raréfie les liquides qui coulent dans les vaisseaux, et parce qu'au contraire le froid contracte et resserre les parties, ralentit le cours des mêmes liquides, les fixe et les épaissit en quelque manière dans les tuyaux qui les contiennent. De là viennent la plupart des obstructions suivies de suites fâcheuses qui détruisent les dents, pour peu qu'on néglige de suivre un régime de vivre régulier. »[345] Conscient de l'usage mécanique des dents que peuvent en faire certains de ses contemporains, Fauchard les met en garde à ce sujet: « Les précautions que l'on doit prendre d'ailleurs pour conserver les dents, consistent à ne point mâcher, casser ou couper des aliments, ou autres corps trop durs, et à ne faire aucun effort avec elles, comme font ceux qui follement cassent des noyaux, coupent des fils de chanvre, de lin ou de soie, lèvent par ostentation des fardeaux très pesants, etc. Par de tels efforts, on use, on ébranle, on éclate des dents, on s'expose à les perdre, et quelquefois on les perd en effet. »[346]

Fauchard axe aussi sa prévention sur un certain nombre d'avertissements à propos des « opiats, poudres et liqueurs dont on se sert ordinairement pour nettoyer et blanchir les dents, étant plus capables de nuire que de produire un bon effet. »[347]. Fauchard s'empresse d'avertir le public des dangers lié à l'usage de ces produits : « Je dois détromper ici le public, en lui indiquant les ingrédients contraires qui entrent dans la composition des prétendus remèdes dont il s'agit, et en même temps lui enseigner ceux qui sont les plus convenables. On ne doit pas se servir d'opiats composés de brique, de porcelaine, de pierre ponce, ni d'aucun ingrédient de cette nature. Ces sortes de drogues étant portées sur les dents, en usent l'émail, et les rongent à peu près comme le ferait une lime. On peut se servir cependant de la pierre ponce, pourvu qu'elle soit mêlée avec des absorbants qui en embarrassent les pointes, et empêchent que leur action soit trop rude et trop mordante. »[348] Fauchard ne prévient pas seulement des effets délétères des abrasifs, il s'attarde aussi sur bien des produits chimiques particulièrement agressifs pour les tissus durs de la dent : « Le sel d'albâtre si vanté pour bien blanchir les dents, n'est autre chose que le talc calciné au feu, dont on fait une poudre

[345] P. Fauchard, *Le chirurgien-dentiste ou Traité des dents*, tome 1, op. cit., p. 70
[346] Ibid., p. 67
[347] Ibid., p. 71
[348] P. Fauchard, *Le chirurgien-dentiste ou Traité des dents*, tome 1, op. cit., pp. 71-72

fort blanche, à laquelle on mêle l'os de sèche, le sel de tartre, le sel décrépité, le sel de Saturne, l'alun calciné, ou autres ingrédients semblables. C'est par cette composition qu'on a abusé tant de monde ; mais si l'on examine à fond ses effets, on trouvera sans doute, qu'elle fait plus de mal que de bien. Le suc d'oseille, le jus de citron, l'esprit d'alun, de vitriol et de sel, en quelque quantité qu'ils soient, ne doivent pas être employés purs ou seuls, que très rarement, et qu'avec grande circonspection ; parce que dans la suite ils produisent ordinairement sur les dents une couleur jaune qu'on ne peut réparer. Ce n'est pas le seul mauvais effet que ces esprits produisent sur les dents, ils en usent l'émail de telle manière, que si ces liqueurs y sont appliquées fréquemment et pendant quelque temps, elles le corrodent et le rendent comme vermoulu et criblé de quantité de petits trous. Si ces liqueurs produisent un effet si violent sur l'émail des dents, on peut juger à plus forte raison, combien les gencives en doivent souffrir, lorsqu'elles en sont touchées. »[349] Il est alors facile à Fauchard de persuader les patients de renoncer à l'utilisation d'opiats censés assurer le blanchiment des dents et prescrits par des charlatans de tous bords qu'il dénonce : « c'est néanmoins dans l'usage de tels remèdes que consiste tout le secret des opérateurs aventuriers et charlatans. »[350] Pour mieux convaincre ces patients, Fauchard met l'accent sur les dégâts ainsi infligés aux dents, causés par ces opiats, poudres et liqueurs : « Ils font à la vérité disparaître le limon qui est autour des dents, et il les blanchissent ; mais si l'on examine avec une loupe, et même sans loupe, les dents ainsi blanchies plusieurs fois, on apercevra sans peine le ravage que les liqueurs qu'ils emploient, y ont fait dans toute leur surface. Enfin la carie achève un ouvrage si malheureusement commencé. On voit tous les jours des personnes dont la bouche gâtée montre qu'elles sont les victimes de l'ignorance de ces opérateurs. »[351] Alors, il est facile pour Fauchard de dénoncer ces pratiques et de délivrer ses instructions pour l'hygiène des dents et des gencives: « Ce n'est pas sans raison que je conseille d'abandonner cet usage, et de s'en tenir, après qu'on se sera fait nettoyer, à se laver la bouche tous les matins avec de l'eau tiède, en se frottant les dents de bas en haut et de haut en bas, par dehors et par dedans, avec une petite éponge des plus fines, trempée dans la même eau. Il est encore mieux de mêler avec cette eau une quatrième partie d'eau de vie, pour

---

[349] Ibid., pp. 72-73
[350] Ibid., p. 73
[351] P. Fauchard, *Le chirurgien-dentiste ou Traité des dents*, tome 1, op. cit., p. 73

fortifier davantage les gencives et affermir les dents. Si la commodité ne permet pas d'avoir de l'eau tiède, on pourra se servir d'eau froide, en y trempant auparavant les doigts pendant quelque temps, pour en ôter la grande fraîcheur. Il est à propos de se servir le matin du demi rond du cure-dent de plume, pour ôter le limon qui s'est attaché pendant la nuit sur les dents. Il s'en glisse quelquefois entre les gencives et les dents ; le cure-dent ne pouvant pas y pénétrer, il faut en ce cas, en comprimant les gencives avec le doigt, relever les gencives d'en bas, et abaisser celles d'en haut. »[352] Fauchard n'omet pas de recommander l'usage d'une racine de guimauve, ou de mauve, ou de luzerne pour se frotter les dents : « Ce qu'il y a de très convenable pour se frotter les dents, c'est le bout d'une racine de guimauve, de mauve, ou de luzerne bien préparée, elle les blanchit sans offenser les gencives. »[353] Fauchard s'empresse alors d'ajouter : « Ces petits soins n'étant pas toujours suffisants pour entretenir les dents, il faut avoir recours aux opiats et aux poudres suivantes, qui sont composées d'ingrédients plus convenables que ceux que nous avons rejetés. »[354] Fauchard donne alors la composition de plusieurs opiats, poudres, liqueurs et lotions, d'eaux dessicatives, ainsi que la façon de préparer les racines de guimauve, de mauve et de luzerne.

2-2-4 Fauchard et la psychologie

En fin psychologue, Fauchard sait qu'il ne peut obtenir une observation satisfaisante de ses recommandations, pour prévenir ses patients de la carie dentaire, sans assortir celles-ci du principe "du juste milieu" d'Aristote. Fauchard a compris que s'il adoptait un registre d'ordres péremptoires, les effets escomptés seraient totalement opposés aux effets recherchés. Persuadé que s'il prescrit des principes "d'hygiène de vivre" moins rigoureux, plus nuancés, les patients y seront plus sensibles et les respecteront d'autant mieux, Fauchard précise : « Je ne prétends pas conclure par ce que je viens d'avancer, qu'il soit absolument nécessaire de se priver entièrement des choses que j'ai marquées être contraires aux dents. On doit seulement en régler l'usage, et n'en pas faire une habitude, que l'expérience journalière fait voir être toujours préjudiciable. »[355] De la

352 Ibid., p. 74
353 Ibid., pp. 74-75
354 Ibid., p. 75
355 P. Fauchard, *Le chirurgien-dentiste ou Traité des dents*, tome 1, op. cit., p. 66

même façon, il dénonce les effets néfastes des fumées de tabac sur les dents mais, pour les mêmes raisons, il tempère son discours préventif en évoquant a contrario les bienfaits dus à l'usage du tabac. A l'évidence, on peut douter de l'efficience de son message préventif auprès d'un grand nombre de fumeurs : « l'usage même en pourrait être utile aux personnes sujettes aux fluxions. Le tabac déterminant les humeurs à s'écouler par le nez, en fait une diversion, ce qui les empêche de se jeter sur les dents ; ce qui n'est pas un petit avantage. »[356]

Fauchard fait montre aussi de psychologie en prenant conscience de la perturbation que peut causer chez les femmes enceintes, par exemple, l'idée de l'extraction dentaire. Il écrit à ce sujet : « Il est vrai que l'imagination des femmes grosses [...], ainsi mal prévenues, est quelquefois si faible, et qu'elles sont si aisées à effrayer par l'idée qu'elles se fondent dans la violence qu'elles ont à essuyer dans l'opération qu'il s'agit de leur faire, que leur seule appréhension peut produire les mauvais effets qu'elles craignent d'ailleurs sans fondement ; et comme je ne trouve point d'autres causes des accidents qui peuvent arriver à des femmes dans un tel état, que la frayeur qu'elles se font à l'occasion d'une telle opération, je crois que l'habileté du dentiste en cette occasion, consiste à calmer d'abord autant qu'il peut, l'imagination effarouchée de ces personnes, et à leur donner de la résolution par ses exhortations, en leur faisant envisager le peu de durée de l'opération, et les accidents qui peuvent leur causer de la douleur, les veilles et les inquiétudes qui accompagneront leur mal pendant un long temps ; outre que l'humanité les engage à prendre ce parti, afin que les enfants n'en souffrent pas, les mères pouvant accoucher avant leur terme. Quand on les a déterminées par des raisons si touchantes, je ne crois pas qu'il y ait aucun risque à leur tirer les dents cariées et douloureuses. »[357] Dans ces conditions, en aucun cas, Fauchard n'intervient avec violence et s'il ne parvient pas à convaincre les femmes enceintes d'accepter et de subir l'intervention, il préfère renoncer à l'opération. « Mais si l'on ne peut venir à bout de leur tranquilliser l'esprit, il faut temporiser et tâcher d'adoucir la

[356] P. Fauchard, *Le chirurgien-dentiste ou Traité des dents*, tome 2, op. cit., p. 69
[357] P. Fauchard, *Le Chirurgien-dentiste ou Traité des dents*, tome1, op. cit., p. 203

douleur jusqu'à ce qu'on ait gagné le temps propre à opérer, pour n'avoir pas lieu d'appréhender ces inconvénients. »[358]

2-3 Fauchard et la partie la plus mécanique et technique de l'art dentaire

2-3-1 Fauchard et les activités les plus mécaniques de l'art dentaire

2-3-1-1 Fauchard et le redressement des dents

Au chapitre XXVIII du tome 1, Fauchard fait « douze observations sur les dents difformes et mal arrangées. »[359] Il utilise le plus souvent les fils et la lame d'argent et, quand les dents sont vraiment « mal arrangées et très difformes », il redresse et replace les dents avec le pélican.[360] Dans le chapitre VIII du tome 2, intitulé *Des dents tordues, mal arrangées et luxées ; des instruments et des remèdes qui servent à opérer, quand on redresse, et qu'on raffermit les dents,* Fauchard expose les différents modes de traitement en fonction des différents types de malposition.

Il mentionne d'abord le cas d'un patient dont « les dents sont penchées en dehors ou en dedans, les doigts ne suffisant pas pour les redresser. »[361] Ici, Fauchard donne alors la marche à suivre : « on prendra un fil, ou une soie cirée, que l'on mettra en plusieurs doubles, et que l'on appliquera par son milieu dans l'intervalle que forment les deux dents voisines qui sont droites et fermes. Après quoi on prendra les deux bouts du fil, qu'on fera passer l'un de dedans en dehors, et l'autre de dehors en dedans, pour les faire croiser entre la dent droite et celle qui est penchée. On embrassera ensuite la dent penchée, passant entre elle et la dent droite de l'autre côté, les fils de dehors en dedans, et de dedans en dehors, pour aller encore embrasser de la même manière cette dent droite. De là on revient en croisant le fil, jusqu'à ce qu'on ait fait autant de tours qu'il est nécessaire. Il faut observer qu'à mesure que le fil passe sur la dent penchée, il soit posé d'une manière qui facilite le redressement de la dent. Cela réussit en

[358] Ibid., pp. 203-204
[359] Ibid., p.351
[360] Ibid., p. 359
[361] P. Fauchard, *Le chirurgien-dentiste ou Traité des dents*, tome 2, op. cit., p. 95

serrant le fil suffisamment à l'endroit de son appui sur la dent penchée, et en le passant plusieurs fois sur cet endroit ; soit que les deux bouts soient ensemble, soit qu'ils passent l'un d'un côté, et l'autre de l'autre. On renouvelle ces fils deux ou trois fois la semaine, et plus souvent, s'il est nécessaire. »[362]

Quand Fauchard est confronté à un cas présentant une trop forte inclinaison des dents à redresser, il ne peut plus utiliser le fil qui glisserait et il se voit obligé d'utiliser une lame d'or ou d'argent : « Si les dents sont trop penchées, et qu'elles ne permettent pas au fil d'y tenir, il faut se servir d'une lame d'or, ou d'argent, dont la longueur ne doit pas excéder les deux dents droites entre lesquelles sont celles qui sont penchées. La largeur de cette lame doit être moindre que la hauteur des dents, sur lesquelles on veut l'appliquer. Il faut que cette lame ne soit ni trop solide, ni trop flexible. On fait deux trous à côté l'un de l'autre à chacune de ses extrémités. Dans les deux trous de l'une de ces extrémités on passe les deux bouts d'un fil, et on en fait autant à l'autre extrémité, avec un fil semblable. Chacun de ces fils fait par le milieu une anse. Si la dent se trouve penchée en dedans, on applique la lame en dedans ; si elle est penchée en dehors, on applique la lame en dehors. On embrasse ensuite la dent droite la plus voisine, avec les deux bouts du fil qui se trouvent de ce côté-là. On les fait passer de dehors en dedans, si la lame est en dehors, ou de dedans en dehors, si la lame est en dedans. Enfin on leur fait faire plusieurs tours croisés, et on arrête ces fils en les nouant. Après que ce bout de la lame est arrêté, on arrête de même l'autre bout, en rapprochant doucement la lame ; afin que par sa force et son appui, cette lame redresse par la suite du temps les dents qui sont penchées. On peut faire à chaque extrémité de la lame deux échancrures, au lieu des trous, parce qu'elle tiendra mieux après que les fils y seront attachés. Si l'on fait des échancrures à la lame, il y faut nouer les fils par leur milieu, appliquer ensuite la lame sur les dents, et faire les croisements des fils, dont je viens de parler, autour de la dent sur laquelle les échancrures de la lame posent. »[363]

---

[362] P. Fauchard, *Le chirurgien-dentiste ou Traité des dents*, tome 2, op. cit., pp. 95-96

[363] P. Fauchard, *Le chirurgien-dentiste ou Traité des dents*, tome 2, op. cit., pp. 96-97

Fauchard passe alors au traitement d'un cas plus complexe et il ne se contente pas d'indiquer comment il procède, il explique aussi le jeu des forces et pourquoi il opère de telle ou telle façon. Il indique même plusieurs façons différentes de procéder : « S'il y a deux dents penchées en dedans, et deux dents droites entre elles, on applique la lame en dehors, et les fils autour des deux dents penchées. On applique de même ces fils sur chaque extrémité de la lame ; ce qui oblige ces deux dents penchées en dedans, de se porter en dehors. S'il y avait une dent penchée en dedans et une dent penchée en dehors, il faudrait mettre une lame en dehors et une autre en dedans, lier les deux extrémités de ces deux lames entre les deux premiers intervalles des dents droites, qui sont aux deux côtés des deux dents penchées, et par ce moyen on redresserait ces dents. On peut encore redresser les mêmes dents avec une lame seule ; mais il faut qu'elle soit plus longue que le trajet qui se trouve entre les dents penchées ; parce que dans ce cas, il faut appliquer la lame en dehors et l'attacher par l'une de ses extrémités à plusieurs dents droites et fermes, à côté de celle qui est penchée en dehors. Quand la première extrémité de cette lame est attachée, on approche la même lame de la dent, et par là on oblige la dent de se porter en dedans. Alors on assujettit par une autre ligature la seconde extrémité de cette lame à la même dent penchée en dedans, pour tâcher de faire venir cette dent en dehors. »[364] Fauchard ne conçoit pas son traitement uniquement sur le plan mécanique, il a aussi des égards pour les fonctions de la bouche. Il pense, par exemple, aux gênes que pourrait éprouver la langue quand la lame est du côté lingual et il recommande d'éviter de placer cette lame de ce côté afin de ne pas perturber la phonation : « Quoique j'aie dit qu'on devait mettre la lame du côté que la dent incline, il faut éviter, autant qu'on le peut, de mettre cette lame en dedans, de crainte que la personne n'ait de la peine à parler, et que la langue n'en soit incommodée. »[365] Nous n'allons pas reprendre tous les cas d'orthodontie étudiés et commentés par Fauchard car ceux que nous avons rapportés suffisent à illustrer combien par la précision de son texte, la progression logique de son raisonnement, Fauchard réussit une gageure. En effet, à la simple lecture de ses explications sur le redressement des dents, chaque phase opératoire des procédures du traitement est décrite avec tant de minutie qu'il est possible de la

---

[364] Ibid., pp. 97-98

[365] P. Fauchard, *Le chirurgien-dentiste ou Traité des dents*, tome 2, op. cit., pp. 98-99

suivre sans problème particulier, de la reproduire, et d'acquérir sans trop de difficulté une certaine dextérité clinique.

Chez l'enfant, Fauchard préconise de surveiller les dents de lait : « On ne saurait prendre assez de précaution, pour empêcher le dérangement des dents, presque toujours causé par l'obstacle que forment les premières dents, à la sortie des secondes. »[366] Fauchard s'en explique : « Lorsque les premières dents ne tombent pas, les secondes ne trouvant pas la place vide, au lieu de percer en ligne directe, percent obliquement. On les voit paraître à travers les gencives, tantôt en dedans, tantôt en dehors, tandis que les dents de lait se maintiennent dans leur état. » [367] Pour éviter les malpositions des dents définitives, Fauchard conseille l'extraction préventive des dents de lait : « C'est dans ce temps-là qu'il ne faut pas manquer d'ôter les premières dents, pour leur faire céder la place, qu'elles ne cèderaient pas autrement aux secondes. »[368] Fauchard nous prévient des conséquences fâcheuses de la non observance de ses conseils : « Si l'on ne procède pas ainsi, il arrivera qu'elles seront la cause que les secondes dents seront penchées ; de là il arrivera que les unes et les autres seront confusément placées, les unes penchantes en dedans, et les autres en dehors ; ce qui rendra la bouche difforme. »[369] Fauchard termine en nous indiquant comment venir à bout de ces problèmes : « On ne pourra remédier à cet inconvénient, qu'en ôtant quelquefois certaines dents, qu'en redressant et raffermissant les autres. Plus on attendra, plus cette opération sera difficile, et plus longtemps on aura le malheur de souffrir et de déplaire. On n'ignore plus à présent la possibilité de cette opération, ni le bon succès qui l'accompagne. »[370]

Mais Fauchard ne veut pas que ces extractions soient réalisées de façon inconsidérée, en particulier les extractions des dernières molaires de lait. Il dénonce les propositions d'un auteur qui estime que « dès que l'on remarque que les mâchoires d'un enfant n'ont pas une étendue suffisante, il faut lui ôter de bonne heure les dernières molaires de lait, surtout si les premières grosses molaires sont d'un

---

[366] P. Fauchard, *Le chirurgien-dentiste ou Traité des dents*, tome 1, op. cit., p. 364
[367] Ibid.
[368] Ibid.
[369] Ibid.
[370] P. Fauchard, *Le chirurgien-dentiste ou Traité des dents*, tome 1, op. cit., pp. 364-365

gros volume. »[371] Fauchard affirme au contraire que cette opération ne peut pas « produire un bon effet ; parce que ces dernières petites molaires de lait, étant ôtées, les dents voisines trouvent à la vérité des places vides pour s'étendre, et occupent totalement, ou en partie, leur place. »[372] Fauchard évoque un autre inconvénient lié à l'extraction de ces dernières petites molaires de lait : « En effet si ces molaires de lait viennent à être remplacées par les secondes dents, qui ne manquent guère de paraître, ne causeront-elles pas un autre dérangement plus considérable qu'il n'aurait peut-être été auparavant ? Ces dents ne trouvant leur place vide doivent nécessairement percer en dehors, ou en dedans et causer par là le dérangement que l'auteur craint si fort, et que nous venons de faire remarquer. »[373]

Fauchard ne manque pas de signaler que le redressement des dents est plus facile chez les enfants que chez les adultes et il s'en explique : « Les dents des jeunes sujets sont bien plus aisées à redresser que celles des adultes ; tant à cause du peu de volume que les racines de leurs dents ont à cet âge, qu'à cause de la mollesse de toutes les parties qui les environnent ; c'est pourquoi il faut tenter d'abord de les redresser avec les doigts ; ce qui se fait à plusieurs reprises dans le cours de la journée. »[374]

Certes, avec Fauchard, l'orthodontie n'est pas encore une discipline définie à part entière, mais Fauchard situe bien le redressement des dents dans le tableau général des activités opératoires du chirurgien-dentiste. Il l'annonce dans la préface de son livre : « Je traite des moyens de remédier à leur déplacement ; de procurer et embellir leur ordonnance ; d'y suppléer quand elle est détruite, […]. »[375] En annonçant que les malpositions dentaires sont « presque toujours causées par l'obstacle que forment les premières dents à la sortie des secondes. »[376], Fauchard veut mettre l'accent sur la surveillance de la denture des enfants. Pour convaincre de la qualité des résultats obtenus, il n'hésite pas à réserver une vingtaine de pages de son traité

371 P. Fauchard, *Le chirurgien-dentiste ou Traité des dents*, tome 2, op. cit., p. 90
372 Ibid.
373 Ibid., p. 91
374 Ibid., pp. 94-95
375 P. Fauchard, *Le chirurgien-dentiste ou Traité des dents*, tome1, op. cit., préface, p. xviij
376 Ibid., p. 364

à la présentation de ses réflexions et de ses commentaires sur « douze observations sur les dents difformes et mal arrangées »[377] sur les arcades dentaires. Non seulement il rend compte de ses observations pour étayer son discours sur le redressement des dents, mais il expose aussi en détails tous ses modes opératoires permettant la mise en ordre de la denture.

2-3-1-2 Fauchard et la prothèse

Au siècle de Fauchard, comme durant tous les siècles antérieurs, les chirurgiens-dentistes sont conscients de la puissance de la Nature qui les entoure et les impressionne. A ce titre, ils la vénèrent, mais, ce faisant, cette vénération constitue un véritable obstacle naturaliste à l'évolution de la connaissance en art dentaire. En effet, les chirurgiens-dentistes hésitent à faire des contrefaçons des dents naturelles et préfèrent encore opter pour des dents d'animaux ou même des dents humaines, lors de la confection des dents prothétiques des prothèses amovibles, afin de rester fidèles à la Nature. De la sorte, les chirurgiens-dentistes embrassent les philosophies de la nature prônées par Aristote, puisque selon lui, comme nous l'explique François Dagognet, « en règle générale, l'artiste ou l'artisan ou même le créateur ne peut qu'imiter tant bien que mal, plutôt mal que bien, la nature, elle-même tenue pour la source originelle. »[378] Fauchard a le mérite, ici aussi, sans brusquerie excessive, sans rien préconiser de révolutionnaire, c'est-à-dire sans renier de manière absolue les philosophies de la nature, de tenter l'innovation plutôt que de rester aliéné au conservatisme. Fauchard s'évertue donc à essayer de fabriquer des dents émaillées qui soient le plus conformes aux dents naturelles, aussi bien au niveau de leur couleur que de leur forme. Il explique d'ailleurs qu'il a « tâché d'imiter la nature, et même de l'enrichir par ces dentiers artificiels, dans les circonstances qui concernent l'ornement de la bouche. »[379] Il va ainsi essayer de fabriquer des dents prothétiques émaillées sans pour cela abandonner les dents dites naturelles. En homme de l'art consciencieux, il nous confie : « Pour y réussir, j'ai consulté les émailleurs les plus habiles, et par les conférences que j'ai eues avec eux, j'ai rendu praticable ce

---

[377] Ibid., pp. 351-372

[378] F. Dagognet, *La maîtrise du vivant*, Paris, Editions Hachette, 1988, p. 22

[379] P. Fauchard, *Le chirurgien-dentiste ou Traité des dents*, tome2, op. cit., pp. 283-284

que je crois que d'autres n'ont point mis en usage jusqu'à présent. »[380] Il ne rejette jamais de façon systématique la voie des Anciens et, quand il la délaisse au profit de la voie du changement, il le fait toujours de façon raisonnée après avoir bien pris soin de s'assurer des bénéfices qu'il peut en tirer. De plus, dans cette partie de son traité consacrée à la "prothèse", nous allons voir à quel point l'esprit de synthèse de Fauchard s'exprime pleinement et combien sa maîtrise de la prothèse nous révèle chez lui un très haut degré de pragmatisme.

En prothèse, Fauchard fait la distinction entre deux sortes de prothèses. Le premier groupe de prothèses dont nous parle Fauchard comprend d'une part, les prothèses attachées et, d'autre part, les prothèses fixées, ou tout du moins ce qui, à l'époque de Fauchard, en représentait une ébauche très rudimentaire, c'est-à-dire les dents à tenon. Les prothèses attachées sont celles que Fauchard amarre à chacune des dents naturelles situées en bordure de la zone édentée. Le second groupe de prothèses auquel Fauchard s'intéresse est représenté par les prothèses totalement amovibles, appelées par ses soins "machines" ou "dentiers", ou râteliers. Ces machines peuvent être très diverses selon le type d'édentation, unimaxillaire ou bi-maxillaire, totale ou partielle.

Avant d'envisager les différentes façons de remplacer les dents manquantes, Fauchard passe en revue les conditions auxquelles doivent répondre les dents pour être vraiment « des dents artistement figurées pour remplacer celles qui manquent. »[381] Il manifeste son souci d'approcher au mieux les dimensions d'une dent naturelle et de répondre aux canons de l'esthétique : « Lorsqu'on veut mettre une dent artificielle, il faut qu'elle ait à peu près la longueur, l'épaisseur et la largeur de la dent naturelle, qui en occupait la place. Il faut aussi que la partie, qui en est comme la racine, ou le talon, soit ajustée de manière qu'elle pose également sur la gencive qui recouvre l'alvéole. »[382] Fauchard considère ensuite les différents types de matériaux des dents utilisées et il nous indique celles qui ont sa préférence : « Pour faire des dents artificielles, on emploie ordinairement des dents humaines, des dents d'hippopotame, ou cheval marin, des dents de bœuf, même l'os de ses jambes, les

[380] Ibid., p. 284
[381] P. Fauchard, *Le chirurgien-dentiste ou Traité des dents*, tome2, op. cit., p. 215
[382] Ibid.

défenses de vache marine, et le cœur de l'ivoire le plus fin et le plus beau. Les dents humaines et celles de cheval marin sont à préférer à toute autre matière ; parce qu'elles ont leur émail, et qu'elles résistent davantage à l'action des corps qui les touchent, et que par conséquent elles durent plus longtemps et conservent une couleur beaucoup plus belle que toute autre matière dont on pourrait se servir en pareil cas. »[383]

Pour ce qui est des prothèses attachées et de la prothèse fixée, Fauchard part de cas simples pour considérer ensuite des cas de plus grande édentation. Il nous indique donc d'abord ce qui peut être fait de plus simple, c'est à dire ce que l'on pourrait appeler un bridge "suspendu" d'un élément puisque la dent remplaçante se trouve solidement amarrée par des fils à chacune des dents la jouxtant : « S'il se trouve une racine dans quelque cavité de l'alvéole, et qu'on veuille couvrir cette racine d'une dent artificielle, on lime de cette racine ce qui excède la gencive, et même plus si on le peut. Ensuite, on ôte tout ce que cette racine a de carié avec les instruments convenables, et dont j'ai parlé. Cela étant fait, on plombe le canal de cette racine, et on ajoute la base, ou le talon de la dent naturelle, ou artificielle qu'on rapporte sur la racine. Il faut auparavant avoir fait à cette dent, un ou deux trous qui servent à passer les bouts d'un fil qu'on attache aux dents naturelles voisines [...]. »[384] Il nous explique donc d'abord comment il s'y prend quand une dent postiche doit remplacer une dent absente : « Lorsque l'intervalle qui doit recevoir la dent postiche, est plus large qu'il ne doit être, en conséquence de ce qu'il se trouve réuni aux larges intervalles qui se rencontraient entre la dent perdue et celle qui reste ; ou lorsque la carie, en ruinant les parties latérales des dents voisines, aura rendu cet intervalle d'une trop grande étendue, il faut observer que l'assiette, ou le talon de la dent, qui doit être posé sur la gencive, soit de la largeur de l'intervalle, et que le reste diminue, pour la rendre conforme à la dent naturelle, et qu'elle soit en symétrie avec sa pareille. »[385] Ensuite, Fauchard nous explique où doivent être percés les trous au niveau du corps de la dent postiche pour passer les fils qui permettront d'attacher la dent postiche aux dents naturelles : « Après avoir limé la racine de la dent, et mis du plomb dans la cavité, on fait à la dent postiche un petit trou, qui passe par le milieu de ses

[383] Ibid., pp. 215-216
[384] P. Fauchard, *Le chirurgien-dentiste ou Traité des dents*, tome 2, op. cit., p. 224
[385] Ibid., p. 217

parties latérales, en traversant la largeur de la dent, et qui se conduit à niveau des gencives des dents voisines naturelles. Si ce trou ne suffit pas, on en fait deux à côté l'un de l'autre. Ces trous servent à donner passage aux deux bouts d'un fil de soie, ou commun, qui y passent séparément, quand il y a deux trous. Lorsque le fil a passé, son milieu forme une anse, qui s'engage dans l'intervalle le plus étroit des deux dents solides et voisines. On prend ensuite le bout intérieur de ce fil, et on le passe par dessus la surface intérieure de la dent naturelle, qui suit l'artificielle, pour le faire entrer dans l'intervalle qu'elle forme avec sa voisine. On noue après cela le bout de ce même fil avec l'autre bout, qui est au-devant, en cas qu'il ne faille pas poursuivre, et attacher une autre dent artificielle avec ce même fil. »[386] Fauchard évoque ensuite les fils qui servent à amarrer les dents postiches en nous informant sur leur nature, sur leur présentation en fils simples, doublés ou autres, sur la façon dont ils doivent être ajustés pour éviter toute blessure de la gencive : « Pour attacher les dents postiches, il faut avoir recours au fil de lin retors en trois, et doublé ensuite en deux, ou trois, ou à la soie doublée de même. Afin que la gencive ne soit point incommodée ni de l'un, ni de l'autre, on les cire à plat sans les retordre de nouveau, et aussitôt qu'ils sont usés, ou rompus, on en remet d'autres en leur place. On doit s'imaginer qu'il est des cas où ces fils doivent être employés de même, et d'autres cas où l'on peut les employer tout simples, sans être redoublés. Cela dépend de la nécessité plus ou moins grande et de la volonté de ceux qui s'en servent ; c'est-à-dire, que lorsqu'il y a plus ou moins de dents de suite à attacher, on doit plus ou moins multiplier les fils. Il y a des dentistes qui conseillent, pour attacher les dents postiches, de se servir de cordonnet de soie écrue ; mais comme ce cordonnet est très rude, j'ai observé qu'il faisait des impressions considérables sur les dents où il était appliqué, et que même il les avait coupées totalement, ou en partie ; c'est pourquoi je conseille de ne point s'en servir, et d'avoir recours au fil de lin, ou à la soie cirée dont je viens de parler. Si néanmoins les gencives et les racines sur lesquelles on veut mettre des dents naturelles, ou artificielles, se trouvaient assez dures, ou assez fermes, pour qu'elles ne pussent pas s'affaisser trop par l'appui des dents postiches, le fil d'or sera plus convenable pour attacher que le fil commun, ou la soie cirée ; parce qu'alors, elles restent affermies et stables, sans que l'on soit obligé de les ôter, et sans que le fil d'or

[386] Ibid., pp. 217-218

puisse intéresser les gencives et les autres dents. Le fil d'or trait, dont on se sert pour les dents, doit être fait d'or de ducat. Celui qui est destiné pour attacher les dents postiches, sera préparé de même que celui dont j'ai parlé pour raffermir les dents chancelantes au chapitre IX de ce volume. Il n'y a de différence qu'en ce que celui-ci qui doit servir pour attacher les dents postiches aux dents naturelles qui restent encore dans la bouche, doit être plus gros. On en emploie de plus ou moins gros suivant les circonstances qui se rencontrent. »[387]

Si la nécessité de remplacer un nombre de dents supérieur à deux ou trois dents se présente, Fauchard invite les dentistes à « appliquer sur la face intérieure de cet assemblage une petite lame d'or, ou d'argent, d'environ une ligne et demie de largeur, et de l'épaisseur d'environ une demie ligne. Cette lame doit être percée vis-à-vis la base de chaque dent, le plus près de la gencive qu'il est possible. Ces trous donnent passage à des goupilles d'or, ou d'argent rivées à rivure perdue d'un côté sur la lame, et de l'autre sur la surface antérieure de chaque dent. Ensuite on pose cette pièce sur la gencive et on l'arrête de même que la précédente. Cet assemblage ainsi ajusté se trouve en état de durer un temps plus considérable que le précédent ; mais il coûte beaucoup plus de peine et de dépense. Il se peut faire avec la lame seule, sans être obligé de joindre les dents avec le fil d'or, ou d'argent, dont nous avons parlé ci-dessus ; parce qu'en faisant à la face intérieure de chaque dent une échancrure de la largeur et de l'épaisseur de la lame, il est aisé d'assembler et de joindre le tout ensemble, en logeant la lame dans l'épaisseur de chaque dent, au moyen de cette échancrure pratiquée sur leur surface postérieure, du côté de leur base. On arrête la lame à chaque dent le plus près qu'il se peut de la gencive, avec deux petites goupilles d'or, ou d'argent, l'une au-dessus de l'autre, et rivées à rivure perdue. »[388]

Quand l'état de la racine de la dent le permet, Fauchard confectionne une dent à tenon et nous rend compte de la façon dont il s'y prend : « Quand la carie a trop considérablement élargi le canal de cette racine, que ses rebords sont encore fermes et solides, et qu'on a été obligé de la plomber, on fait avec un petit poinçon un trou le plus

---

[387] P. Fauchard, *Le chirurgien-dentiste ou Traité des dents*, tome2, op. cit., pp. 218-220

[388] P. Fauchard, *Le chirurgien-dentiste ou Traité des dents*, tome2, op. cit., pp. 222-224

profond et le plus droit qu'il est possible au milieu du plomb bien affermi, sans néanmoins que ce trou pénètre plus avant que le canal de la racine. On assemble la dent naturelle postiche avec la racine, par le moyen du tenon, tel que je vais le décrire. »[389] Conscient de la variété des situations auxquelles le dentiste peut être confronté, Fauchard nous expose tous les cas de figure possibles : « Lorsque la carie a pénétré jusqu'à la cavité de la racine sur laquelle on veut mettre à tenon une dent naturelle, ou artificielle, le canal de cette racine étant encore assez long, tout ce qui se trouve de carié ayant été ôté, on élargit ce canal avec un équarisseur, instrument ainsi appelé par les horlogers, qui est de figure pyramidale, qui se termine en pointe, et qui forme quatre pans, dont chaque angle est tranchant. Il sert aux ouvriers à augmenter le diamètre des trous. L'équarisseur le plus grand des deux que j'ai fait graver, est long d'environ un pouce et demi, compris sa soie. Son diamètre dans sa partie la plus étendue est d'environ une ligne. Il va toujours en diminuant vers sa pointe, qui n'a qu'environ une demie ligne de largeur. C'est là la dimension de chacune de ses faces. Cet équarisseur sert à augmenter le canal des plus grosses racines des dents ; et pour les moyennes on se sert du moyen équarrisseur. »[390] Fauchard prévient le dentiste des risques encourus lors de l'utilisation de l'équarisseur : « Dans l'usage de l'équarisseur il y a deux circonstances à observer, qui sont de prendre garde qu'il ne pénètre au-delà du canal, et que cet instrument ne soit trop trempé, de crainte qu'il ne casse dans le canal de la racine de la dent, et qu'y restant engagé, on ne puisse plus le retirer, ni par conséquent placer le tenon. On serait obligé dans un tel cas de mettre en cette place une dent attachée aux voisines, laquelle serait de moindre usage, et ne serait pas si commode. »[391] Fauchard peut alors développer son discours sur les caractéristiques que doit avoir le tenon, sur ses recommandations au sujet du calibrage et des moyens de fixation du tenon, et sur la mise en place de la dent à tenon : « Quand cet inconvénient n'arrive pas, on ajuste à la dent, pour la mettre en place, un petit tenon d'or, ou d'argent de la longueur et de la largeur du canal de la racine et du canal de la dent humaine qu'on y veut mettre. Comme le canal du corps de la dent se trouve toujours trop peu étendu, on doit augmenter celui-ci avec le foret, pour mieux engager le

[389] Ibid., pp. 224-225
[390] P. Fauchard, *Le chirurgien-dentiste ou Traité des dents*, tome 2, op. cit., pp. 225-226
[391] Ibid., p. 226

tenon par l'un de ses bouts dans la dent humaine postiche. Ce tenon doit être bien ajusté, et un peu dentelé autour ; afin qu'il s'en trouve plus affermi après avoir été introduit et mastiqué. Avant que de mettre ce tenon dans la cavité de la dent, elle doit être remplie de mastic en poudre. Ensuite, on introduit ce tenon dans cette cavité avec de petites pincettes d'horloger, en chauffant ce tenon au feu de la bougie par son extrémité opposée. Il faut remarquer que pendant que le dentiste chauffe ce tenon, il doit tenir la dent avec un linge pour ne pas trop sentir la chaleur. Par ce moyen le mastic se fondra, et facilitera l'entrée au tenon. On peut aussi, et même pour le mieux, percer le trou de la cavité de la dent, jusqu'à sa surface intérieure, et y river le tenon après qu'il a été mastiqué. L'autre extrémité du tenon, qui doit aussi être dentelée, s'introduira dans le canal de la racine. Pour cela le dentiste doit tenir la dent à tenon avec les pincettes droites, et en tournant la dent de droite à gauche, et de gauche à droite, en la poussant de force, jusqu'à ce que le tenon y soit entièrement introduit, que le talon de la dent porte en plein sur la racine, et que cette dent soit si bien affermie, qu'elle ne fasse, pour ainsi dire, qu'un même corps avec la racine. »[392] Fauchard indique un moyen de compenser l'insuffisance relative du calibrage du tenon par rapport à la lumière du canal : « Si malgré toutes les précautions que l'on aura prises pour faire entrer bien juste la partie du tenon qui doit être placée dans l'ouverture du canal qu'on aura fait à la racine, il arrive que le tenon se rencontre trop petit pour y être engagé de force, et pour y être ferme et stable, il faudra en ce cas faire derechef avec un couteau quelques dentelures de plus, à peu près semblables aux dentelures, ou premières tailles d'une lime. Ces dentelures sont une espèce de morfil qui grossit ce tenon. Si cela n'est pas suffisant, on entourera avec un peu de chanvre, ou de lin, ou même de fil très fin l'extrémité de ce tenon, pour l'engager ensuite à force dans le canal de la racine de la dent. Ce tenon fait ici ce qu'une cheville fait à deux planches qu'elle assemble l'une contre l'autre. »[393] Fauchard examine ensuite une série d'accidents qui peuvent survenir après la mise en place de dents à tenon, en explique les raisons et précise ce qu'il faut faire dans ces cas-là : « Si les vaisseaux qui entrent dans le canal de la racine de la dent ne sont pas détruits, si l'on perce au-delà de ce même canal, ou si le tenon étant introduit, excède la longueur du canal qui doit le

---

[392] P. Fauchard, *Le chirurgien-dentiste ou Traité des dents*, tome 2, op. cit., pp. 226-228

[393] Ibid., p. 228

recevoir, il ne manque pas d'arriver en cet endroit une douleur qui est quelquefois suivie de fluxion et d'abcès. Pour lors on est obligé d'ôter la dent à tenon, si la douleur et la fluxion sont violentes ; afin de laisser les parties en repos, et de faciliter une libre issue aux matières arrêtées, à moins qu'on ne veuille s'assujettir à souffrir la fluxion pendant quelque temps, après quoi il n'y a ordinairement aucun retour de douleur. La dent et le tenon s'ôtent avec des pincettes droites, et se remettent de même. Si l'on voulait mettre une dent à tenon sur une racine qui fût sensible, que les vaisseaux fussent apparents, ou non, on pourrait, afin de détruire ces vaisseaux, appliquer auparavant le cautère actuel dans le canal de la racine, et y introduire pendant quelques jours un petit coton imbibé d'huile de cannelle, ou de girofle. »[394] Prudent, Fauchard nous avertit aussi de situations particulières qui nécessitent de prendre des précautions supplémentaires pour assurer le maintien en place de la dent à tenon : « Lorsqu'on ne peut en pareille occasion élargir assez profondément le canal des racines des dents, sans s'exposer à en découvrir les parties sensibles ; lorsque ces racines sont trop détruites, ou qu'elles se trouvent naturellement trop courtes, et qu'il n'est pas possible d'y faire entrer un tenon suffisamment long, pour affermir des dents semblables ; en ce cas on fait à la dent à tenon deux petits trous, qui percent d'une partie latérale à l'autre, pour se rencontrer à fleur de la gencive après son application ; on passe dans ces deux trous les deux bouts d'un fil d'or, dont l'anse se trouve engagée dans l'intervalle de la dent naturelle la plus voisine de l'espace qu'on veut remplir ; on introduit ensuite le tenon de la dent postiche dans le canal de cette racine ; enfin on engage les deux bouts du fil dans l'intervalle de l'autre dent voisine, pour y être arrêtés en les tordant, comme on a dit en parlant du raffermissement des dents. »[395] Fauchard nous signale en plus que « les dents et les pièces artificielles, qui sont attachées avec des tenons et le fil d'or, tiennent mieux que toutes les autres ; elles durent quelquefois quinze à vingt ans, et même davantage, sans se déplacer ; au lieu que le fil commun et la soie dont on se sert ordinairement pour attacher toutes sortes de dents, ou pièces artificielles, sont de peu de durée. »[396] Fauchard ne pose des dents à tenon que sur des incisives et des canines « parce que les molaires ont

[394] Ibid., pp. 228-229
[395] P. Fauchard, *Le chirurgien-dentiste ou Traité des dents*, tome 2, op. cit., pp. 230-231
[396] Ibid., p. 231

plusieurs racines, dont les conduits varient si diversement, qu'il n'est pas possible de les percer, sans intéresser les vaisseaux qui les accompagnent, l'alvéole, ou la mâchoire ; au lieu que les incisives et les canines n'ayant qu'une racine et une cavité, l'opération en est plus facile. »[397] En outre, Fauchard précise que cette opération « est encore plus aisée à pratiquer aux dents de la mâchoire supérieure, qu'à celle de l'inférieure parce que le corps de la racine des dents de la mâchoire supérieure a plus de volume que celui des dents de la mâchoire inférieure. »[398]

En prothèse amovible, quand Fauchard décrit les dentiers, il le fait en utilisant la même méthode qu'en anatomie, c'est-à-dire en donnant une description de toutes les pièces qui composent les dentiers, mais en ne manquant pas d'y adjoindre une image globale du dentier. Fauchard, comme Léonard de Vinci, a une manière "d'éclater" les mécanismes afin d'en présenter chaque pièce. En développant un sens exceptionnel de la structure et de l'unité, il donne à la prothèse amovible un caractère presque organique. Fauchard n'omet pas de nous rappeler qu'avant de se lancer dans la fabrication de la prothèse, il a « pris toutes les dimensions requises. »[399] Fauchard maîtrise aussi parfaitement la connaissance des matériaux et il sait reconnaître leurs qualités ; il apprécie l'ivoire d'hippopotame, dont la couleur reste blanche alors que celle de l'ivoire de la dent d'éléphant est beaucoup moins stable et jaunit très rapidement. Contrairement aux chirurgiens qui confient aux tabletiers le soin de fabriquer les prothèses amovibles, Fauchard choisit lui-même les matériaux des dents postiches et confectionne lui-même ses prothèses amovibles. Il revendique haut et fort la fabrication des prothèses par le chirurgien-dentiste ; néanmoins, deux décrets, ceux de 1736 et de 1746, reconnaissent aux tabletiers le droit de « remetteur de dents d'ivoire » et, bien sûr, Fauchard dénonce cette situation. En ce qui le concerne, Fauchard confectionne toutes ses pièces prothétiques lui-même hormis les travaux d'émaillage quand il y a recours, puisqu'il les confie à des émailleurs auxquels il donne ses instructions et dont il suit les travaux de près. Il nous explique comment l'on doit s'y prendre : « La pièce que l'on doit construire et garnir de dents émaillées, doit être auparavant ajustée à l'endroit de la mâchoire qu'elle doit occuper,

---

[397] Ibid., pp. 231-232
[398] Ibid., p. 232
[399] P. Fauchard, *Le chirurgien-dentiste ou Traité des dents*, tome 2, op. cit., p. 340

suivant toutes les dimensions requises. Il faut néanmoins n'y avoir encore formé aucune dent. On appliquera sur la face extérieure de cette pièce une lame d'or, ou d'argent, épaisse d'environ une demie ligne. Cette lame occupera toute l'étendue de la face extérieure, si le râtelier doit être complet. Si ce râtelier doit recevoir dans certains intervalles quelques dents naturelles, et dans d'autres servir à former quelques dents émaillées, on pratiquera des entailles vis-à-vis les dents naturelles, pour les y loger ; et dans l'intervalle de l'une à l'autre dent, on garnira la surface extérieure de la pièce artificielle de petites lames aussi d'or, ou d'argent. On tracera ensuite avec une lime la figure des dents sur cette lame, pour marquer l'intervalle des dents qu'on doit former. Tout étant ainsi disposé, on remettra cette pièce à l'émailleur, pour qu'il couvre cette lame d'émail. On formera chaque dent émaillée de l'étendue requise, et de couleur semblable à celle de l'émail des dents naturelles de la personne à laquelle il s'agira d'ajuster la pièce émaillée. Pour que l'émailleur soit mieux instruit de cette nuance, on lui fera voir quelque dent pareille en couleur à celles qu'il doit émailler, ou bien on lui montrera celles qui tiennent encore en bouche. Si c'est des dents humaines sur lesquelles l'émailleur doit se régler, soit que ces dents ayant été prises dans la bouche du même sujet, soit qu'elles aient été prises de la bouche d'un autre, il faut que ces dents ayant trempé dans l'eau commune au moins vingt-quatre heures, pour pouvoir leur donner à peu près la même couleur des dents qui restent en place. Ensuite l'émailleur continuera de les tenir dans l'eau, afin de mieux attraper leur degré de blancheur ; car lorsqu'elles sont sèches, elles ne sont jamais bien conformes en couleur aux naturelles. Lorsque les gencives sont consumées totalement, ou en partie, la lame d'or, ou d'argent doit être plus ou moins large, suivant la déperdition de substance de la gencive. On figure les petites éminences que les gencives forment dans l'intervalle de chaque dent, et les demis contours qu'elles forment aussi de l'une à l'autre dent ; et on supplée au défaut des gencives, par d'autres si bien imitées en émail, qu'elles ont la véritable couleur des naturelles. La lame dont je parle, ne peut être émaillée sans la porter au feu, et par conséquent sans être séparée de la pièce d'os sur laquelle on doit l'appliquer, après qu'elle est émaillée. Ensuite on doit l'assujettir par ses extrémités, au moyen d'une ou de plusieurs vis, suivant son étendue, ou au moyen de goupilles rivées à rivure perdue, qui perceront la pièce émaillée et la pièce d'os d'outre en outre. Si l'on veut que cette lame émaillée ne couvre point toute la longueur de la face extérieure de la pièce, on fait une entaille à cette même pièce, pour loger la lame dans la profondeur de l'entaille, et à niveau de la surface de la pièce. Il faut encore remarquer que l'extérieur de chaque dent émaillée doit paraître un peu convexe, et que l'émail ne doit pas être beaucoup apparent dans le fond de chaque intervalle ; afin que les dents artistement émaillées en paraissent plus naturelles. Ces pièces émaillées s'appliquent sur les gencives, et y sont assujetties de même que les précédentes, soit par des attaches de fil, par des tenons, soit par des ressorts. Si l'on veut ne réparer qu'un ou plusieurs défauts du dentier artificiel dépourvu dans quelque endroit de son émail naturel, on rapporte dans cet endroit une petite lame d'or, ou d'argent, d'une étendue suffisante pour cacher tous les défauts de la pièce. On donne ensuite cette pièce à l'émailleur, pour y mettre un émail conforme au reste de l'émail de cette même pièce, que l'émailleur fait tremper dans l'eau, pour la raison que nous venons d'alléguer. On joint cette pièce avec la lame le plus artistement qu'il est possible. Voilà le seul moyen de réparer un tel défaut. Les avantages de l'émail employé aux dents artificielles, ne se bornent pas seulement à l'ornement qu'il procure ; mais il en résulte encore que les dents, ou les dentiers émaillés de même, peuvent durer un temps très considérable ; puisque l'émail est un corps très peu susceptible de changement et d'altération. »[400] Fauchard est toujours attentif à l'intégration de ses dentiers dans le milieu buccal et il veille à ce qu'ils ne lui causent pas de dommages. En outre, il est scandalisé par l'attitude de certains dentistes qui ne s'en préoccupent pas et il est surpris de constater ce que peuvent supporter certains patients de ces praticiens si peu scrupuleux et si peu attentionnés : « il fallait que cette dame eût une forte envie d'avoir la bouche garnie, pour souffrir une opération si cruelle et en même temps si ridicule, sans parler des dangereuses suites qu'elle pouvait avoir. »[401]

Au chapitre XXIV du tome 2 de son traité, la première prothèse amovible décrite par Fauchard— Fauchard n'emploie pas le mot "prothèse" mais le mot "machine" ou le mot "dentier" ou encore le mot "râtelier"— correspond à celle d'une patiente qui présente une édentation totale du maxillaire supérieur et aucune dent manquante au maxillaire inférieur. Fauchard nous précise la nature du matériau de

---

[400] P. Fauchard, *Le chirurgien-dentiste ou Traité des dents*, tome 2, op. cit., pp. 284-288

[401] Ibid., p. 290

toutes les pièces dont la prothèse est "composée" : il s'agit de l'or. « [...] Je choisis de fort bon or pour toutes les pièces dont elle devait être composée, et je les fis préparer et forger par un confrère. »[402] Il énumère en détail les pièces qui composent la prothèse et la façon dont il s'y est pris pour la fabriquer : « je fis moi-même deux espèces d'anses ou plaques recourbées, deux demi-cercles, quatre petits porte-ressorts et huit petits clous à tête. A ces plaques recourbées je fis souder par un metteur en œuvre les deux extrémités du demi-cercle extérieur, qui a le plus de contour, et le demi-cercle intérieur qui est le moins étendu, et à chaque surface latérale extérieure des plaques recourbées, je fis encore souder un petit porte-ressort, après y avoir fait les petites ouvertures à jour, ou espèces de mortaises qui doivent recevoir l'extrémité de chaque ressort. Cette machine se trouvant conduite de manière à pouvoir embrasser les dents de la mâchoire inférieure, je fabriquai le dentier pour la supérieure, et aux deux extrémités de ses surfaces latérales extérieures, je fis deux échancrures, où j'attachai avec de petits clous rivés deux autres petits porte-ressorts semblables à ceux que j'ai dit avoir placés aux plaques recourbées. Pour assembler ce dentier avec la machine inférieure, je mis de chaque côté un ressort de baleine, j'introduisis une de ses extrémités dans les deux petites ouvertures à jour d'un des porte-ressorts de cette machine, où je l'arrêtai par plusieurs contours d'un fil passé dans le chas d'une aiguille à coudre. J'insinuai l'autre extrémité de ce ressort dans les deux petites ouvertures du porte-ressort supérieur opposé, où je l'arrêtai de même par plusieurs contours et jets de fil dont je couvris le même ressort, afin de le fortifier. L'autre ressort fut placé d'une pareille façon ; et c'est ainsi que le dentier supérieur se trouva joint à la mâchoire inférieure. »[403]

Les planches qui illustrent le discours de Fauchard sur la prothèse sont indiquées dans son texte ; il explique par exemple à la page 340 du deuxième tome de son *Traité des dents* que sa machine est représentée sur la planche n° 41. Sur cette planche, il a le bon sens de faire figurer les pièces "séparées" et ensuite "assemblées". Il rassemble sur cette planche n° 41 cinq figures et grâce aux commentaires accompagnant chacune d'entre elles, il parvient à compléter avantageusement les explications figurant dans son discours. La figure 1 est la plus

[402] Ibid., p. 340
[403] P. Fauchard, *Le chirurgien-dentiste ou Traité des dents*, tome 2, op. cit., pp. 340-342

complexe puisqu'il la décompose en ses différentes parties principales A, B, C, DD, EE, FF, GG, et définit chacune d'entre elles. Dans la figure première, la pièce A représente « le demi-cercle extérieur qui doit être posé par sa partie concave sur la surface extérieure des dents incisives, canines et petites molaires, et qui doit les embrasser extérieurement près des gencives. »[404] En C, est figuré « l'intervalle que ces dents occupent, lorsque cette machine est mise en place. »[405] DD correspondent aux « anses ou plaques recourbées, qui portent sur l'extrémité de la couronne des deux premières grosses molaires, et qui les embrassent par leurs parties latérales extérieures et intérieures du côté droit et du côté gauche de la mâchoire inférieure. »[406] EE correspondent à « deux petits porte-ressorts, soudés sur les surfaces latérales extérieures de ces plaques recourbées. »[407] Fauchard désigne par FF « deux autres porte-ressorts semblables attachés par des clous rivés sur les deux échancrures pratiquées aux deux faces extérieures des deux extrémités de ce dentier. »[408] De chaque côté, en G et G sont figurés « les deux ressorts, dont les extrémités antérieures sont engagées dans les deux petites ouvertures des porte-ressorts, et arrêtées par des contours et jets de fil qui couvrent tous ces ressorts. »[409] En H est visible le dentier supérieur. A l'aide de la figure 5, Fauchard réussit à nous donner une seconde vue de l'ensemble de sa machine, permettant de découvrir la face palatine de la prothèse supérieure. « La figure V représente encore la même machine pour la mâchoire inférieure, laquelle est assemblée avec un dentier supérieur par deux ressorts, et entièrement dépliée, ou ouverte et renversée, pour qu'on voit plus aisément la face intérieure et toutes les parties dont elle est composée. »[410] Fauchard continue à préciser les pièces de sa "machine" : « La figure II représente un des porte-ressorts, auquel on voit de petits trous, pour y passer des clous qui l'attachent au dentier supérieur, et de petites ouvertures, ou mortaises, pour l'introduction d'une des extrémités d'un ressort. La figure III fait voir un des ressorts de baleine, un peu convexe à sa partie extérieure, concave à sa partie intérieure, et ayant une coche, ou échancrure à ses deux extrémités,

[404] Ibid., p. 342
[405] Ibid., p. 343
[406] Ibid.
[407] P. Fauchard, *Le chirurgien-dentiste ou Traité des dents*, tome 2, op. cit., p. 343
[408] Ibid.
[409] Ibid.
[410] Ibid., p. 344

afin de le mieux fixer dans les petites ouvertures du porte-ressort. La figure IV montre un clou à tête propre à attacher les porte-ressorts au dentier supérieur. »[411] Le second ensemble prothétique proposé par Fauchard est un dentier supérieur complet articulé avec un dentier inférieur partiel, la patiente n'ayant plus en bouche que les dents du bloc incisivo-canin inférieur et les premières prémolaires inférieures droite et gauche.

Fauchard décrit aussi une prothèse complète bi-maxillaire destinée à « deux mâchoires se trouvant dégarnies de toutes leurs dents. »[412] Fauchard nous explique que dans ce cas, « on est dans la nécessité de recourir à l'usage d'un double dentier, composé de deux pièces principales. L'une est supérieure et l'autre inférieure. Ces pièces sont munies de dents artificielles artistement figurées, et elles imitent le plus exactement qu'il est possible l'ordre des dents naturelles. Ces deux pièces perfectionnées à ce point, doivent être assemblées par l'extrémité de leurs angles avec des ressorts. »[413] Au préalable, avant la confection de la prothèse, Fauchard donne ses instructions afin que la prothèse soit le plus fidèle possible aux dimensions et aux détails anatomiques en bouche : « Il faut auparavant avoir pris au juste les dimensions, non seulement des deux mâchoires, mais encore celles des gencives. Il faut aussi avoir observé surtout les inégalités qu'elles peuvent former en différents endroits ; afin de tirer avantage de ces mêmes inégalités, et de conformer la surface des dentiers qui doivent s'appliquer sur les gencives, à la variation des éminences et des enfoncements de ces mêmes gencives. Ainsi lorsqu'il se rencontre à la gencive quelque enfoncement ; et qu'il y a réciproquement un enfoncement dans la surface des dentiers, pour y placer l'élévation de la gencive. Cela ne contribuera pas peu à rendre les pièces plus fermes et plus stables dans leur assiette. »[414] Pour cette prothèse complète bi-maxillaire, Fauchard nous donne le menu détail du mode opératoire pour la fabriquer : « Avant que de placer les ressorts, il faut pratiquer avec une scie à chaque extrémité des dentiers, une entaille d'environ quatre lignes de longueur. Il faut que cette entaille soit proportionnée à l'extrémité du ressort qu'elle doit recevoir. On a soin de poser la scie sur la surface de l'extrémité des angles des dentiers à une ligne de

[411] Ibid.
[412] Ibid., p. 276
[413] P. Fauchard, *Le chirurgien-dentiste ou Traité des dents*, tome 2, op. cit., p. 276
[414] Ibid., pp. 276-277

distance de la surface qui doit s'appliquer sur les gencives. De cette façon cette entaille forme une ligne un peu oblique, en se terminant, et en remontant de bas en haut. »[415] Fauchard est soucieux d'adapter la mécanique de sa "machine" au mouvement de la mâchoire et il explique pourquoi il procède ainsi : « Tout cela se pratique, afin que le ressort une fois engagé dans l'entaille, ait plus de force pour s'étendre, et pour suivre le mouvement de la mâchoire inférieure. »[416] Fauchard nous dispense un vrai cours technique dont l'énoncé permet un suivi de toutes les phases de fabrication, la surveillance de leur fiabilité, et l'absence de nuisances vis-à-vis des structures vivantes : « On pratique à l'extrémité de chaque entaille, un trou qui perce la pièce d'outre en outre horizontalement. Ce trou sert à passer et repasser plusieurs fois une aiguille enfilée d'un fil. On introduit l'extrémité de chaque ressort dans chaque entaille. Avant que d'assujettir ces ressorts, on essaie la pièce en observant si elle produit son effet, si la courbure des ressorts est trop, ou trop peu étendue, s'ils ont la flexibilité et l'élasticité requises, s'ils n'incommodent pas par leurs courbures l'endroit de la bouche où ils se logent, s'ils frottent, ou appuient trop contre la surface de la partie de la bouche qui couvre l'apophyse coronoïde et le corps des muscles fermeurs des mâchoires, ou enfin si ces ressorts frottent trop la langue, etc. »[417] Fauchard veille à ce que les ressorts s'intègrent le plus parfaitement possible au sein de la bouche sans gêner, ni blesser ses structures anatomiques. Fauchard nous explique comment il assemble ces deux pièces de prothèse « par le moyen de deux ressorts d'acier, ou seulement de la meilleure baleine, longs d'environ un pouce et demi, y compris ce qui s'engage dans les entailles. Ces ressorts sont larges de deux lignes, et épais d'environ un quart de ligne. Suivant que les pièces seront plus ou moins grandes, on réglera l'épaisseur de ces ressorts qui ne diffèrent de ceux de la pièce précédente, qu'en ce qu'ils ne débordent pas par leur extrémité, et qu'ils n'ont point de coches. »[418] Une fois "ces ressorts ainsi conditionnés", Fauchard donne ses instructions pour les attacher et les assujettir : « On prend une aiguille enfilée d'une soie cirée, ou d'un gros fil retors. On le passe par un des trous dont il a été parlé, et on commence indifféremment par celui que l'on veut. On applique le premier jet du fil sur l'entaille, pour de là embrasser le

---

[415] Ibid., p. 277
[416] Ibid., pp. 277-278
[417] P. Fauchard, *Le chirurgien-dentiste ou Traité des dents*, tome 2, op. cit., p. 278
[418] Ibid., pp. 278-279

ressort par deux contours de fil bien serrés. Ensuite on revient au trou, du côté opposé, par un trajet de fil ; et on repasse plusieurs fois l'aiguille dans le même trou. On pratique plusieurs jets de fil qui couvrent l'entaille des deux côtés ; et ce fil fait plusieurs contours, qui assujettissent ainsi l'extrémité du ressort. Lorsque le ressort paraît assez affermi, on couvre par plusieurs contours de fil toute son étendue, jusqu'à l'endroit qui doit être engagé dans l'entaille opposée. On passe ainsi d'une extrémité à l'autre, pour engager de même ce ressort dans l'entaille opposée diamétralement. On l'assujettit de même, en passant et repassant l'aiguille dans ce trou par plusieurs jets et contours de fil réitérés. Pour mieux assujettir ces jets et ces contours de fil, on passe le fil sur l'aiguille, ainsi que les tailleurs le passent lorsqu'ils font des boutonnières. On continue de passer de même sur les jets de fil qui couvrent les entailles ; on forme par ce moyen une espèce de ganse qui resserre et affermit davantage les contours. Un des ressorts se trouve engagé par ses deux bouts, et on engage de même celui qui lui est opposé. La manière d'introduire dans la bouche cette double pièce ainsi assemblée, ne diffère de la manière dont on introduit la précédente, qu'en ce qu'elle est encore plus aisée. »[419]

Fauchard, après avoir exposé sa façon de faire, insiste sur les inconvénients majeurs des ressorts et des charnières utilisées avant lui : « Avant que j'eusse réduit en pratique les idées que je viens de communiquer, on s'était non seulement servi des ressorts de baleine pour le râtelier supérieur, attaché d'un bout à cette pièce, et de l'autre aux dents naturelles de la mâchoire inférieure, ce qui était très difficile à placer, et ébranlait beaucoup ces mêmes dents ; mais on se servait encore, pour joindre ensemble le râtelier supérieur avec l'inférieur, de charnières et de ressorts à boudin, en façon de tire-bourre, ou simplement courbés en ligne spirale. L'entortillement, ou la circonvolution spirale occupait beaucoup d'espace, et causait par conséquent de l'embarras dans la bouche. Cet entortillement s'opposait même à la mastication, et donnait lieu d'ailleurs aux aliments de s'engager dans le contour de ces ressorts, d'y séjourner, et d'y causer de la mauvaise odeur. Le même inconvénient arrivait à ces charnières par rapport à leurs engagements réciproques. Il n'en est pas de même des ressorts dont je me sers pour unir les pièces ensemble.

[419] P. Fauchard, *Le chirurgien-dentiste ou Traité des dents*, tome 2, op. cit., pp. 279-280

Ces ressorts n'ont point tant de contours. La manière dont j'assemble ces pièces, les rend capables d'agir librement, et de suivre tous les mouvements de la mâchoire inférieure. Cet assemblage est d'autant plus préférable, qu'il est plus simple, plus commode, et plus durable. »[420] Fauchard fait ici la démonstration qu'il est capable de résoudre les problématiques de fabrication des prothèses amovibles.

En approfondissant ses études techniques, en les étayant avec des raisonnements scientifiques (anatomiques et physiologiques) en lien avec la recherche pure, Fauchard définit ainsi un corpus d'études théoriques et pratiques.

Fauchard ne se contente pas de confectionner des prothèses amovibles pour les édentés, il veille aussi à appareiller des malades présentant de très grands délabrements osseux. Il nous cite le cas d'un malade dont « le scorbut ayant ravagé son palais y avait fait un trou qui avait occasionné non seulement la perte de presque toutes les dents de la mâchoire supérieure, mais même d'une partie considérable de l'un et de l'autre maxillaire supérieur, dans l'endroit où ils se réunissent ensemble, et où ils forment la partie antérieure de la voûte palatine. Le mal en était venu au point que partie de la racine de la cloison du nez était pour ainsi dire désossée, et que l'air et les aliments passaient par ce trou de la bouche dans le nez, et du nez dans la bouche. »[421] Pour ce cas, Fauchard va réaliser un obturateur et remplacer les dents manquantes : « Ce fut en cette occasion que je conçus les premières idées de construire une pièce qui fût en même temps dentier artificiel et en même temps obturateur. »[422]

La précision de Fauchard dans sa description des prothèses amovibles était déjà remarquable, mais quand il passe aux obturateurs, la précision de sa description atteint un degré supérieur. Par exemple, la description suivante de son troisième obturateur est magistrale car elle souligne l'esthétique de la machine et nous invite à l'apprécier. Afin qu'il ne puisse pas y avoir de confusion sur la mesure, Fauchard prend la ligne comme unité de mesure pour toutes les pièces de ses obturateurs, comme il le fait aussi pour les dentiers. Ceci permet d'assurer une grande précision dans sa description des différentes

---

[420] Ibid., pp. 281-283

[421] P. Fauchard, *Le chirurgien-dentiste ou Traité des dents*, tome 2, op. cit., p. 317

[422] Ibid., p. 319

pièces de ses machines et d'en reproduire fidèlement la fabrication. Cette unité de mesure définit un certain degré de précision, bien sûr « en accord avec la pratique scientifique générale. »[423] Fauchard écrit : « La pièce en manivelle, que j'ai dit être la première à donner passage à la tige de la vis, par un trou pratiqué à l'extrémité inférieure de sa branche inférieure, est longue d'environ six lignes, large du côté de la vis d'environ trois lignes, et de deux du côté où elle se termine, formant un coude avec la branche supérieure et verticale. Les parties supérieure et inférieure de cette pièce sont arrondies, et vont en diminuant vers son milieu. Elle est épaisse d'environ une demie ligne par l'extrémité la plus large, et d'environ une ligne par son extrémité la plus étroite. Elle a deux surfaces plates. Sa position est de suivre la direction de la queue en feuille de myrte. Son autre branche s'élève verticalement en haut. Sa circonférence décrit à peu près la figure d'un huit de chiffre. Elle a deux surfaces plates, et elle est à peu près en tous sens de la même grandeur que la précédente. Elle est percée par ses deux extrémités. Par l'inférieure elle reçoit l'extrémité inférieure de la lame arrêtée à la vis inférieure par un tenon arrondi et rivé. Elle roule sur ce tenon tantôt à droite, tantôt à gauche. Son trou supérieur est destiné à recevoir les pas d'une vis, qui demande une description particulière. Cette vis est longue en tout, de treize à quatorze lignes, y compris son bouton et son carré. La vis proprement prise, est de la longueur d'environ huit lignes, son bouton en forme de poire, est de quatre lignes, et le carré qui est à la tête de la poire d'environ deux lignes. Ce carré s'engage dans une clef de montre ; ce qui fait qu'en la tournant, la vis s'engage plus ou moins dans le trou supérieur de la branche supérieure qui la reçoit en forme d'écrou, pour exécuter l'effet qui sera rapporté ci-après. »[424] Fauchard continue la description de sa machine en adoptant le même mode d'étude que celui des parties du corps humain, c'est-à-dire en expliquant la structure et la fonction de chaque partie, de chaque pièce de la machine : « Revenons auparavant à la tête de la vis inférieure, pour en expliquer la structure et la fonction. Cette tête est haute d'environ trois lignes ; elle est de la grosseur d'un moyen pois, y compris l'espace qui contient une entaille, qui la divise en deux parties égales. Cette entaille est profonde d'environ deux lignes, et son milieu est un peu approfondi.

---

[423] G. Bachelard, *Essai sur la connaissance approchée*, Paris, Editions J. Vrin, 1929, p. 59

[424] P. Fauchard, *Le chirurgien-dentiste ou Traité des dents*, tome 2, op. cit., pp. 312-313

Les deux parties de la tête de cette vis sont divisées par cette entaille, comme nous l'avons dit, et percées dans leurs parties moyennes, chacune par un trou. Ces trous se répondent l'un à l'autre pour recevoir une goupille. Cette goupille enfilant ces deux trous, enfile aussi les trous des deux charnons arrondis qui se logent dans la même entaille, qui est uniquement destinée à les recevoir ; et c'est pour s'accommoder à leur rondeur, qu'elle est plus cave dans son milieu. »[425] Avec les prothèses et les obturateurs, en particulier, Fauchard fait en sorte que vivant et mécanique ne soient plus contradictoires et qu'au contraire, ils se complètent. Il aborde la technique en maintenant entre machine et organisme de vrais rapports de similitude anatomique.

Au niveau prothétique, Fauchard ne fait pas que reproduire les types de prothèse existant, il part parfois de l'existant pour le perfectionner mais il peut aussi créer radicalement : « j'ai perfectionné et même inventé plusieurs pièces artificielles, soit pour remplacer une partie des dents, soit pour remédier à leur perte totale ; et ces pièces les remplacent si bien, qu'elles servent parfaitement aux mêmes usages que les dents naturelles. »[426] Finalement, avec les "machines" de Fauchard, on est « dans une autre-nature ou, plutôt dans une nature-autre. »[427] Si Fauchard peut véritablement se lancer « dans l'explication de l'organisme par la machine », c'est parce qu'il a construit au préalable des machines prothétiques capables d'imiter les mouvements d'ouverture et de fermeture de la bouche et d'établir des rapports dynamiques entre les deux maxillaires. En effet, comme l'indique Georges Canguilhem, « l'explication de l'organisme par la machine ne peut naître que quand l'ingéniosité humaine a construit des appareils imitant des mouvements organiques et dont l'action, mis à part la construction et le déclenchement, peut se passer de l'homme. »[428] Comme l'écrit Jean-Claude Beaune, « on peut alors lire le rapport de l'objet technique et de l'organe vivant à l'envers, en

---

[425] P. Fauchard, *Le chirurgien-dentiste ou Traité des dents*, tome 2, op. cit., pp. 313-314

[426] P. Fauchard, *Le chirurgien-dentiste ou Traité des dents*, tome 1, op. cit., Préface, p. xviij

[427] J. C. Beaune, *Philosophie des milieux techniques – La matière, l'instrument, l'automate*, Seyssel, Editions Champ Vallon, 1998, p. 9

[428] G. Canguilhem, *La connaissance de la vie*, Paris, pp. 124-152

terme d'histoire refaite. »[429] A sa façon, avec la confection de ses "machines", en suivant cette voie, Fauchard instaure des rapports très troubles entre le vivant et la mécanique. Par ses machines articulées —en particulier, dans le cas de sa machine bi-maxillaire complète, correspondant à deux prothèses maxillaires supérieure et inférieure complètes articulées entre elles— Fauchard est l'artisan de la Renaissance du mouvement, un chirurgien-dentiste des forces et des mouvements, et, d'une certaine manière, il suit le sillage tracé par Léonard de Vinci.

Fauchard ne peut pas être insensible « au climat de l'optimisme du 18e siècle, introduisant l'idée d'un progrès continu et indéfini, apportant une amélioration constante du sort de l'homme. »[430] Confronté aux pertes de substances parfois impressionnantes du système dento-maxillo-facial de certains patients, pertes résultant des complications infectieuses consécutives aux abcès dentaires, Fauchard se range du côté de son illustre prédécesseur, Ambroise Paré, et il va s'attarder sur le sort de ceux qui en souffrent. Il ne peut se résoudre à laisser ses patients dans ce lamentable état de délabrement osseux, par exemple dans celui caractérisé par le rejet par le nez des liquides absorbés par la bouche. Il va fabriquer des appareils palatins obturateurs en s'efforçant de copier le vivant. Il va au plus urgent et décide d'obturer, à l'aide de ces appareils, les orifices béants résultant de ces nécroses osseuses dévastatrices, afin de rétablir un meilleur mode de vie à ces patients. Dans ce domaine où intervient plus spécialement la technique, telle qu'elle est envisagée par Fauchard, ce dernier va nous montrer tout son art. A partir de la description minutieuse et détaillée des différentes pièces composant ces appareils, il est aisé là aussi d'en reproduire la fabrication.

D'une certaine façon, Fauchard veut que son art rivalise avec la nature et il place sur un piédestal les opérations de la technique, réduisant ainsi à néant toutes les prétentions de puissance magique des charlatans de tous bords qui pratiquent encore sur les places publiques. Il prend acte des progrès enregistrés en prothèse et se bat contre cette fatalité du péril infectieux en croyant fortement à la puissance de son

---

[429] J. C. Beaune, *Philosophie des milieux techniques – La matière, l'instrument, l'automate*, op. cit., p. 21

[430] G. Simondon, *Du mode d'existence des objets techniques*, Paris, Editions Montaigne, 1958, p. 15

art. Décontenancé par le péril infectieux et ses conséquences, comme ni la médecine, ni la chirurgie ne peuvent lui porter secours dans ce cas, il se tourne alors vers la prothèse à laquelle il a recours pour tenter d'abolir les limites organiques. En cela, il adhère à la pensée antique qui avait bien reconnu « que l'art était le singe de la nature »[431], comme le rappelle Daniel Tauvry dans son ouvrage d'anatomie. Il y a incontestablement ici, chez Fauchard, une part de rêve, de songe de puissance, qui cohabite avec son sens de la réalité. Son rêve technique se poursuit dans tous les secteurs de l'art dentaire et son activité technicienne ne se limite pas à son exercice prothétique.

2-3-1-3 Fauchard et la dentisterie

Nous avons choisi de placer les traitements mécaniques de la maladie carieuse ici parce qu'ils font intervenir des moyens techniques qui représentent les premiers balbutiements de la dentisterie opératoire. Il était donc logique d'envisager d'examiner ici, en les couplant, l'évolution de la maladie carieuse – que l'on a un peu abordé dans le cadre de la clinique – et les phases opératoires, dites mécaniques, du traitement de la maladie carieuse, qui sont du ressort de la dentisterie opératoire. Quand il aborde les soins conservateurs de la dent, Fauchard conçoit donc des traitements différents suivant les rapports de la carie et de la chambre pulpaire (la "cavité intérieure des dents"). Le traitement est fonction du degré de progression de la carie : « Les caries qui n'ont point du tout, ou qui n'ont que peu intéressé la cavité intérieure des dents, sont guérissables par quatre moyens. Le premier est celui des limes et des rugines ; le second, l'application du plomb ; le troisième les huiles, ou essences de cannelle et de girofle mêlées ensemble, ou employées séparément ; et le quatrième, l'application du cautère actuel. »[432]

Fauchard nous explique alors ses procédures de dentisterie opératoire et, là encore, il est le premier à les décrire avec autant de clarté. Il a le bon sens d'envisager un mode d'intervention différent en fonction de l'évolution carieuse. Il commence ainsi par nous indiquer le mode opératoire correspondant à une carie peu profonde : « Quand une dent est légèrement cariée, il suffit d'en ôter la carie, en se servant de

---

[431] D. Tauvry, *Nouvelle anatomie raisonnée ou les usages de la structure du corps de l'homme*, Paris, Editions E. Michallet, 1690, Préface

[432] P. Fauchard, *Le chirurgien-dentiste ou traité des dents*, tome 1, op. cit., p. 161

différents instruments »[433] ; le foret à ébiseler ou à perforer sert à élargir la cavité ; la rugine sert à éliminer la carie, et il en est de même de petites alênes. Ensuite il faudra grâce à des fouloirs introducteurs, introduire et fouler les feuilles d'or, de plomb ou d'étain dans la cavité nettoyée, mais Fauchard préfère l'étain. Charles Godon nous précise qu'à « [...] l'époque de Fauchard, les dents étaient obturées avec du plomb battu, de diverses épaisseurs et suivant l'étendue de la cavité, le plomb était coupé en petites lamelles, plus ou moins longues et plus ou moins larges, qui étaient introduites et rangées dans cette cavité ; [...] enfin le tout était foulé et bruni. »[434] Une fois la cavité remplie, Fauchard préconise un polissage : « on polit la surface extérieure du plomb avec le fouloir le plus convenable afin qu'il n'y reste aucune inégalité. »[435]

Si la carie est un peu plus profonde, Fauchard dicte une autre procédure que la précédente : « Lorsque la carie pénètre un peu en avant, et qu'elle cause de la douleur, il faut après l'avoir emportée, mettre tous les jours dans la cavité cariée un peu de coton roulé et imbibé d'huile de cannelle ou de girofle. Cet usage doit être continué pendant un temps suffisant, observant d'arranger et fouler le coton par degré, afin d'accoutumer à la pression les parties sensibles : quatre ou cinq jours après, on enlève de nouveau les matières qui ont séjourné dans la cavité cariée. Cette précaution empêche quelquefois que la douleur ne revienne : elle produit aux fibres osseuses de la dent une petite exfoliation suffisante, elle empêche la continuation et le progrès de la carie et de la douleur. »[436] Confronté à une douleur qui dure, Fauchard nous explique ce qu'il faut faire dans ce cas : « Si après avoir assez longtemps continué cette méthode, la douleur ne cesse pas, il faut y appliquer le cautère actuel et quelques mois après plomber la dent, si la disposition de la cavité cariée le permet ; car il se rencontre quelquefois des cavités cariées disposées de façon qu'il n'est pas possible d'y faire tenir le plomb. Lorsque la cavité pénètre jusqu'à la cavité de la dent, elle peut y engendrer un abcès [...]. »[437] Fauchard

---

433 Ibid., p. 162

434 C. Godon, *L'évolution de l'art dentaire – L'école dentaire – Son histoire, son action, son avenir*, Paris, Editions J. Baillère et fils, 1901, p. 79

435 P. Fauchard, *Le chirurgien-dentiste ou traité des dents*, tome 2, op. cit., p. 73

436 P. Fauchard, *Le chirurgien-dentiste ou traité des dents*, tome 1, op. cit., pp. 162-163

437 Ibid., p. 163

introduit alors l'extrémité d'une « sonde dans la carie jusque dans la cavité de la dent, pour faciliter l'évacuation des matières. Dès que le pus est évacué, la douleur cesse. Je laisse ainsi ces personnes en repos pendant deux ou trois mois : au bout de ce temps, je plombe leurs dents cariées pour les empêcher de se carier davantage. »[438] Si la carie est très proche de la pulpe dentaire et que la douleur est insupportable, il faut trépaner la dent et ensuite opérer comme précédemment. « On ouvrira et élargira le canal avec un équarrissoir ou une aiguille longue et fine qu'on introduira le plus avant possible et ceci deux ou trois fois. »[439] Fauchard débouche la dent si elle est plombée ou la débarrasse de la carie si elle est cariée, puis il perce la membrane intérieure afin de libérer les humeurs et de supprimer les douleurs. Quand il est confronté à un canal très fin, Fauchard prend un foret de la taille qu'il convient et le monte sur son chevalet tenu dans sa main gauche pendant que sa main droite tiendra l'archet pour imprimer des rotations à l'instrument et « il percera et ouvrira le canal autant qu'il sera à propos. »[440] Il attend dans ce cas quelques mois avant de plomber la dent. Mais si la situation ne s'améliore pas, il l'extrait. Fauchard est convaincu que « ce qui peut arriver de plus heureux dans ces occasions, est que les filets des nerfs, qui entrent dans la dent, ne soient pas voisins de l'endroit carié, ou que tous les vaisseaux qui vont à la dent cariée, soient desséchés ou consumés par quelque cause, ou qu'ils soient affaissés à un tel point, qu'ils ne soient plus capables de sensibilité. »[441].

Pour des raisons de difficultés d'accès, toutes les procédures de dentisterie opératoire que nous venons de passer en revue sont réservées aux incisives et aux canines, mais pour les molaires, si elles sont abîmées et douloureuses, Fauchard leur assigne un destin moins conservateur et il les extrait.

Au chapitre X du tome 1 de son *Traité des dents*, Fauchard développe longuement la façon d'accéder à la cavité carieuse puis à la chambre pulpaire, la trépanation, la procédure d'ampliation de la lumière canalaire, en même temps qu'il décrit les instruments utilisés au cours

[438] P. Fauchard, *Le chirurgien-dentiste ou traité des dents*, tome 1, op. cit., p. 164
[439] A. Marmasse, *"Soins des canaux de Fauchard à aujourd'hui"*, op.cit., p. 39
[440] Ibid.
[441] P. Fauchard, *Le chirurgien-dentiste ou traité des dents*, tome 1, op. cit., pp. 154-155

de ces procédures. Ce chapitre X du tome 1, intitulé *De la manière de trépaner les dents, quand elles sont usées, ou cariées, et qu'elles causent de la douleur* [442], est l'endroit où se trouvent exposés bon nombre d'informations sur ces procédures des débuts de la dentisterie opératoire. Nous aurions pu placer ces procédures ici, mais nous avons préféré les placer dans le paragraphe intitulé "*Fauchard et les instruments*", paragraphe suivant immédiatement celui-ci. Nous demandons donc au lecteur de bien vouloir s'y reporter afin d'avoir une vision complète de la dentisterie opératoire.

Fauchard sait aussi se passer de ces procédures de dentisterie opératoire plus élaborées quand il est confronté à des situations cliniques sans gravité (peu de douleurs et absence de caries visibles), ou au contraire à des cas cliniques graves mais concernant des patients pusillanimes, ou quand il se trouve face à des caries très peu accessibles. Dans tous ces cas, Fauchard recommande pour le patient purgations, rinçage de bouche avec « quelques cuillerées de son urine tout nouvellement rendue. »[443]

2-3-2 Fauchard et les outils de la technique en art dentaire

2-3-2-1 Fauchard et les instruments

Tout au long de son *Traité des dents*, Fauchard expose devant nous tous les instruments utilisés en art dentaire et, au fur et à mesure de la constitution de leur inventaire, on se rend compte de sa réelle délectation à explorer la variété concrète des instruments. Il n'a pas été le premier à porter de l'attention aux instruments puisque, dès l'Antiquité, l'intérêt pour les instruments était manifeste. Par exemple, Aurelius Cornélius Celse, au premier siècle avant Jésus Christ, mentionnait dans son ouvrage encyclopédique *De medicina* l'existence de multiples instruments pour les soins des dents et des gencives, tout en précisant pour quelle intervention chacun d'entre eux était utilisé. De son côté, Abulcasis (936-1013) avait déjà reconnu, bien avant Fauchard, le rôle important des instruments et il soulignait la place cruciale du praticien dans l'innovation de ceux-ci : « un praticien intelligent et exercé dans son art saura inventer de nouveaux instruments en raison de chaque circonstance et de chaque

---

[442] P. Fauchard, *Le chirurgien-dentiste ou traité des dents*, tome 1, op. cit., p. 169
[443] A. Marmasse, *Soins des canaux de Fauchard à aujourd'hui*, op. cit., p., p. 39

maladie. »[444] Puis, beaucoup plus tard, aux 16e et 17e siècles, les chirurgiens reprendront l'habitude d'étudier les instruments en même temps que les interventions chirurgicales au cours desquelles ils étaient employés. De même, en cette première moitié du 18e siècle, Fauchard n'est pas le seul praticien à s'intéresser aux instruments et à leur maniement. En effet, René-Jacques Croissant de Garengeot écrit en 1725 son *Nouveau traité des instruments de Chirurgie les plus utiles, et de plusieurs machines propres pour les maladies des os.*[445] Mais, quoiqu'il en soit, Fauchard est incomparable et indépassable dans sa façon d'aborder la description des instruments et des interventions chirurgicales auxquels ils sont destinés. De plus, Fauchard a bien assimilé la leçon d'Abulcasis[446] puisqu'il conçoit lui-même un certain nombre d'instruments et, en particulier, le pélican : « celui que je m'en vais décrire, est construit d'une manière qui n'a point encore paru [...]. »[447] Ce pélican de Fauchard, le pélican simple, n'a qu'une seule branche coudée et « le corps de cet instrument doit être d'un bois ferme et solide, tel que le bois de buis, de cormier, etc. »[448]

Pour chaque instrument, Fauchard expose tout son attachement à la *poièsis*, à la fabrication par l'homme d'objets artificiels. Il s'applique à souligner que chaque objet artificiel « a été façonné par l'homme en vue d'une utilisation, d'une performance envisagée à l'avance. »[449] Grâce à la qualité de ses descriptions de chaque instrument, Fauchard nous fait percevoir aisément combien « l'objet matérialise l'intention préexistante qui lui a donné naissance et sa forme s'explique par la performance qui en était attendue avant même qu'elle ne s'accomplisse. »[450] Le vrai dessein de Fauchard, c'est de vouloir

---

444 Abulcasis, *Al Tarsif - La pratique (30ème livre : Chirurgie et instruments)*, cité dans M. Ruel Kellermann, P. Baron, *Musée virtuel de l'art dentaire (MVAD)*,www.biusante.parisdescartes.fr/mvad/002a.php

445 R. -J. Croissant de Garengeot, *Nouveau Traité des instruments de chirurgie les plus utiles, et de plusieurs nouvelles machines propres pour les maladies des os dans lequel on examine leurs parties, leurs usages, et on fait sentir la vraie manière de s'en servir*, Paris, chez Huart l'aîné ; chez Guillaume Cavelier, 1727, tome 1 (537 p.) et tome 2 (454 p.)

446 Leçon figurant dans la citation d'Abulcasis

447 P. Fauchard, *Traité du Chirurgien-dentiste ou Traité des dents*, tome 2, p. 153

448 Ibid., p. 155

449 J. Monod, *Le hasard et la nécessité*, Paris, Editions du seuil, 1970, p. 17

450 J. Monod, *Le hasard et la nécessité*, op. cit., p. 17

représenter les instruments de la façon la plus vraie et la plus utile, d'essayer de traduire chaque instrument en formule fonctionnelle car « la représentation la plus précise et la plus synthétique est déjà une explication véritable. »[451] Ce faisant, c'est une vraie philosophie matérialiste que Fauchard développe ici. Derrière chaque instrument, Fauchard parvient à nous montrer qu'il y a non seulement une fonction, mais aussi une pratique et une histoire de la pratique. Il arrive à nous révéler que derrière chaque instrument, il y a le geste opératoire et même l'histoire du geste opératoire. De plus, à partir de ses descriptions et de ses planches de dessins, Fauchard réussit à nous faire comprendre implicitement comment, pour chaque instrument, la finalité du geste opératoire a été déterminante dans le choix de la forme de l'instrument. Il donne à cette description une allure moderne qui tranche de celle de ses prédécesseurs et même de ses contemporains. Non seulement il s'applique à décrire conscien-cieusement et avec minutie chaque instrument, mais il nous offre un tableau complet de chaque opération en prenant bien soin de ne laisser échapper aucune séquence de chacune de ces opérations et de rendre compte de chaque innovation. En s'appliquant à discourir sur les instruments, Fauchard suit à sa façon le vaste élan des philosophes de la nature qui « s'attachent à consolider le statut scientifique des instruments en même temps que celui de l'expérimentation. »[452] Fauchard sait aussi que la médiation des instruments est incontournable pour le développement de la connaissance en art dentaire et qu'il ne se trouve pas un domaine dentaire où la médiation des instruments ne soit pas nécessaire pour son développement épistémologique. D'une certaine manière, comme les savants du 17e siècle, Fauchard admet « un certain type de relation constitutive entre la science et la technologie. »[453] En effet, même si les instruments dont parle Fauchard ne sont pas forcément des instruments rigoureusement scientifiques — c'est-à-dire ni des instruments de mesure, ni des instruments d'optique comme le microscope, par exemple — ils peuvent tout de même être considérés comme des instruments scientifiques dans la mesure où ils servent d'une certaine façon à l'exploration scientifique de son domaine. Ils peuvent pour

---

[451] J. Ducol, *La philosophie matérialiste de Paul Valéry*, Paris, Editions L'Harmattan, 2004, p. 128

[452] S. Van Damme, *A toutes voiles vers la vérité –Une autre histoire de la philosophie au temps des Lumières*, op. cit., p. 137

[453] S. Shapin, *La Révolution scientifique*, op. cit., p. 246

certains d'entre eux contribuer à l'exploration interne des dents, comme par exemple son forêt grâce auquel il va pouvoir pousser plus loin l'exploration du vivant, en particulier au sein de l'organe dentaire. Même quand il utilise des instruments simples comme la curette à détartrer, Fauchard peut s'en servir pour évaluer la dureté de l'émail et l'assimiler ainsi à un instrument scientifique. De plus, en digne héritier de Newton, Fauchard est dans la droite lignée des hommes du début du 18e siècle pour qui « la mécanique désigne la science des mouvements et des forces. »[454] C'est ce qui explique son intérêt pour la maîtrise des forces dans la manipulation des instruments et pour le contrôle des points d'appui mais aussi son souci de l'ergonomie et des positions respectives du praticien et du patient.

Au niveau de la petite instrumentation, comme pour ses "machines" prothétiques, Fauchard nous émerveille par son esprit inventif et Marmasse, au cours de la seconde moitié du 20e siècle, lui rendait encore hommage en se félicitant d'avoir eu en main les premières fraises rondes utilisées par les dentistes et dont Fauchard avait été l'initiateur en 1728. Certes, ces fraises tournaient entre deux doigts, nous indique Marmasse, mais il précise, « leur profil était presque exactement celui des fraises actuelles. »[455] Si Fauchard est capable de telles prouesses techniques, il faut dire aussi que l'environnement culturel, scientifique, et technique dans lequel il évolue, n'y est pas pour rien, puisqu'il est l'héritier de l'évolution technique des 16e et 17e siècles. De plus, comme le rappelle Gilbert Simondon, « le 18e siècle est l'époque où les outils comme les instruments ont reçu une fabrication plus soignée, recueillant les fruits des découvertes de mécanique statique et dynamique du 17e siècle, ainsi que les découvertes d'optique géométrique et physique. »[456]

Fauchard a compris que le progrès des sciences en général, et de l'art dentaire, en particulier, ne pouvait se faire sans le progrès des éléments techniques et vice-versa. Il s'est bien rendu compte à quel point, au 18e siècle, « le progrès des sciences et des techniques apporte, [...], une extension et une facilitation des conditions

---

[454] F. de Gandt, *Technologie*, pp. 537-549, in J. Brunchwig, G.Lloyd, P. Pellegrin, *Le savoir grec*, Paris, Editions Flammarion, 1996, p. 543

[455] A. Marmasse, *Dentisterie opératoire*, tome 2, *Dentisterie restauratrice*, op. cit., p. 98

[456] G. Simondon, *Du mode d'existence des objets techniques*, op. cit., p. 115

individuelles d'action et d'observation (médecine, chirurgie). »[457] Dans ces conditions, il n'est pas étonnant que Fauchard ait pu avoir une activité technicienne débordante, se manifestant dans tous les domaines de l'art dentaire, que ce soit le redressement des dents tortues, la dentisterie opératoire, la prothèse, etc. Fauchard s'emploie à défier le temps, il tente de le maîtriser, voire même de lui échapper, de « l'abolir, par ruse et par détour. »[458]

En tant qu'homme et, de surcroît, en tant que professionnel de santé, Fauchard se préoccupe d'atténuer les effets du temps sur le vivant, mais il sait qu'il ne peut l'espérer sans les instruments qui participent à la sauvegarde de la vie. Il leur accorde donc une très grande importance et les étudie avec attention pour mieux en maîtriser le maniement. En même temps que Fauchard modifie certains instruments, il en crée de nouveaux pour améliorer la qualité de ses interventions. Il n'oublie pas que derrière l'instrument, il y a un geste et une pratique. Fauchard est conscient de la nécessité de maintenir un rapport constant entre les instruments et l'art dentaire et de l'indispensable adéquation de la forme à la fonction de l'instrument et au geste du chirurgien-dentiste. Aussi, Fauchard ne se contente pas de décrire chaque type d'intervention, il associe systématiquement à cette description celle de la panoplie instrumentale qui s'avèrera nécessaire durant l'intervention. Cette démarche est sans doute le signe de la persistance de la forte influence laissée par le milieu universitaire de la faculté de médecine de Paris — tout au long du 17e siècle et au début du 18e siècle — sur les chirurgiens et, bien sûr, sur Fauchard. En effet, comme nous le rappelle F. Brunet, « l'ancienne faculté de médecine de Paris, dans une ordonnance du onze juillet 1607, faisait une obligation de commenter le sixième livre de Paul d'Egine pour l'enseignement de la chirurgie. »[459] Or, au 7ème siècle, dans ce livre VI de son Epitomé, Paul d'Egine décrivait en détail plus de cent vingt opérations et n'oubliait pas de citer les noms des instruments utilisés au cours de celles-ci. Mais si nous reprenons ce qu'écrit Gérard

---

457 G. Simondon, *Du mode d'existence des objets techniques*, op. cit., p. 116

458 G. Chazal, *L'ordre humain ou le déni de la nature*, Seyssel, Editions Champ Vallon, 2006, p. 97

459 F. Brunet, *Les médecins grecs de la mort de Galien à la fin de l'Empire d'Orient*, pp. 40-71 dans J. Poulet, J.-C. Sournia, M. Martiny, *Histoire de la médecine, de la pharmacie, de l'art dentaire et de l'art vétérinaire*, tome 2, Paris, 1977, p. 58

Chazal, à propos de notre espèce — « notre espèce est une espèce bavarde : nous ne nous contentons jamais simplement d'agir, il faut encore qu'incessamment nous commentions nos actes, nous ne nous contentons jamais simplement de penser, il faut encore que nous projetions vers l'extérieur ce qui agite notre intériorité. Il ne nous suffit pas d'être mais nous semblons attachés au besoin de représenter dans des mots ou des choses ce que nous sommes, ce que nous croyons, ce que nous faisons ou voulons faire. »[460] — Fauchard appartient bien à cette espèce pour plusieurs raisons. D'abord, parce qu'il va tout faire pour que ses écrits et ses illustrations nous permettent de bien nous représenter non seulement les outils que nous devons employer pour telle ou telle opération mais aussi toutes les séquences opératoires de chaque intervention, tels qu'il les conçoit. Ensuite, parce que Fauchard nous fait découvrir son monde intérieur avec la volonté de nous le faire partager. A sa description des instruments, Fauchard incorpore la technique qu'ils promettent. Indéniablement, Fauchard a pris conscience que « pour construire l'objet technique qui fonctionnera, l'homme a besoin de se représenter le fonctionnement qui coïncide avec l'opération technique, qui l'accomplit. »[461] De plus, en décrivant les machines et les instruments de l'art dentaire, en nous fournissant les données correspondantes, Fauchard nous donne l'impression de vouloir nous inciter à les remettre en question et à innover. Il semble aussi nous encourager à faire comme lui, c'est-à-dire à répondre à l'injonction de Nicolas Boileau —« vingt fois sur le métier remettez votre ouvrage »[462]— et ainsi toujours perfectionner ce sur quoi on a travaillé. Fauchard, en mettant forme et matière au même niveau, considère qu'il y a continuité « entre le technique et le naturel. »[463]

Fauchard s'applique à décrire les gestes du chirurgien-dentiste et il n'en omet aucun : gestes de préhension (saisir), gestes de séparation et de division (dégager), gestes de déplacement et de mise en place (transplanter), gestes de pénétration (introduire, enfoncer, perforer), gestes d'incision, gestes d'ablation (exciser, réséquer), gestes de ligature (recoudre, refermer), gestes post-opératoires (appliquer des antalgiques et des anti-inflammatoires)... D'une certaine façon,

---

[460] G. Chazal, *L'ordre humain ou le déni de la nature*, op. cit., p. 70
[461] G. Simondon, *Du mode d'existence des objets techniques*, op. cit., p. 244
[462] N. Boileau, *Art poétique, Chant 1er*, Bruxelles, Editions ULB, 2007, p. 52
[463] G. Simondon, *Du mode d'existence des objets techniques*, op. cit., p. 244

Fauchard déroule le plus souvent le fil d'une chaîne opératoire à cinq temps (observer, préparer, restaurer, refermer, panser). Quelque soit le domaine de l'art dentaire dans lequel Fauchard intervient, il se livre toujours à une véritable quête technicienne.

Fauchard est très attaché à la maniabilité des instruments et, là encore, il nous montre son esprit inventif. Par exemple, à propos du crochet Z servant à détartrer les dents, il précise : « ceux qui se servent de cet instrument en font faire la tige toute droite jusqu'au crochet ; mais j'y ai remarqué un inconvénient : c'est que lorsqu'on l'emploie, il faut faire ouvrir la bouche considérablement ; et encore n'évite-t-on pas que son dos ne touche aux dents de la mâchoire opposée à celle qu'on nettoie. C'est pourquoi je l'ai fait courber de la manière qu'on le voit dans la Planche (a) afin d'éviter cette incommodité, qui me paraît considérable. Quoique j'aie donné une forme carrée à la tige de cet instrument, on la peut faire ronde : cela est arbitraire. »[464] Fauchard donne d'ailleurs une description très détaillée de ce crochet Z. « Le crochet en Z a une tige carrée et recourbée, longue d'environ deux pouces, sans y comprendre ni la soie, ni l'extrémité qui forme le crochet. Il ne sert guère que pour nettoyer la partie supérieure des dents inférieures. Les quatre faces que forme la carrure de la tige, règnent depuis le manche, jusqu'au crochet, étant chacune d'environ une ligne et demie de largeur. Les quatre angles que forment ces faces doivent être un peu mousses. Le crochet contigu à cette tige est long de six lignes, large du côté de la tige d'environ une ligne et demie, et du côté de son extrémité tranchante d'environ une ligne. Ce crochet a trois faces, une intérieure et deux latérales extérieures. L'intérieure, la plus étendue des trois, est d'une largeur égale à celle du crochet.

Les deux latérales extérieures qui lui sont opposées, sont séparées l'une de l'autre par une vive arête, à l'extrémité de laquelle se trouve un biseau qui rend tranchante l'extrémité de la face intérieure. »[465]

Fauchard s'intéresse aussi à la matière des instruments ; par exemple, pour les instruments à détartrer les dents, Fauchard nous indique que « l'or et l'argent n'ont jamais été regardés jusqu'à présent comme une

---

464 P. Fauchard, *Le chirurgien-dentiste ou Traité des dents*, tome 2, op. cit., pp. 11-12

465 P. Fauchard, *Le chirurgien-dentiste ou Traité des dents*, tome 2, op. cit., pp. 10-11

matière propre à faire un tranchant capable d'enlever le tartre et les autres matières qui s'attachent aux dents. »[466] Les instruments propres à nettoyer les dents « doivent être d'un bon acier, dont le tranchant puisse bien couper et bien racler. »[467] Fauchard déconseille fortement l'usage des instruments en fer ou en cuivre « à cause que la salive en détache des sels vitrioliques, qui peuvent être capables de corroder les dents. »[468]

Fauchard se préoccupe aussi de la taille des instruments. Il insiste sur la nécessité de donner une taille convenable aux instruments. En critiquant les différentes rugines, ou grattoirs et autres instruments au nombre de six qu'un auteur propose pour détacher le tartre des dents, Fauchard précise qu'ils « ne sont ni convenables, ni suffisants. »[469] D'ailleurs, « il est impossible, par exemple, d'introduire aucun de ces instruments dans les intervalles des dents, ni entre les gencives et les dents pour en détacher le tartre, sans offenser les gencives et faire beaucoup souffrir le sujet. »[470]

Fauchard est aussi très attentif à la forme des instruments. Cet attachement à la forme et à la Nature est tellement prononcé au 18e siècle, que les noms donnés aux instruments s'inspirent des particularités anatomiques de certains animaux. Ainsi en est-il pour la lime ronde droite en queue de rat, pour le pélican, utilisé lors des extractions, dénommé ainsi, nous expliquent Acquapendente et Jean Scultet, parce qu'il « prend une forme parfaitement identique à celle du bec de l'oiseau »[471], pour des instruments utilisés pour le détartrage : le bec d'âne, le bec de perroquet, ... En dentisterie, Fauchard nous indique que « ce n'est pas avec la langue de serpent qu'il faut ôter la carie. »[472] Tous ces instruments désignent ainsi un certain usage des formes. Fauchard peut aussi abandonner le règne animal au profit du règne végétal pour désigner la forme de certaines pièces de son arsenal technique : « Ces charnons appartiennent à des espèces d'ailes recoquillées et figurées à peu près comme une demie

---

466 Ibid., p. 5
467 Ibid.
468 P. Fauchard, *Le chirurgien-dentiste ou Traité des dents*, tome 1, op. cit., p. 67
469 P. Fauchard, *Le chirurgien-dentiste ou Traité des dents*, tome 2, op. cit., p. 357
470 Ibid.
471 H. E. Lässig et R. A. MÜller, *L'art dentaire - Histoire - Art - Culture*, Paris, Editions Jacques Legrand, 1989, pp. 132-133
472 P. Fauchard, *Le chirurgien-dentiste ou Traité des dents*, tome 2, op. cit., p. 363

feuille de tulipe. »[473] Fauchard écrit aussi : « cette dernière pièce n'est qu'une petite lame en forme de queue, de figure de feuille de myrte, d'environ un pouce de longueur, de trois lignes d'étendue dans sa partie la plus large et d'une demie ligne d'épaisseur. »[474] Il écrit encore : « La vis proprement prise, est de la longueur d'environ huit lignes, son bouton en forme de poire, est de quatre lignes, et le quarré qui est à la tête de la poire d'environ deux lignes. »[475] Fauchard mentionne aussi l'existence d'une lime en feuille de sauge.

Fauchard a constaté la pauvreté de la panoplie instrumentale de l'art dentaire et il a pris conscience de la nécessité de la développer et de la diversifier. Parfois, faute de mieux, étant donné l'urgence qu'il y a à remédier à l'indigence de sa panoplie instrumentale, Fauchard s'est contenté de reprendre à l'identique les instruments de certains artisans. D'autres fois, en s'inspirant de leurs instruments, il en a créé de nouveaux. Ainsi, le bec d'âne, instrument pour le détartrage des dents, « ressemble assez à l'instrument dont les menuisiers et les charpentiers se servent, pour creuser leurs mortaises, et auquel ils donnent le même nom. »[476] Fauchard nous confie que les limes hachées, utilisées par ses soins pour le détartrage, sont très semblables à celles dont se servent les arquebusiers et les horlogers. De même, quand il rugine les dents cariées, il utilise aussi des forets qui ressemblent fort aux forets à ébiseler ou à perforer des horlogers. Il emprunte aussi des instruments aux brodeurs, aux porcelainiers, aux cordonniers, aux tonneliers, etc. Pour de nombreux instruments, Fauchard nous indique carrément leur généalogie en citant pour chacun d'entre eux l'artisanat dont ils sont originaires et il ne manque pas d'établir de véritables classes d'outils selon leur pouvoir matériel. A l'époque de Fauchard, l'ère de la production industrielle des instruments n'est pas encore née et on en est encore au stade de la manufacture.

Non seulement, Fauchard s'applique à dresser un catalogue complet des instruments qu'il utilise en art dentaire mais il se plaît à s'attarder sur chacun d'entre eux et à nous donner le détail de chacune de leurs caractéristiques. Comme nous venons de le voir, tout lui importe,

---

[473] Ibid., p. 314
[474] Ibid., p. 311
[475] Ibid., p. 313
[476] Ibid., p. 6

aussi bien leur forme que leur taille, que la matière dont ils sont faits, mais aussi leur usage, le lien étroit qui les lie aux interventions de l'opérateur et à l'opérateur lui-même. D'une certaine manière, à partir des descriptions de Fauchard, il nous est possible de percevoir à quel point les instruments signent en creux le corps de leur utilisateur. Sur les vingt six chapitres du tome 2 de son traité, Fauchard en réserve onze aux instruments, c'est dire combien il accorde de l'importance aux instruments et à la technique. Il est très pointilleux sur le choix judicieux des instruments et il préconise que toute opération soit réalisée au « moyen des instruments convenables. »[477] Non seulement il consacre une place conséquente à la description des différents instruments utilisés en art dentaire, mais il en dresse un inventaire complet. Il étudie, d'une part, un premier groupe d'instruments qui sont destinés à travailler la matière inerte et plus spécialement destinés à la fabrication ou au travail des matériaux ou fournitures qui lui serviront dans son activité prothétique, les instruments qui seraient aujourd'hui définis comme ceux de l'atelier de prothèse. Dans le second groupe d'instruments, Fauchard passe en revue tous les instruments qui sont nécessaires dans toutes les activités de l'art dentaire réalisées en bouche.

Pour les instruments du premier groupe, Fauchard les considère comme *des instruments qui servent à fabriquer les dents et les autres pièces artificielles propres à réparer les défauts causés par la perte des dents naturelles* [478] et il en donne la description dans le chapitre VIII du tome 2. Il compte parmi eux le compas, l'étau, la scie, la râpe, la lime, le grattoir, et le foret avec son archet. Il indique qu'il se sert de plusieurs sortes de limes. « Il y en a des plates, en couteau, à trois quarts, en feuille de sauge, de demi-rondes, de rondes droites en queue de rat, et de rondes en queue de rat tournées en forme de cerceau. »[479] Fauchard précise qu'il y a « deux sortes de râpes, l'une est plate, et l'autre est demi-ronde. La demi-ronde peut néanmoins servir toute seule. »[480] Il ne prend pas la peine de décrire les limes, râpes, compas, étau et scie, puisque « ces instruments ne diffèrent pas de ceux dont les ouvriers se servent pour l'ordinaire »[481] mais sur la planche XXIX,

---

[477] P. Fauchard, *Le chirurgien-dentiste ou Traité des dents*, tome 1, op. cit., p. 207
[478] P. Fauchard, *Le chirurgien-dentiste ou Traité des dents*, tome2, op. cit., p. 235
[479] P. Fauchard, *Le chirurgien-dentiste ou Traité des dents*, tome2, op. cit., p. 235
[480] Ibid.
[481] Ibid., p. 238

il représente, la lime en queue de rat recourbée en cerceau, un tournevis, un compas, une lime à trois quarts qui sert à faire des échancrures aux pièces artificielles, et sur la planche XXXI, il représente une scie qui sert à scier les pièces, ou dentiers artificiels en désignant dans l'explication correspondante les différentes parties de cette scie (A/ l'arbre de la scie ; B/ sa lame ;C/ la vis ; d/ l'écrou qui sert à tendre, ou à détendre la scie ; E/ son manche). Comme « les grattoirs, ou espèces de rugines, ne sont pas tout à fait semblables à ceux des ouvriers, ni aux rugines dont on se sert en chirurgie », Fauchard en fait état. « Il y a des grattoirs qui sont droits, et d'autres crochus. Les uns et les autres se montent aux extrémités d'un manche en ébène, ou d'une autre matière, au moyen d'une soie carrée et mastiquée à l'ordinaire. Leur manche est long d'environ quatre pouces. Il est de grosseur à pouvoir remplir suffisamment la main, et de figure de fuseau à plusieurs pans. Il y a des grattoirs droits qui raclent des deux côtés dans le même sens, et d'autres qui ne grattent que d'un côté dans le sens opposé. Le premier grattoir a deux grandes faces plates. Sur la circonférence de la partie latérale droite de l'une et dans l'épaisseur des deux faces, il y a une troisième petite face en forme de biseau, qui forme un tranchant à la surface de l'autre face. Cette grande face opposée a aussi une autre petite face, qui règne tout le long de sa partie latérale gauche. Lorsqu'on retourne l'instrument, cette face se trouve à droite ; celle-ci et sa pareille vont se réunir au milieu de l'extrémité de l'instrument, en formant une espècc d'angle de losange un peu mousse. Il faut que l'instrument soit tranchant dans ce lieu-là. Le second grattoir est ovale, arrondi par son extrémité. Il a deux surfaces plates. Sur son épaisseur est pratiqué un biseau qui règne dans toute la circonférence, par le moyen duquel la plus grande des deux faces plates devient tranchante, et l'autre mousse. Ces deux grattoirs sont montés sur un même manche à plusieurs pans. Le troisième grattoir est crochu. Il diffère par là de la seconde espèce, et en ce que son extrémité supérieure qui est un quatrième grattoir, décrit un losange à angle aigu par sa partie la plus avancée. D'ailleurs ses grandes faces sont intérieures, et les deux autres sont extérieures par rapport au manche. Toutes les proportions de ces instruments sont arbitraires, et dépendent du goût de ceux qui s'en servent. »[482] Fauchard nous fait découvrir les dessins des grattoirs sur la planche

[482] P. Fauchard, *Le chirurgien-dentiste ou Traité des dents*, tome2, op. cit., p. 238-240

XXXII, la figure 1 représentant le grattoir en losange et la figue 2 le grattoir pointu et le grattoir un peu arrondi par son extrémité.

Fauchard va ensuite nous offrir une description particulièrement détaillée du foret avec son archet. « Le foret dont il s'agit, ainsi appelé par les ouvriers, est composé différemment de ceux dont on se sert pour l'ordinaire à percer les dents, ou les pièces artificielles. Ce foret a un chevalet sur lequel est monté un arbre, qui porte ce même foret et son cuivrot en forme de barillet, ou tambour de montre. Ce foret est monté à une des extrémités de l'arbre, et l'autre extrémité de cet arbre roule dans une cavité, qui pour cet effet est creusée dans une espèce de tenon de cuivre arrondi. Ce tenon est passé dans une espèce de poupée, qui se trouve à l'extrémité supérieure de l'une des branches du chevalet. Sur la face supérieure de cette poupée il y a une vis qui tombe sur le tenon de cuivre, dans lequel roule l'extrémité de l'arbre, dont je viens de parler. Cette vis arrête et fait qu'on ôte le tenon de cuivre quand on veut. L'autre branche du chevalet a une espèce de mâchoire à charnière garnie de cuivre intérieurement. C'est sur ce cuivre que roule la partie de l'arbre, qui se trouve entre le cuivrot et le foret. Cette mâchoire à charnière se ferme par sa partie opposée à la même charnière, au moyen d'une vis qui s'engage dans la branche du chevalet. L'extrémité de l'arbre où l'on engage le foret, est divisée en deux pièces. Ces pièces sont de huit à neuf lignes de longueur. L'une de ces pièces est attachée à l'arbre au moyen d'une vis, et par conséquent en peut être ôtée quand on le veut. L'autre est prise dans le corps de l'arbre même, et ainsi n'en peut être séparée. La plus courte de ces deux pièces a un tenon arrondi dans la partie inférieure de la face intérieure. Ce tenon est en manière de cheville, pour s'engager dans un trou proportionné à sa grosseur, qui est à la partie inférieure de l'entaille de la grande pièce. Sur cette grande pièce est posée la pièce qui est la plus courte. Ces deux pièces unies ensemble sont percées à jour, à une ligne près de la cheville de la petite pièce. Ce trou sert à laisser passer une petite vis qui joint les deux pièces l'une contre l'autre, et qu'on serre autant qu'il est nécessaire. L'aiguille qui doit servir à former le foret, se met entre les deux, et elle s'y loge par une petite rainure qui règne tout le long du milieu de l'intérieur, depuis le trou jusqu'à l'extrémité. On se sert pour l'ordinaire d'aiguilles à coudre de différentes grosseurs pour faire le foret ; et l'on casse la tête, ou le chas de ces aiguilles, pour y faire sur une pierre du Levant où l'on met un peu d'huile d'olive, une pointe plate et tranchante, très propre à servir à l'usage auquel on l'a destinée. Lorsqu'on veut se servir de ce foret, on engage son chevalet dans un étau. L'archet de cet instrument est fait de baleine, et sa corde est une petite corde de boyau. »[483] Fauchard joint à cette description du foret avec son archet le dessin de l'ensemble sur la planche XXX en y joignant la légende (ce qu'il appelle l'explication de sa planche) des pièces représentées qui sont désignées par des lettres (A/ le cuivrot, ou espèce de tambour qui sert comme de poulie à la corde de l'archet ; B/ l'arbre du chevaler ; C/ le foret ; D/ l'archet ; E/ la corde de l'archet)

Dans le second groupe, Fauchard disserte principalement sur tous les instruments qu'il utilise dans les différentes interventions ayant lieu en bouche.

Pour le détartrage, il passe en revue cinq espèces d'instruments : le ciseau, nommé bec d'âne, le bec de perroquet, le burin à trois faces, le canif et le crochet en Z.

Au chapitre IV du tome 2, pour le limage des dents, Fauchard nous précise pour chaque lime son usage. Il distingue deux sortes de limes : celles qui sont taillées ou hachées au couteau et celles qui le sont au ciseau. La première sorte de limes sert à séparer les dents. Elle « est hachée au couteau en tous sens, elle est mince et plate ; sa longueur, sans être emmanchée, est d'environ quatre pouces, et sa largeur de trois à quatre lignes ; son épaisseur est d'environ un tiers de ligne. Celle-ci ne sert qu'à séparer les dents. La seconde lime taillée au ciseau, est plate, un peu plus grande et plus épaisse que la première. Elle sert à rendre les dents égales en longueur. La troisième lime est appelée lime en couteau. Cette lime ne sert guère que dans les occasions où il faut tracer un chemin à une autre lime, comme dans les séparations, etc. La quatrième lime est plate et un peu pointue. Elle sert pour élargir les endroits séparés qui se trouvent cariés. La cinquième lime, nommée feuille de sauge, est mise en usage lorsqu'on veut faire des échancrures un peu arrondies sur les endroits cariés. La sixième lime, nommée la lime recourbée, sert à séparer les dents les plus éloignées, situées sur l'un et l'autre côté de chaque mâchoire. La septième lime est nommée demi-ronde. Son usage est d'augmenter les échancrures faites avec la feuille de sauge. La huitième lime est ronde

[483] P. Fauchard, *Le chirurgien-dentiste ou Traité des dents*, tome2, op. cit., pp. 236-238

et pointue On la nomme queue de rat. Celle-ci sert pour échancrer et augmenter la séparation proche de la gencive. »[484] En outre, Fauchard recommande pour chacun de ces types de limes d'en disposer de différentes tailles : « de grandes, de petites, de larges, de grosses, de fines »[485] Il nous indique aussi deux espèces de « pincettes incisives qui conviennent à couper et à raccourcir les dents qui ne peuvent l'être que difficilement avec la lime, à cause de la douleur qui serait plus longue [...]. Les unes ont le tranchant sur le côté, les autres l'ont à leur extrémité. On se sert des premières pour agir dans certains intervalles où les autres ne pourraient pas être introduites, soit qu'on veuille raccourcir les dents, ou émousser les chicots. Les pincettes de la seconde espèce sont plus commodes dans certaines occasions, par exemple, lorsqu'il s'agit d'emporter le corps d'une dent très cariée, ou d'en retrancher une portion, sans intéresser les dents voisines, et sans endommager sa racine. »[486]

Au chapitre V du tome 2, Fauchard fait la "description des instruments convenables pour opérer en ruginant les dents, lorsqu'elles sont cariées". Il en compte quatre espèces « qui servent à ôter les matières renfermées dans les cavités cariées des dents, et à ruginer la carie de ces mêmes cavités. »[487] Il les « distingue par leur extrémité tranchante, ou pointue »[488] et « range sous la première espèce tous ceux qui ont à cette même extrémité quatre faces qui se terminent en pointe aiguë »[489] en les nommant forets à ébiseler. Fauchard poursuit sa description de ces instruments : « je range ceux dont la pointe est formée de trois faces sous la seconde espèce, et je les nomme rugines pointues en bec de perroquet ; la troisième espèce est la rugine mousse en bec de perroquet. Je range dans la quatrième ceux dont la pointe tranchante est formée par deux faces, et je les nomme rugines en alêne. »[490] De crainte que la description écrite de ces instruments ne soit pas suffisamment précise, Fauchard nous demande de nous reporter à sa planche de dessins : « la figure de ces quatre instruments,

---

[484] P. Fauchard, *Le chirurgien-dentiste ou Traité des dents*, tome 2, op. cit., pp. 40-41
[485] Ibid.
[486] Ibid., pp. 48-49
[487] P. Fauchard, *Le chirurgien-dentiste ou Traité des dents*, tome 2, op. cit., p. 54
[488] Ibid.
[489] Ibid.
[490] Ibid.

que l’on verra dans la planche quatorzième, suppléera à une description plus étendue. »[491]

Au chapitre VI du tome 2, Fauchard dénombre trois espèces d’instruments qui servent à plomber les dents. « Les instruments qui servent à introduire et à placer le plomb dans les cavités cariées des dents, sont de trois espèces. Celui de la première espèce a la tige ronde, de figure cylindrique et pyramidale ; sa pointe est recourbée et tout à fait pointue. Celui de la deuxième espèce a la tige de même que le précédent. Sa pointe est mousse et recourbée. De ces deux espèces, il y en a dont la pointe est plus ou moins ronde, ou courbe, suivant que les instruments sont plus ou moins grands. Celui de la troisième espèce a la tige carrée. Son extrémité arrondie est recourbée en forme d’équerre, et elle est de différentes grandeurs. Ceux de la première et seconde espèce sont nommés fouloirs introducteurs et ceux de la troisième espèce, fouloirs en équerre. »[492] Fauchard précise ensuite dans quelles situations les fouloirs introducteurs sont utilisés : « Les fouloirs introducteurs servent quand la cavité est petite, à introduire, larder et fouler le plomb ; et lorsque la carie est grande, ils ne servent seulement qu’à le larder. C’est pourquoi on doit en avoir de mousses et de pointus, pour s’accommoder à ces différents usages. »[493]

Dans le chapitre VII du tome 2, Fauchard nous avertit "de la manière de cautériser les dents" et nous décrit les quatre instruments utilisés pour cette cautérisation. Il y a d’abord un cautère courbe et pointu par ses extrémités, ensuite un cautère droit et très pointu et un autre cautère courbe dont les extrémités sont "mousses". Enfin, il y a une espèce de plaque d’argent à manche aplati "quasi figurée en forme de cuiller" pour « garantir de l’action du feu les parties voisines des dents lorsqu’on les cautérise. »[494]

Au chapitre X du tome 1, comme nous l’avons déjà mentionné dans notre examen des pratiques de dentisterie opératoire, Fauchard nous détaille les procédures et les instruments utilisés en dentisterie opératoire. « La plupart des douleurs que causent les dents incisives et canines, cessent presque toujours par le trépan. Si les caries sont

---

[491] Ibid., p. 56
[492] Ibid., p. 66
[493] P. Fauchard, *Le chirurgien-dentiste ou Traité des dents*, tome 2, op. cit., p. 68
[494] Ibid., p. 86

placées dans les intervalles ou aux parties latérales de ces dents, il faut commencer par les séparer autant qu'il est nécessaire, et élargir cette séparation en dedans sur l'endroit carié ; ce qu'on doit faire avec de petites limes à demi rondes, et qui soient convenables. Ensuite on ôtera de cette dent toutes les matières cariées, avec les rugines en bec de perroquet et les rugines en alène, qu'on proposera dans la suite, pour ôter les caries. Cela fait, on ouvrira et l'on élargira le canal, ou la cavité intérieure de la dent, avec un équarrissoir, ou perforatif proportionné à ce canal. On prendra une aiguille assez fine et assez longue, dont les brodeurs se servent, que l'on tiendra par le gros bout avec les doigts ou avec les pinces à horloger, et l'on introduira la pointe de cette aiguille le plus avant qu'il se pourra dans le fond de la cavité de la dent ; ce qu'on fera deux ou trois fois de suite, après quoi cette cavité se trouvera débouchée, et la membrane intérieure percée. Par ce moyen, l'abcès qui peut y être formé, ou les humeurs qui y sont épanchées et retenues, en sortiront aisément, et la douleur cessera aussitôt, ou peu de temps après, par cette opération. »[495] Fauchard veut éviter aux praticiens les fractures de sonde ou le blocage de celle-ci dans le canal radiculaire et il explique donc comment obtenir une certaine souplesse de cette sonde, afin qu'elle suive mieux la courbure du canal radiculaire: « Il est bon d'avertir, qu'avant que de se servir de cette aiguille, on doit lui donner de la flexibilité, en la faisant détremper sur le feu de la bougie. En cet état, elle ne sera plus en risque de se casser, ni de rester dans la cavité de la dent, d'où elle ne pourrait être tirée ; ce qui empêcherait qu'on ne guérît le malade. D'ailleurs ayant ôté la trempe à cette aiguille, elle sera plus en état de suivre la direction du canal de la dent, et de s'accommoder à ces variations. » Fauchard continue à nous confier ses recettes pour bien mener les procédures de dentisterie opératoire et il nous conseille d'utiliser du fil à enfiler dans l'aiguille afin que ce fil permette de rattraper l'aiguille si elle tombait par mégarde dans la bouche. Le fil fait ainsi office de ce que l'on appelait dans les années 1970 "le parachute" pour éviter l'avalement des broches ou des limes à canaux en cas de chute accidentelle dans la bouche : « On doit encore observer de l'enfiler et d'en tenir le fil en opérant, afin que le malade ne courût pas le risque de l'avaler, si elle s'échappait des doigts, ou des pincettes. Il est des cas où, au lieu d'aiguilles, on peut se servir

[495] P. Fauchard, *Le chirurgien-dentiste ou Traité des dents*, tome 1, op. cit., pp. 169-170

d'épingles qu'on nomme *camion*, et dont les dames se servent pour leur coiffure. On ne doit point la mettre au feu comme les aiguilles ; mais il faut un peu en aplatir la tête, afin de la mieux tenir avec les pincettes, le fil sera encore nécessaire ici.

Il arrive quelquefois que le canal de la dent se trouve si étroit, qu'il ne soit pas possible que l'aiguille, quelque fine qu'elle soit, puisse être suffisamment introduite. Alors on se servira d'un forêt convenable, monté sur son chevalet, qu'on tiendra de la main gauche, on percera et on ouvrira ce canal autant qu'il sera à propos, en suivant sa direction. »[496]

« Après cette opération, il faut laisser passer quelques semaines, sans rien faire à cette dent ; et pour empêcher qu'elle ne se gâte davantage, on aura dans la suite le soin d'y mettre du coton roulé et imbibé d'un peu d'huile de cannelle, ou de girofle. On la laissera dans cet état pendant quelques mois, ayant soin d'y renouveler le coton. Il faut observer que lorsqu'on commence à l'y mettre, ce doit être avec légèreté, et sans le fouler beaucoup ; afin que s'il arrivait encore un écoulement de matière, elle pût s'échapper au travers de ce coton, qui ne doit servir alors qu'à empêcher les aliments d'entrer et de gâter la dent de plus en plus. Si on le foulait d'abord, la matière qui ne pourrait s'évacuer, s'épaissirait, s'engorgerait et pourrait causer beaucoup de douleur, si les parties nerveuses de la dent n'étaient pas encore desséchées, ou détruites. Il arriverait la même chose après l'application du plomb, et l'on serait obligé de l'ôter, et de laisser écouler un temps considérable avant que de le remettre. »[497]

Fauchard nous prévient de la possibilité d'une persistance de la douleur malgré la trépanation de la dent et il en déduit, dans ce cas, que la douleur ne provient pas de la pulpe dentaire mais plutôt des zones "para-radiculaires" : « Il peut encore arriver, quoique rarement, qu'après avoir trépané une dent, la douleur ne cesse point. En ce cas on doit juger que la maladie n'est point dans la cavité ; mais qu'elle est sur la membrane nerveuse, qui est commune à l'alvéole et à la partie extérieure de la racine, ou encore sur les vaisseaux qui se

---

[496] P. Fauchard, *Le chirurgien-dentiste ou Traité des dents*, tome 1, op. cit., pp. 170-171

[497] P. Fauchard, *Le chirurgien-dentiste ou traité des dents*, tome 1, op. cit., pp. 171-172

trouvent au-delà de l'extrémité de cette racine, avant qu'ils soient entrés dans la cavité. Alors l'extrême douleur que l'on ressent, ne peut naître que de l'engorgement et de l'inflammation de ces mêmes vaisseaux, et il n'y a point d'autre parti à prendre, que d'ôter la dent. Ce qu'il y a de singulier, c'est qu'après son extraction, la douleur est plus vive, et dure plus longtemps que celle qu'on ressent dans toute autre circonstance. Si après l'avoir ôtée, on considère l'extrémité de sa racine, on y trouvera une portion assez considérable de vaisseaux, qui sont extraordinairement gros dans ce temps-là à cause de leur tension et de leur inflammation ; ce qui n'arrive guère dans des cas différents de celui-ci, et dans lesquels on peut à peine les apercevoir sans l'aide de loupes, ou des microscopes. Ces vaisseaux gonflés, et qu'on remarque si distinctement, ont donné sans doute occasion de croire, que c'était un ver qui était la cause immédiate des vives douleurs que l'on ressentait. »[498]

Fauchard signale la beaucoup plus grande efficacité de l'action du trépan sur les dents incisives et canines par rapport aux molaires dont la morphologie pulpaire est beaucoup moins favorable à cette action : « L'opération du trépan sur les dents incisives et canines, en ôte presque toujours la douleur, quand elle vient de ce qu'elles sont usées, ou cariées, de ce qu'il y a abcès à leurs vaisseaux, ou que leur cavité est remplie de quelque liqueur épanchée ; parce que ces sortes de dents n'ayant ordinairement qu'une seule racine, elles n'ont aussi qu'une seule cavité, qu'il ne faut qu'ouvrir pour en faire sortir la matière. Il n'en est pas de même des dents molaires, qui ont chacune plusieurs racines, plusieurs cavités et plusieurs vaisseaux, qui varient en beaucoup de façons, et qu'il n'est guère possible de pouvoir attaquer avec une grande justesse. »[499]

Au chapitre VIII du tome 2, Fauchard nous renseigne sur les instruments qui servent à opérer quand on redresse et qu'on raffermit les dents. Il cite entre autres du fil ordinaire ou de la soie cirée, des limes, des petites plaques en or ou en argent, le pélican, les pincettes droites. Il nous explique que pour ces dents « qu'elles soient droites ou penchées, lorsqu'elles n'auront pu être mises dans leur ordre naturel par le moyen des doigts, des fils, et des lames d'or ou d'argent,

---

[498] Ibid., pp. 172-173

[499] P. Fauchard, *Le chirurgien-dentiste ou traité des dents*, tome 1, op. cit., pp. 173-174

elles y seront mises par le pélican et les pincettes droites, si l'espace qu'elles occupent le permet. »[500] Au chapitre XXVIII du tome 1, Fauchard insiste sur le choix minutieux et adéquat des instruments en vue de redresser les dents : « [...] il est souvent fort aisé de redresser certaines dents, pourvu néanmoins que l'on soit muni des instruments convenables, qu'on les sache bien manier, [...]. »[501] Pour de plus amples informations sur l'utilisation des instruments utilisés pour le redressement des dents, nous nous permettons de renvoyer le lecteur au paragraphe traitant du redressement des dents.

Nous venons de voir que Fauchard demande à ce que le choix des instruments soit très rigoureux. Il nous en fait à nouveau part au chapitre XXXI du tome 1, à partir de « deux observations sur des dents qui furent enfoncées par deux praticiens incompétents dans le sinus maxillaire droit pour l'une et dans une alvéole voisine pour l'autre) »[502], Fauchard lance un avertissement : « ces deux personnes [...] n'ont procédé de même que parce qu'ils se sont servis d'instruments qui ne convenaient pas. »[503]

Au chapitre IX du tome 2, Fauchard nous livre sa « manière d'opérer pour raffermir les dents chancelantes »[504], c'est-à-dire celles présentant une certaine mobilité. Il utilise du fil d'or plus ou moins gros, des limes, des pincettes à horloger pour tordre le fil, des sondes mousses. Fauchard nous explique comment il s'y prend pour raffermir les dents chancelantes : « Les dents chancelantes seront raffermies par des tours de fil d'or trait, plus ou moins fin, selon la longueur et la grosseur des dents que l'on veut attacher, et suivant l'intervalle qui se trouve d'une dent à l'autre. Par exemple, lorsque les dents sont déchaussées et les gencives affaissées, et que les intervalles sont larges, il faut que le fil d'or soit plus gros ; au lieu que pour celles qui sont plus courtes, moins larges, moins déchaussées, et dont l'intervalle se trouve moins étendu, l'on se sert d'un fil d'or plus fin. Quand il se trouve quelque dent plus chancelante l'une que l'autre, l'on multiplie autour de celle-là les tours de fil, autant qu'il est nécessaire pour la

[500] P. Fauchard, *Le chirurgien-dentiste ou Traité des dents*, tome 2, op. cit., p. 110
[501] P. Fauchard, *Le chirurgien-dentiste ou Traité des dents*, tome 1, op. cit., p. 367
[502] Ibid., p. 391
[503] P. Fauchard, *Le chirurgien-dentiste ou Traité des dents*, tome 1, op. cit., p. 396
[504] P. Fauchard, *Le chirurgien-dentiste ou Traité des dents*, tome 2, op. cit., p. 118

et pointue On la nomme queue de rat. Celle-ci sert pour échancrer et augmenter la séparation proche de la gencive. »[484] En outre, Fauchard recommande pour chacun de ces types de limes d'en disposer de différentes tailles : « de grandes, de petites, de larges, de grosses, de fines »[485] Il nous indique aussi deux espèces de « pincettes incisives qui conviennent à couper et à raccourcir les dents qui ne peuvent l'être que difficilement avec la lime, à cause de la douleur qui serait plus longue [...]. Les unes ont le tranchant sur le côté, les autres l'ont à leur extrémité. On se sert des premières pour agir dans certains intervalles où les autres ne pourraient pas être introduites, soit qu'on veuille raccourcir les dents, ou émousser les chicots. Les pincettes de la seconde espèce sont plus commodes dans certaines occasions, par exemple, lorsqu'il s'agit d'emporter le corps d'une dent très cariée, ou d'en retrancher une portion, sans intéresser les dents voisines, et sans endommager sa racine. »[486]

Au chapitre V du tome 2, Fauchard fait la "description des instruments convenables pour opérer en ruginant les dents, lorsqu'elles sont cariées". Il en compte quatre espèces « qui servent à ôter les matières renfermées dans les cavités cariées des dents, et à ruginer la carie de ces mêmes cavités. »[487] Il les « distingue par leur extrémité tranchante, ou pointue »[488] et « range sous la première espèce tous ceux qui ont à cette même extrémité quatre faces qui se terminent en pointe aiguë »[489] en les nommant forets à ébiseler. Fauchard poursuit sa description de ces instruments : « je range ceux dont la pointe est formée de trois faces sous la seconde espèce, et je les nomme rugines pointues en bec de perroquet ; la troisième espèce est la rugine mousse en bec de perroquet. Je range dans la quatrième ceux dont la pointe tranchante est formée par deux faces, et je les nomme rugines en alêne. »[490] De crainte que la description écrite de ces instruments ne soit pas suffisamment précise, Fauchard nous demande de nous reporter à sa planche de dessins : « la figure de ces quatre instruments,

---

484 P. Fauchard, *Le chirurgien-dentiste ou Traité des dents*, tome 2, op. cit., pp. 40-41
485 Ibid.
486 Ibid., pp. 48-49
487 P. Fauchard, *Le chirurgien-dentiste ou Traité des dents*, tome 2, op. cit., p. 54
488 Ibid.
489 Ibid.
490 Ibid.

lui ôter quelque dent. »[516] Enfin, pour des raisons pratiques, Fauchard recommande d' « avoir en même temps plusieurs autres instruments tout prêts à servir, pour suppléer à ceux qui pourraient manquer en opérant. »[517] Parmi les instruments susceptibles d'être utilisés au cours des extractions dentaires, figure aussi le pélican, « la cinquième et dernière espèce de ces instruments. » Fauchard nous en précise la fonction : « Cet instrument sert à tirer en dehors les dents, ou les chicots. » Au chapitre XI du tome 2, Fauchard réalise, avec force détails, une « description circonstanciée » du pélican de sa fabrication et il lui réserve une place particulièrement importante dans son discours sur les instruments. Afin de le mettre en valeur, il ne manque pas d'insister sur ses qualités particulières et sur « les imperfections de ceux dont on se servait auparavant. »[518] La description qui va suivre montre à quel point Fauchard veut délivrer un message très positif vis-à-vis des instruments en général et du pélican en particulier. A l'évidence, de cette manière, il veut souligner combien il leur assigne un rôle capital pour le progrès de la connaissance en insistant sur le fait que par leur fabrication et leur amélioration, ils offrent un moyen privilégié d'accéder aux pratiques qui fondent les sciences odontologiques.

« Les uns font faire le pélican d'une façon, les autres d'une autre. Celui que je m'en vais décrire, est construit d'une manière qui n'a point encore paru, et j'ose dire qu'on peut s'en servir avec plus de sûreté et de facilité, que de tous ceux qu'on a employés jusqu'à présent. Le pélican dont il s'agit, doit être en premier lieu considéré de plusieurs façons, par rapport aux différents usages qu'on en doit faire, suivant la différente situation des dents, tant à la mâchoire supérieure, qu'à l'inférieure.

Si nous considérons ce pélican propre à ôter les dents plus ou moins éloignées, et plus ou moins grosses du côté droit de la mâchoire inférieure, et capable en même temps de les ôter au côté gauche de la mâchoire supérieure, n'ayant pour lors qu'une seule branche à crochet, nous le devons regarder comme simple. Si nous le considérons comme capable de produire le même effet, ayant encore une seconde branche à crochet, tournée dans le même sens par rapport à ses courbures ; mais appliquée sur le corps de cet instrument à l'opposite de la première ; nous le devons regarder comme répété, double, ou jumeau sur un même corps.

Si nous considérons ce pélican par rapport à l'usage qu'on peut en faire au côté gauche de la mâchoire inférieure, et au côté droit de la mâchoire supérieure, nous le regarderons comme semblable à celui qu'on vient de décrire, excepté que les courbures de ses deux branches, et celles des demies roues feront tourner dans un sens différent, quoique d'ailleurs elles soient les mêmes, et pour lors c'est un second pélican jumeau de celui auquel il ressemble. Tout cela établit quatre pélicans semblables, montés deux à deux sur deux corps différents, quoique d'ailleurs conformes, et ne différant entre eux que par les divers sens de la courbure de leurs branches, par les différents sens de leurs demies roues, et par les divers usages qu'ils produisent en opérant sur les dents aux deux côtés de l'une, ou de l'autre mâchoire ; tantôt en tenant cet instrument avec la main droite au côté droit, et avec la main gauche au côté gauche. La similitude qui se

---

[516] Ibid.
[517] Ibid.
[518] P. Fauchard, *Le chirurgien-dentiste ou Traité des dents*, tome 2, op. cit., p. 152

rencontre entre ces pélicans, aux circonstances près que je viens de rapporter, fait qu'il suffit d'en décrire un seul, pour donner une idée parfaite de la structure de tous les autres, et de leur usage en particulier.

Le pélican simple (a) est celui qui n'a qu'une seule branche coudée, et une seule demie roue. Il est composé d'un corps, ou d'une pièce de bois, d'un essieu, d'une goupille, d'une branche, d'un petit crochet en forme de fer à cheval et d'une vis ; le tout d'acier.

Le corps de cet instrument, (b) doit être d'un bois ferme et solide, tel que le bois de buis, de cormier, etc. de la longueur d'environ cinq pouces, de l'épaisseur d'environ dix lignes, et de la largeur, dans sa plus grande étendue, d'environ un pouce. Dans les dimensions de cet instrument, il y a plusieurs choses à considérer. Son corps proprement pris, comprend le centre et la partie moyenne de sa longueur. Sa surface latérale gauche est convexe ; cette convexité sert à deux fins :

1° pour rendre l'instrument plus propre à être empoigné ;

2° pour le fortifier davantage dans l'endroit où il est percé d'un trou très considérable, qui sert à recevoir l'essieu et à la fortifier.

Pour donner encore plus de force au corps de cet instrument, on prend deux lames de fer, ou de laiton, suffisamment épaisses et larges. On les engage en dedans et en dehors, suivant la longueur du manche, sans qu'elles excèdent le niveau de sa surface. On les y assujettit par quatre goupilles rivées à rivures perdues, perçant de part en part. Son extrémité antérieure doit être regardée comme la partie qui sert de point d'appui sur les dents et sur les gencives, en opérant, et la postérieure comme le manche de cet instrument.

A l'extrémité antérieure est placée une espèce de demie roue ovale qui lui est contiguë. Cette demie roue est plate dans ses côtés, large d'environ dix lignes, élevée d'environ cinq à six lignes, et épaisse d'environ deux lignes. Cette demie roue est prise dans l'extrémité antérieure de la tige, ou corps de cet instrument. Là, elle est située de telle façon qu'elle incline un peu obliquement de dehors en dedans, et de haut en bas. L'extrémité gauche de l'ovale, que sa circonférence décrit, excède la surface latérale gauche d'environ deux lignes ; tandis que celle qui lui est opposée, est quasi à niveau de la surface extérieure de l'extrémité du corps de cet instrument. La surface plate inférieure de cette demie roue est enfoncée d'environ une ligne, près du bord oblique de la face inférieure du corps de cet instrument. La même surface de la demie roue inclinée, comme nous l'avons dit, excède un peu, du côté de la circonférence, le niveau de la surface inférieure de l'arbre, ou tige du corps de cet instrument. Toutes ces dispositions servent à porter la demie roue du côté du crochet de la branche recourbée, tandis que par ses courbures cette branche s'éloigne d'elle. Ces courbures servent encore à faire porter la demie roue, dont la circonférence n'est que très peu convexe, sur plusieurs dents à la fois, en inclinant du côté des gencives, et même appuyant en partie sur elles.

Sur toute la circonférence de cette demie roue, on ajoute un ou deux morceaux de peau de buffle proportionnés à son épaisseur. On les attache avec de la colle forte, et pour mieux fortifier cette demie roue, on colle aussi sur ses surfaces plates, un ou deux morceaux de taffetas, ou de toile fine. On met par-dessus le tout un linge, qu'on arrête proprement par une ligature de fil à l'endroit de la jonction de la demie roue au corps de cet instrument, et pour la propreté on change de temps en temps ce linge.

A la face supérieure de cet instrument est pratiquée une entaille prise dans l'épaisseur de son corps, qui se portant obliquement de dehors en dedans, en s'étendant davantage, se termine par un demi cercle, au-delà du centre de la surface supérieure.

Cette entaille est profonde dans cet endroit d'environ deux lignes, un peu moins du côté de la demie roue ; et cela pour écarter davantage la surface supérieure de la demie roue de la surface inférieure de la branche à crochet. Ces surfaces se trouvent d'ailleurs éloignées l'une de l'autre par un vide d'environ deux lignes, qui règne entre la surface de l'entaille, et la surface supérieure de la demie roue. Au centre du corps de cet instrument, il y a un trou d'environ quatre lignes de diamètre. Ce trou perce d'outre en outre. Il est d'environ cinq lignes de diamètre. Il sert à loger un essieu, qui s'assujettit par son milieu dans ce même trou, au moyen d'une goupille, qu'on place dans une engrenure pratiquée dans l'entaille suivant sa longueur, et qui s'introduit ensuite dans un trou pratiqué dans le corps de l'essieu. Il faut observer que l'essieu, dont le corps doit avoir un diamètre proportionné à ce trou, est plus gros dans un endroit que dans l'autre ; c'est pourquoi on l'arrête avec la goupille par la partie la plus étroite de son corps.

La partie de cet essieu qui excède l'entaille sert à recevoir la branche recourbée, en faisant la fonction de pivot. Il reçoit aussi un crochet qui sert à arrêter la branche par une engrenure près de la tête ou de son extrémité. La longueur de cet essieu, lorsqu'il doit servir à arrêter deux branches, est en tout d'environ un pouce ; celle de son corps servant de piédestal d'environ cinq lignes et demie ; celle de chaque tige, ou pivot, (car il en doit y avoir deux lorsqu'il sert à recevoir deux branches à un pélican double) doit être d'environ deux lignes ; son diamètre d'environ trois lignes d'épaisseur ; l'excédant de la longueur de cet essieu est employé pour les deux gorges, ou rainures, et pour les têtes qui les couvrent. Chaque rainure est profonde dans toute son étendue d'environ une demie ligne, et large d'autant.

La branche recourbée (a) se divise en trois parties, en tige, en extrémité antérieure, ou crochet, et en extrémité postérieure, ou annulaire. Sa tige est carrée. Elle a une surface supérieure percée en forme d'écrou, pour recevoir la vis qui soutient le crochet en fer à cheval, (b) une surface inférieure, et deux latérales. Cette tige est épaisse d'environ deux lignes, large de trois du côté de son extrémité postérieure, et de deux lignes vers la première recourbure. La longueur de cette tige est depuis l'anneau jusqu'à la première recourbure, pour l'ordinaire, d'environ un pouce et dix lignes. Le reste de cette tige, ou branche, s'emploie à se recourber en différents sens et à former son crochet. La première courbure se porte de droite à gauche, la seconde de dedans en avant, et de gauche à droite ; et la troisième, en se courbant de haut en bas, forme le crochet.

La première courbure est d'environ sept lignes d'étendue hors d'œuvre ; la seconde a la même étendue, et la troisième est d'environ six lignes.

A la face intérieure du crochet, il y a une gouttière qui règne dans toute son étendue, et dont les bords sont dentelés jusqu'à l'extrémité du crochet par de petites traces, ou sillons traversés faits à la lime. Une échancrure divise l'extrémité de ce crochet en deux petites dents égales. Son extrémité postérieure, ou annulaire, est plate, arrondie par sa circonférence, et percée dans son centre d'outre en outre par un trou d'environ trois lignes de diamètre. L'épaisseur de cet anneau est d'environ deux lignes du côté de la surface plate, et il a la même épaisseur du côté de la surface circulaire.

Il faut remarquer que si l'on monte une seconde branche à crochet sur le corps de ce même pélican, elle sera recourbée dans le même sens, mais appliquée à la face et à l'extrémité opposée à celle que la première branche occupe.

On observera la même circonstance pour la situation de la seconde entaille qui doit la recevoir.

On observera encore qu'au pélican qui sert à ôter les dents du côté gauche de la mâchoire inférieure, et du côté droit de la mâchoire supérieure, les courbures de la branche doivent être tournées à celui-ci dans un sens opposé, c'est-à-dire, de gauche à droite, et de droite à gauche, excepté la dernière, qui sera dans les unes et dans les autres de ces branches recourbées, toujours de haut en bas, formant ainsi le crochet de leur extrémité antérieure.

La branche recourbée est arrêtée dans l'entaille en sa partie annulaire par le petit crochet en fer à cheval, qui s'engage dans la rainure de la partie de l'essieu, qui sert de pivot. Ce crochet a de plus une queue formée par une petite lame percée d'un trou à son extrémité, pour donner passage à une petite vis, (a) qui l'assujettit dans le petit écrou pratiqué à la surface supérieure de la tige de la branche à crochet. La longueur de cette queue, ou lame, est d'environ dix lignes, son épaisseur d'environ une demie ligne, de même que celle de son fer à cheval, qui en se logeant dans la rainure du pivot, entre la tête et la surface plate de l'anneau, assujettit la branche par sa partie la plus étendue dans la cavité demi-circulaire de l'entaille, tandis que le reste de la branche se loge, en s'avançant du côté de la demie roue dans l'entaille. De cette façon, l'instrument se trouve monté, et en état d'agir, l'extrémité postérieure tenant lieu de manche, quoiqu'on y ait monté une seconde branche, et qu'on y ait pratiqué une seconde demie roue ; et alternativement le dentiste se servant de l'autre branche, le premier pélican servira de manche à l'autre.

Le tout ainsi disposé, on peut, à sa volonté, ôter, ou remettre toutes sortes de branches à cet instrument, pourvu que d'ailleurs chacune soit garnie d'un petit crochet en fer à cheval ; pourvu aussi qu'elles aient leur anneau proportionné à la grosseur du pivot ; que de même la circonférence de l'anneau soit proportionnée à l'étendue de la partie circulaire de l'entaille qui doit la recevoir, sans que la surface supérieure de la branche excède le niveau de la surface supérieure du corps du pélican ; et que le fer à cheval soit proportionné à la rainure, qui doit le recevoir.

En suivant les circonstances que je viens d'indiquer, on multipliera ces pélicans jusqu'au nombre de quatre, qui se réduiront à deux pélicans doubles ; lesquels seront propres et convenables à exécuter tout ce qui se peut pratiquer avec le pélican, bien mieux que ne le feraient ensemble tous ceux que l'on a inventés, rectifiés, et mis en usage jusqu'à présent.

Chaque branche du pélican recourbée à crochet, doit être d'un bon acier : ces branches seront polies et unies, sans aucun autre ornement, tous leurs angles mousses, et ceux de leurs recourbures obtus, afin de ne point incommoder les lèvres, ou les joues.

On fait ces branches plus ou moins longues, proportionnant la longueur des recourbures à celles de la tige, ainsi que la grosseur du crochet, qui est plus grande dans les plus grandes branches, et plus petite dans les plus petites. Il faut observer que la tige de chaque branche ait toujours par sa partie postérieure et par sa tige une dimension égale, et qu'on ne doit diminuer leur volume, que vers leur extrémité antérieure.

La première de ces circonstances sert à rendre toutes sortes de branches propres à tourner sur le même pivot, et à se placer dans la même entaille. La seconde circonstance fait que diversifiant les proportions antérieures des branches, on en aura par ce moyen, dont le crochet sera proportionné à tirer certaines dents, ou racines, et d'autres à, tirer des dents et racine d'un volume différent et d'une figure différente. En un mot, pour suppléer à tous les cas que l'on peut rencontrer dans l'extraction des dents, les branches seront plus ou moins longues par leurs recourbures, selon que l'on voudra éloigner plus ou moins de la demie roue la dernière courbure que forme le crochet.

Quant à la trempe de ces branches, elles doivent être très modérément trempées, un peu plus vers les dents du crochet, afin qu'elles soient moins cassantes, mais il faut pourtant qu'elles aient une force suffisante pour ne pas plier dans l'effort, et afin que les dents du crochet ne s'écrasent pas, et qu'elles ne viennent pas à se fausser.

Quoique le pélican, dont je viens de donner la description, ait assez de rapport à ceux dont on se sert ordinairement, il ne laisse pas d'en être différent. Ce qu'on reconnaîtra en examinant bien la construction et encore mieux lorsque l'usage fera voir la différence avantageuse de ses effets.

Dans celui-ci, les entailles affermissent les branches dans leur action, avantage qui ne se rencontre pas dans les pélicans dont on s'est servi jusqu'à présent ; parce qu'il faut à ceux-là envelopper la branche de linge, ou d'autre matière semblable, pour l'affermir avec son corps, et que nonobstant cette précaution, elle est souvent peu ferme ; ce qui rend par conséquent son action moins sûre.

Les demies roues se trouvent un peu plus basses que l'extrémité des crochets, afin qu'elles appuient en partie sur la gencive, et beaucoup moins sur les dents, que ne font les demies roues des autres pélicans, ces dernières étant sujettes à enfoncer, ou à ébranler les dents, parce qu'elles ne portent pas en partie sur la gencive et en partie sur la dent, comme le font celles que je propose.

La convexité de l'ovale de la demie roue du pélican dont je parle, répond par sa pente à l'extrémité de la face intérieure du crochet ; ce qui fait que sa puissance agit mieux. La garniture molette de la convexité empêche que la gencive ne soit froissée, ni contusionnée, et lorsque la demie roue est posée sur la gencive, comme nous l'avons dit, la lèvre se trouve logée à la partie inférieure de la demie roue, sur la face opposée aux entailles.

Il y a des pélicans, qui au lieu de demie roue convexe, ont une pièce ajoutée et mouvante, en forme de demi-croissant, d'environ un pouce de longueur et d'environ deux lignes de largeur. Cette pièce est concave à sa face antérieure, et lorsqu'elle est montée, sa concavité pose contre plusieurs dents, qui doivent lui servir d'appui, tandis que le pélican agit. Cette pièce ajoutée doit être fixe, mais elle ne l'est pas toujours sur le même appui, pendant que le corps de l'instrument sur lequel elle est montée a la liberté de se mouvoir de droite à gauche, et de gauche à droite, sans que l'extrémité engagée dans la charnière, qui la joint à la demie roue en croissant, puisse se transporter d'un lieu à un autre sans déplacer ce croissant ; ce qui produirait un mauvais effet. L'écartement, que ce mouvement produit, agissant dans l'endroit du pivot, avance ou recule la branche. Pendant qu'il produit cet effet, il arrive souvent un inconvénient qui en produit un autre, et qui consiste en ce que ce croissant attaché par le moyen de la charnière à l'extrémité antérieure de la tige, se trouve souvent déplacé, lorsque le corps de cet instrument décrit une ligne oblique, en se portant de gauche à droite, et de droite à gauche. Il résulte de là, que le croissant étant déplacé, il ne se rencontre plus de résistance, et que par conséquent, la puissance ne peut plus agir. D'ailleurs, il n'est pas possible de se servir de cet instrument dans plusieurs cas, qui quoique particuliers, ne laissent pas d'être assez ordinaires ; ce qui fait que cette espèce de demie roue, ou de croissant, étant concave par sa face antérieure, si les deux, ou trois dents voisines de celle qu'on veut ôter manquent, l'on ne peut plus appuyer ce croissant sur les dents voisines de la brèche, de même que l'on appuie la demie roue de mon pélican. Lorsqu'il s'agit d'ôter la dernière, ou l'avant-dernière des dents, ou quelque autre qui est restée seule, après la perte de plusieurs autres du même côté, la demie roue en croissant, ne pouvant pas s'appuyer sur les gencives, il arrive que ces pélicans ordinaires deviennent inutiles dans ces deux derniers cas, comme dans plusieurs autres.

En inclinant et courbant de haut en bas les demies roues de mon pélican, je l'ai rendu propre à servir en toutes sortes d'occasions, observant les circonstances que j'ai dites. Ce n'est qu'après plusieurs expériences dont le succès a heureusement répondu à mes intentions, que je lui donne la préférence sur tous les autres pélicans. Par les raisons que je viens d'exposer, il est aisé de comprendre les inconvénients auxquels les pélicans ordinaires sont sujets.

Les courbures des branches du pélican dont je me sers facilitent beaucoup l'extraction des dents, parce qu'elles les tirent dans un sens horizontal et presque vertical, en même temps et de dedans en dehors, quoique les dents soient éloignées, pourvu que l'on sache d'ailleurs manier cet instrument ; au lieu qu'il n'est pas possible de bien tirer de l'alvéole une dent éloignée, avec les branches droites, sans risquer d'intéresser les dents qui sont à côté et sans gêner beaucoup les commissures des lèvres.

La commodité de la première courbure sert à loger la commissure des lèvres sans les fatiguer, quoiqu'on éloigne le crochet de la demie roue. On s'aperçoit par ce seul usage, que les branches droites n'ont pas ces avantages car elles gênent considérablement les commissures, lorsqu'on est obligé d'éloigner le crochet de la demie roue. D'ailleurs, elles ébranlent ou renversent souvent les dents qu'on veut conserver dans leur place, en portant obliquement sur celles que l'on ôte.

Pour profiter des avantages que mon pélican peut produire, il faut en avoir deux semblables, monter chacun de deux branches recourbées, à la différence près que ces branches soient recourbées dans un sens différent, de même que les demies roues, pour ôter les dents des deux côtés des deux mâchoires. L'un sert pour le côté droit de la mâchoire inférieure et le côté gauche de la mâchoire supérieure ; l'autre au contraire sert pour le côté gauche de la mâchoire inférieure, et le côté droit de la mâchoire supérieure. Les longues branches servent aux dents éloignées et les courtes à celles qui approchent des incisives.

Il faut remarquer que le pélican qui sert au côté droit de la mâchoire inférieure, ne peut servir au côté gauche de la mâchoire supérieure, qu'en le changeant de main. De même, celui qui sert au côté gauche de la mâchoire inférieure, ne peut servir au côté droit de la mâchoire supérieure qu'en le changeant aussi de main.

L'on pourrait encore faire un pélican double (a) qui servirait à ôter les dents en tous les endroits de l'une et l'autre mâchoire, pourvu que les branches et les demies roues fussent tournées et courbées dans un sens opposé, c'est-à-dire, que lorsque la demie roue et la branche seraient tournées à une extrémité de droite à gauche, la demie roue et la branche de l'extrémité opposée fussent tournées de gauche à droite. Celui-ci me paraît plus commode, mais comme le crochet d'une de ses branches tournerait du côté du dedans de la main, tandis qu'on opérerait avec l'autre, et qu'il pourrait incommoder en opérant, je me suis déterminé à donner la préférence aux autres.

Je conseille d'en avoir deux, chacun monté de deux branches, dont la courbure soit tournée dans l'un, en chaque branche de droite à gauche, et dans l'autre de gauche à droite, de même que je l'ai dit dans ce chapitre, parce qu'il se peut trouver deux ou trois dents à tirer à la même personne, et qu'elles peuvent n'être pas du côté où cet instrument pourrait les tirer seul. Le dentiste ayant dans ses mains les deux pélicans montés de branches convenables par rapport à leur proportion et à celle des dents qu'il doit ôter, il lui est facile de tirer plusieurs dents de suite, sans quitter la bouche du malade ; alors qu'on ne peut le faire avec ceux dont je viens de parler, lorsque les dents sont placées aux deux côtés de l'une ou de l'autre mâchoire, à moins que de suspendre l'extraction de la seconde dent, quand on en a ôté une, afin d'avoir le temps de changer de branche ; ce qui est impatientant et incommode, tant pour le dentiste, que pour ceux qui se trouvent dans la fâcheuse nécessité de souffrir ces opérations. »[519]

Fauchard a ainsi fait défiler devant nos yeux les pages d'un véritable manuel d'utilisation du pélican. Il nous expose en détail la résolution des problèmes techniques auxquels il a été confronté. Il nous fournit le moyen de construire ce pélican en nous décrivant chacune des pièces qui le composent ainsi que les fournitures qui permettent de les assembler. Bien entendu, ce long développement sur le pélican peut paraître long et fastidieux à certains et ce, d'autant plus que la recherche technique de Fauchard n'a ni eu ce seul instrument comme objet d'étude, ni couvert l'ensemble des champs possibles de recherche en technique dentaire. Mais cette description présente plusieurs intérêts. D'abord, elle témoigne de l'existence de sujets de préoccupation technique communs à Fauchard et à ses confrères. Ensuite, elle apporte la preuve que Fauchard expose généreusement, sans arrière-pensée mesquine, ses recherches et ses résultats. Enfin, elle montre que même si le discours de Fauchard, par ses conceptions et ses limites, présente de fortes similitudes avec les discours de ses contemporains, ce qui le distingue des autres discours, c'est l'esprit dans lequel sont inscrites ses recherches, c'est-à-dire la méthode.

Finalement, si Fauchard accorde tant d'importance aux instruments, c'est parce qu'il est fortement conscient qu'ils participent au discours scientifique et sont incontournables dès que l'on parle d'invention technique. Il ne proclame pas pour l'objet technique un caractère essentiellement utilitaire et il préfère considérer qu'« il est ce qui effectue une opération déterminée, ce qui accomplit un certain fonctionnement selon un schème déterminé. »[520] Fauchard accorde donc à tout instrument dentaire un statut qui dépasse largement celui d'objet destiné à des besognes utilitaires. Il veut montrer que l'instrument dentaire comprend en plus une dimension d'objet scientifique qui sert à la connaissance. Avec Fauchard, le domaine de l'instrumentation s'est non seulement développé mais il s'est aussi

---

[519] P. Fauchard, *Le chirurgien-dentiste ou Traité des dents*, tome 2, op. cit., pp. 152-173

[520] G. Simondon, *Du mode d'existence des objets techniques*, op. cit., p. 246

diversifié. D'une certaine façon, Fauchard donne un avant-goût de la façon dont l'Encyclopédie traitera des instruments en appuyant son discours sur des planches de dessins qui « s'efforcent de faire comprendre à la fois les principes qui les régissent et les secrets de leur fonctionnement. »[521] Indéniablement, avec Fauchard les instruments sont loin d'être négligés dans son discours et ils occupent même une place conséquente dans son approche épistémologique de l'art dentaire. De plus, et là il s'agit d'une innovation épistémologique inattendue dans le monde médical, il considère aussi les instruments d'un point de vue épistémologique. En effet, quand Fauchard étudie les instruments, il tient compte de la *causa naturalis*, la matière, avec laquelle sont fabriqués ses instruments ; de la *causa formalis*, la forme que reçoit la matière ; de la *causa finalis*, la fin selon laquelle chaque instrument est déterminé comme forme et matière ; de la *causa efficiens*, qui produit le résultat, l'instrument réel. En fait, à côté de ces quatre causes, Fauchard reconnaît implicitement l'existence d'une cinquième cause, qualifiée d'*instrumentalis*. D'une certaine façon, Fauchard ne fait qu'inscrire l'instrument à l'intérieur de la catégorie de la causalité, à l'image de ce qu'avaient déjà entrepris les théologiens médiévaux.[522] Comme l'explique Giorgio Agamben, « le concept de cause instrumentale naît donc comme un dédoublement de la cause efficiente, qui se scinde en cause instrumentale et en cause principale, assurant ainsi un statut autonome à l'instrumentalité. »[523] Ainsi, avec Fauchard, une réelle importance est donnée à l'instrumentalité, considérée en quelque sorte comme caractère essentiel de la technique. En fait, Fauchard considère déjà les instruments comme en parlera Diderot dans l'Encyclopédie : « Les instruments et les règles sont comme des muscles surajoutés aux bras, et des ressorts accessoires à ceux de l'esprit [...]. »[524] Ce faisant, là encore, Fauchard nous fait entrer dans la modernité en concevant la technique comme moyen et, plus jamais après Fauchard, la technique ne sera reléguée au second plan. De plus, Fauchard a réussi à faire

---

[521] A. M. Moulin, *Instrument*, pp. 539-542, in D. Lecourt (sous la dir. de), *Dictionnaire d'histoire et philosophie des sciences*, Paris, Editions Quadrige/ PUF, 2003, p. 540

[522] G. Agamben, *L'usage des corps*, Paris, Editions du Seuil, 2015, p. 114

[523] Ibid., pp. 114-115

[524] D. Diderot, J. le Rond d'Alembert, *L'Encyclopédie ou Dictionnaire raisonné des Sciences, des Arts et des Métiers*, tome 1, article "art" écrit par Diderot et d'Alembert, Paris, Edition chez Briasson, David l'aîné, Le Breton, Durand, pp. 713-719

participer ses contemporains, avec lui, à ce grand moment du développement des outils et des instruments en art dentaire que représente le 18e siècle. L'étude des instruments est loin d'être considérée comme un sujet trivial par Fauchard. Il s'est donc employé à les passer tous consciencieusement en revue en se gardant bien d'en exclure et de rejeter quelque domaine que ce soit de l'art dentaire. Ce faisant, Fauchard souligne aussi combien les instruments constituent des objets inséparables du faire et de son agent, participent à la mise en valeur du faire, et sont, de fait, des témoins du faire puisqu'ils en sont le résultat. De plus, comme le dit Paul Valéry dans son discours aux chirurgiens – discours qui, soit dit en passant, aurait pu être destiné aussi aux chirurgiens-dentistes – "faire est le propre de la main" : « Le nom même de votre profession, Messieurs, met ce faire en évidence, car Faire est le propre de la main. Chirurgie, manuopera, manœuvre, œuvre de la main.[...] J'irai jusqu'à dire qu'une relation réciproque des plus importantes doit exister entre notre pensée, et cette merveilleuse association de propriétés toujours présentes que notre main nous annexe. »[525] En outre, précise Jacques Ducol : « Pensé dialectiquement par Valéry, le faire est bien ce double mouvement par lequel se constitue cette relation réciproque entre "*notre pensée*" et "*notre main*". »[526] Fauchard ne peut accorder tant d'importance aux instruments que parce que la main, instrument suprême, est là. D'ailleurs, Fauchard le dit lui-même, à sa façon, quand il parle de toutes les opérations qui se pratiquent sur les dents : « Toutes ces opérations demandent dans celui qui les exerce, une main légère, sûre, adroite et une parfaite théorie. »[527] Le programme épistémologique de Fauchard est d'ailleurs à l'image de tout ce qui vient d'être dit à propos du faire, de la main et de la pensée, et il en porte la marque. La pensée philosophique de Fauchard est donc essentiellement matérialiste et elle donne toute son originalité à l'épistémologie de l'art dentaire, telle qu'elle est développée par lui.

Pour en finir avec les instruments et conclure, rappelons l'extrême étendue des espaces de textes réservés aux instruments par Fauchard, dans ses développements épistémologiques. En agissant de la sorte,

---

[525] P. Valéry, *Discours aux chirurgiens*, in P. Valéry, Œuvres, Editions Gallimard, collection La Pléiade, tome 1, 1957, pp. 918-919

[526] J. Ducol, La philosophie matérialiste de Paul Valéry, op. cit., p. 88

[527] P. Fauchard, *Le chirurgien-dentiste ou Traité des dents*, tome 1, op. cit., pp. 183-184

Fauchard initie un vaste mouvement qui valorise les instruments et leur reconnaît une fécondité épistémologique. Fauchard a su faire sien le principe de technicité, c'est-à-dire qu'il a fait en sorte que « chaque domaine—ou "horizon de connaissance"—est marqué par sa propre instrumentation. »[528] Cette position de Fauchard, par rapport aux instruments, contribue à un changement des mentalités des milieux savants, milieux savants qui n'émettent plus de jugement péjoratif vis-à-vis des arts mécaniques. Les arts mécaniques acquièrent ainsi leurs lettres de noblesse qui ne seront plus jamais remises en question, et les honneurs rendus aux arts mécaniques vont bien sûr rejaillir sur l'art dentaire en stimulant son développement.

2-3-2-2 Fauchard et l'ergonomie

Fauchard s'intéresse non seulement à l'instrumentation et à la technique, mais il se préoccupe aussi de l'organisation du travail et des conditions de travail du chirurgien-dentiste. En fait, ses préoccupations sont motivées par son obsession de la qualité, de l'efficacité des soins et de la prévention des accidents opératoires. Bien avant l'heure, – puisque le mot "ergonomie" n'est apparu que dans la deuxième moitié du 20e siècle – Fauchard fait de l'ergonomie et la met au service de la technologie pour améliorer la clinique. Il a réellement la volonté d'assurer du confort au patient et de faciliter les actes opératoires tout en les rendant plus sûrs. Rien n'échappe à Fauchard puisqu'il porte une attention à l'installation du patient, aux tâches à effectuer (aux différents types de soins à exécuter), aux efforts à fournir, aux postures du praticien, à l'accessibilité d'abord au patient et ensuite aux zones affectées, aux moyens disponibles, à l'environnement dans lequel le chirurgien-dentiste doit intervenir, et enfin à la façon dont le praticien doit organiser son travail. Nous verrons qu'il a su dresser un ensemble de conseils ergonomiques couvrant toutes les situations possibles et concernant tous les types d'actes existants, tous les types d'instruments sollicités.

Avant de développer son approche ergonomique, au cours des soins de quelque nature qu'ils soient, médicaux, chirurgicaux, techniques et

---

[528] P.-E. Pilet, *Les diverses représentations biologiques de la vie*, pp. 114-124, in E. Emery (sous la dir. de), *Sciences, Techniques et Valeurs - Actes des colloques de Crêt-Bérard et de Paris en hommage à Ferdinand Gonseth*, Lausanne, Editions L'Age d'Homme, p. 117

mécaniques, Fauchard a conscience de la nécessité de convenir d'une nomenclature qui permette de désigner la situation anatomique de chaque partie de la bouche et la position des dents par rapport aux autres parties de la bouche. C'est le seul moyen d'être en mesure d'expliquer avec clarté comment l'outil doit être positionné par rapport aux différentes structures bucco-dentaires et de préciser où le praticien doit être situé par rapport au patient et ses structures bucco-dentaires. Alors Fauchard précise les termes devant être employés pour éviter toute confusion : « L'arrangement des dents forme un demi-cercle dans chaque mâchoire assez semblable à un fer à cheval. Le milieu de ce demi-cercle se trouve situé au-devant de la bouche, et les dents qui s'y rencontrent, sont antérieures par rapport à celles qui se trouvent à ses extrémités. Ces dents antérieures sont situées entre les lèvres et la langue. La surface qu'elles présentent du côté des lèvres, est nommée antérieure ou extérieure ; celle qui lui est opposée, est nommée postérieure ou intérieure ; elle répond à l'extrémité de la langue, la loge et l'embrasse. Ces dents antérieures sont les incisives et les canines. Celles qui viennent ensuite, situées aux côtés de la bouche, sont les dents nommées petites et grosses molaires. Celles qui sont aux extrémités de chaque demi-cercle, étant les plus reculées et les plus enfoncées dans la bouche, sont nommées postérieures respectivement aux dents du devant. La surface que les dents situées sur les côtés de la bouche présentent du côté des joues, est nommée extérieure. La surface qui lui est opposée et que touche la langue, est nommée intérieure [...]. Les surfaces des côtés des dents, se nomment latérales. »[529] Pour les dents de la mâchoire inférieure, Fauchard nomme « le collet de ces dents, la partie inférieure du corps de ces mêmes dents ; et leur extrémité, la partie supérieure. Ce qui se trouvera entre ces deux parties, sera nommé la partie moyenne, extérieure, intérieure, ou latérale, etc. » [530] Pour les dents de la mâchoire supérieure, Fauchard nomme « au contraire le collet des dents, la partie supérieure du corps de ces mêmes dents ; l'extrémité de ce même corps, partie inférieure ; et ce qui est contenu entre la partie supérieure et la partie inférieure des dents sera divisé et subdivisé de même qu'aux dents inférieures, et on lui donnera les mêmes dénominations, qu'on a marquées pour la mâchoire

---

[529] P. Fauchard, *Le chirurgien-dentiste ou Traité des dents*, tome 1, op. cit., pp. 185-186

[530] Ibid., p. 188

inférieure. »[531] Aux yeux de Fauchard, cette précision dans la terminologie est une condition préalable pour décrire correctement les maladies, « les opérations que l'on pratique sur les dents, surtout lorsqu'on donne des descriptions à ce sujet »[532], et éviter les méprises. En effet, « cette disposition des dents embarrasse et donne occasion à plusieurs de confondre la partie d'une dent avec celle d'une autre. Cette méprise se peut éviter, en nommant les dents de la mâchoire supérieure, dents supérieures, et celles de l'inférieure, dents inférieures. »[533] Fauchard préconise de « diviser et subdiviser d'ailleurs les parties de chaque dent, suivant l'usage ordinaire établi par les anatomistes. »[534] De bons repères spatiaux sont incontournables si l'on souhaite intervenir dans des conditions optimales de sécurité et d'efficacité. Fauchard peut alors passer à son discours ergonomique proprement dit : « Lorsqu'un malade se présente à nous, il faut avoir soin de le situer avantageusement pour bien reconnaître la maladie. Afin de rendre l'opération plus aisée, on doit le faire asseoir sur un fauteuil ferme et stable, propre et commode, dont le dossier sera garni de crin, ou d'un oreiller mollet, plus ou moins élevé et renversé suivant la taille de la personne, et surtout suivant celle du dentiste. Le malade étant placé dans un fauteuil, ses pieds portant à terre, son corps appuyé contre le dossier, ses bras sur ceux du fauteuil, on appuiera sa tête contre le dossier. On observera de varier les attitudes de sa tête, suivant qu'il est nécessaire. Tantôt elle sera dans un plan vertical avec le corps plus ou moins recourbé en arrière vers le milieu du dossier, ou penché en arrière sur le côté droit, ou sur le côté gauche. Tantôt la tête sera plus ou moins inclinée sur le devant, de droite à gauche, ou de gauche à droite. En un mot dans l'attitude la moins gênante que faire se pourra, pour le malade, et en même temps la plus commode pour le dentiste. »[535] Après avoir donné toute une série de recommandations relatives aux positions du malade, Fauchard nous indique les positions que doit prendre le praticien par rapport au malade. « Pour opérer il sera placé, tantôt du côté droit, tantôt du côté gauche ; quelquefois devant, et rarement derrière le malade. Etant placé au côté droit, il se servira de la main droite pour tenir l'instrument avec lequel il doit opérer, se servant de la main

[531] Ibid.
[532] Ibid., p. 187
[533] Ibid.
[534] P. Fauchard, *Le chirurgien-dentiste ou Traité des dents*, tome 1, op. cit., p. 187
[535] Ibid., pp. 188-189

gauche, et passant le même bras par-dessus la tête du malade, pour placer la tête et l'assujettir dans une attitude convenable, et pour ranger à propos les lèvres, leurs commissures, les joues et la langue, en éloignant ces parties des dents sur lesquelles il doit opérer. Il se servira même des doigts de cette main pour embrasser, soutenir, ou appuyer certaines parties qui ont besoin de ce secours pendant qu'il agit. Il assujettira de même le menton, afin de moins fatiguer les muscles de la bouche, que la mâchoire en soit plus stable, et qu'elle ne se luxe pas en opérant sur les dents.

Le dentiste étant situé du côté gauche, s'il est ambidextre, il se servira de la main gauche pour tenir l'instrument, et opérer de la même main, passant le bras droit par-dessus la tête du malade, pour exécuter avec la main droite les fonctions requises en ce cas, à l'occasion des lèvres, des joues, etc.

S'il n'est point ambidextre, il tiendra l'instrument de la main droite, se servant de la gauche pour ranger, ou soutenir les parties que nous avons ci-devant nommées. [...]

Outre les attitudes que nous avons indiquées, le dentiste s'élèvera ou s'abaissera plus ou moins, inclinant d'ailleurs son corps et sa tête, selon qu'il en sera besoin, tantôt d'un côté, tantôt d'un autre, pour ne point perdre de vue la partie sur laquelle il opère ; pendant qu'il lèvera, qu'il baissera, qu'il portera plus ou moins en dedans, ou en dehors, en avant, ou en arrière, le bras, le poignet ou la main qui tient l'instrument ; pendant qu'il raccourcira, qu'il allongera ses doigts, ou qu'il les fera glisser sur l'instrument pour parvenir par le moyen de tous ces différents mouvements et de toutes ces attitudes, à diviser, couper, racler et emporter la dent, la gencive, partie d'icelles, ou les corps étrangers qui les environnent, dans le cas de la carie, etc. »[536]

Mais si Fauchard passe en revue les situations les plus générales, il ne manque pas d'indiquer la multiplicité des situations et la nécessité de tenir compte des situations particulières. Aussi, continue-t-il ainsi : « Les situations et les attitudes que je viens de proposer, sont les plus ordinaires, et peuvent se multiplier à l'infini suivant l'exigence des cas ; c'est pourquoi il faut les considérer comme arbitraires ; mais il y

[536] P. Fauchard, *Le chirurgien-dentiste ou Traité des dents*, tome 1, op. cit., pp. 189-192

en a d'autres qui sont dépendantes de la nécessité, pour lesquelles il faut avoir de très grands écarts. Par exemple, lorsqu'une personne a perdu l'action des muscles releveurs, ou abaisseurs de la tête, ou lorsque quelque fluxion, dépôt, ou paralysie, ou rhumatisme fâcheux, ou quelque ankylose, auront rendu un malade perclus à un tel point, qu'il ne pourra baisser son dos, lever, baisser, ni tourner la tête, ni la pencher sur le côté. Si en même temps il s'agit de travailler à ses dents les plus enfoncées dans la capacité de sa bouche, il ne sera plus question dans un tel cas, ou en d'autres semblables, de situer le malade dans un fauteuil ; il faudra lui substituer le canapé, le sofa, ou le lit. S'il est alité, il ne sera question que de le situer le plus favorablement qu'il sera possible, à la faveur d'oreillers ou coussins multipliés suffisamment et bien placés. On observera la même circonstance, si on le place sur un sofa, ou sur un canapé ; et pour lors on opérera à sa bouche commodément, la situation du sujet ainsi couché à la renverse, étant la plus avantageuse. »[537] Fauchard considère tous les cas de figures et si le patient présente des problèmes pathologiques particuliers ou des handicaps, c'est le praticien qui devra s'adapter aux positions que peut prendre ce patient. Autant dire que si des règles ergonomiques générales peuvent être établies, ceci n'exclut pas de s'en écarter dans certains cas et de les modifier dans des cas particuliers dans l'intérêt du malade.

Fauchard nous prouve son sens de l'ergonomie chaque fois qu'il décrit une intervention de quelque type qu'elle soit. Ainsi quand il lime les dents, il nous indique la position du praticien par rapport au patient et les doigts dont il se sert selon le maxillaire, le côté, les dents, concernés. « Pour séparer les incisives de la mâchoire inférieure, le dentiste doit se placer devant le sujet, lequel sera assis sur un siège stable, sa tête appuyée sur le dossier du siège. Le dentiste tient la lime de la main droite, et porte l'indicateur de la main gauche entre la lèvre et la dent qu'il va limer. Il soutient ainsi la dent, et abaisse la lèvre. Il porte ensuite le doigt du milieu de la même main sur la commissure des lèvres du côté droit, et en écarte la joue, pour voir ce qu'il doit faire en opérant.

Lorsqu'on veut séparer les canines, ou les petites et grosses molaires du côté droit de la même mâchoire, le dentiste doit être placé de ce

[537] P. Fauchard, *Le chirurgien-dentiste ou Traité des dents*, tome 1, op. cit., pp. 192-193

même côté, et passer son bras gauche par-dessus la tête du sujet, pour affermir avec le pouce et l'indicateur de cette même main les dents voisines, et avec le reste des doigts le menton. Ensuite, on garnit la commissure des lèvres d'un linge fin en plusieurs doubles, pour empêcher que la lime ne morde sur la commissure de la lèvre. Il tient la lime avec la main droite, et la porte sur la partie de la dent qu'il veut limer.

Pour séparer les pareilles dents du côté gauche, il doit se placer de ce même côté, baissant la lèvre, et affermissant les incisives avec l'indicateur et le doigt du milieu de sa main gauche. Le reste des doigts de cette main affermit le menton, de manière qu'après avoir garni la commissure des lèvres, il tient la lime avec la main droite, et la porte à la partie sur laquelle il doit opérer.

Pour séparer les incisives de la mâchoire supérieure, le dentiste doit être placé au côté gauche de la personne, passant son bras par-dessus la tête du sujet, tenant toujours la lime de la même main, tandis qu'il porte le pouce et l'indicateur de sa main gauche sur l'extrémité des deux dents qu'il veut séparer. Par ce moyen il appuie les dents et la tête, et passant la lime entre le pouce et l'indicateur, il la conduit, comme il a été dit. »[538]

Au chapitre III du tome 2, Fauchard expose la "*Manière d'opérer méthodiquement pour nettoyer une bouche, en détachant, en ôtant et enlevant le tartre, sans intéresser l'émail des dents*" et c'est encore une occasion pour lui d'exposer ses conseils ergonomiques. « Pour opérer commodément, on fait asseoir le sujet sur une chaise, ou sur un fauteuil stable, qui ne soit ni trop haut, ni trop bas, sa tête étant mollement appuyée contre le dossier. On commence par emporter le tartre des dents qui en sont le plus couvertes; et l'on se sert pour cela du bec d'âne, que l'on tient de sa main droite avec le pouce, le doigt indicateur et le doigt du milieu. On le tient à peu près comme on tient une plume à écrire, tandis que son extrémité et ses côtés tranchants agissent successivement. Ensuite le dentiste se place du côté droit, passant son bras gauche par dessus la tête de celui sur qui il opère. Le pouce de la main gauche doit être situé sur les incisives d'en bas, et l'indicateur sur la lèvre pour l'abaisser ; les autres doigts embrassent

538 P. Fauchard, *Le chirurgien-dentiste ou Traité des dents*, tome 2, op. cit., pp. 42-43

le menton pour l'assujettir. On commence l'opération par les incisives de la mâchoire inférieure, parce qu'elles sont pour l'ordinaire le plus couvertes de tartre. En opérant, on pose le dos de l'instrument sur l'indicateur gauche qui lui sert de point d'appui. C'est avec les tranchants de cet instrument qu'on emporte aisément la matière tartreuse par de petits mouvements légers et réitérés de bas en haut. On suit la même méthode durant toute l'opération, sans quitter l'attitude qu'on vient d'indiquer. On n'en doit changer, ni se mettre devant le sujet, que pour nettoyer le côté droit de la bouche. Alors on porte l'indicateur de la main gauche sur la commissure des lèvres du côté droit, et on écarte la joue des dents. Ensuite on pose l'extrémité tranchante de l'instrument contre la dent qu'on doit nettoyer en premier lieu, et on emporte le tartre de bas en haut, le plus légèrement qu'il est possible. Les dents qui sont chancelantes, seront assujetties avec le doigt qui se trouve le plus en situation, et le tartre sera emporté de haut en bas, ou de côté.

Après qu'on a enlevé celui qui est sur la surface extérieure des dents, on ôte celui qui se trouve sur la surface intérieure. Il faut que le dentiste continue d'être situé de la même manière. Ayant baissé la lèvre avec l'indicateur, il appuie le pouce sur les dents incisives, si elles ne sont pas stables ; et pour commencer par elles, il tient l'instrument comme il est dit, il l'appuie sur les dents voisines qui lui servent de point d'appui, et facilitent son mouvement. Il continue d'agir de même jusqu'à la dernière dent du côté gauche ; ensuite changeant de situation pour nettoyer l'autre côté des dents, il passe du côté droit de la personne, à son côté gauche ; il porte l'indicateur de la main gauche sur les dents qu'il veut nettoyer les premières, et successivement il porte l'instrument sur les dents situées après celles par où il a commencé. Il opère sur ce côté, comme il vient de faire sur l'autre ; avec cette différence, qu'il doit avancer le bout du doigt indicateur de la main gauche du côté de la dernière molaire, à mesure que l'instrument passe d'une dent à l'autre.

Quand le dentiste a enlevé avec le bec d'âne tout ce qu'il a pu ôter, il prend le bec de perroquet, se place devant la personne, et lui baisse la lèvre inférieure avec l'indicateur de la main gauche ; il porte ensuite la pointe de cet instrument entre les intervalles intérieurs que les dents forment entre elles. Il le tient de même qu'il a tenu le précédent ; avec cette différence que l'extrémité cave de sa pointe doit regarder la main qui le tient, et que le manche est élevé en haut, pour ôter le tartre. A mesure qu'il passe d'un vide à l'autre, il continue de soutenir les dents voisines avec l'indicateur de sa main gauche.

Après qu'il s'est servi du bec de perroquet, en opérant dans les intervalles intérieurs des dents, il prend le burin à trois faces, pour ôter en dehors ce qu'il y a de matières entre ces intervalles. Il se place du côté droit du sujet, dont il baisse la lèvre inférieure, il insinue la pointe de l'instrument qu'il tient de même que les deux précédents, et il le fait agir entre ces intervalles. Il faut observer que le biseau qui est à son extrémité, doit se trouver dessus, afin d'enlever plus aisément le tartre. On suit la même méthode pour tous les intervalles qui en ont besoin, en écartant les lèvres et les joues autant qu'il est nécessaire, et en prenant les situations les plus commodes.

Lorsqu'il a fini avec le burin à trois faces, il prend le petit canif à tranchant convexe. Il le tient comme le précédent instrument, et il tourne son tranchant en dessus, en sorte qu'étant situé au côté droit du sujet, il insinue successivement cet instrument dans l'intervalle de chaque dent, pour enlever ce que les autres instruments n'ont pu ôter.

Lorsqu'on aura fini avec le petit canif, on se servira, s'il est nécessaire, du crochet en Z, pour ôter de la face intérieure des dents ce que les autres instruments n'auront pu ôter. Le dentiste se place pour cela au côté droit, ou devant la personne, il tient cet instrument de la main droite, et en baissant l'extrémité du crochet qui doit regarder la main et s'en approcher, il le passe sur la face intérieure des dents pour en détacher tout ce qu'il veut enlever.

Après avoir employé ce dernier instrument pour la face intérieure des dents, il peut encore s'en servir à ôter les matières qui sont attachées sur leurs couronnes. Il range de nouveau les lèvres et les joues avec l'indicateur de sa main gauche, tandis qu'avec la droite, il tient l'instrument, pour emporter de dessus les couronnes des dents tout ce qui s'y rencontre. »[539]

Nous allons nous arrêter au détartrage des dents du maxillaire inférieur, alors que Fauchard continue à décrire le détartrage des dents du

[539] P. Fauchard, *Le chirurgien-dentiste ou Traité des dents*, tome 2, op. cit., pp. 16-21

maxillaire supérieur. En effet, sa description du détartrage des dents du maxillaire inférieur est bien suffisante pour illustrer sa virtuosité à dérouler les différentes séquences d'un détartrage effectué dans des conditions optimales. De plus, elle rend parfaitement compte des messages que Fauchard veut faire passer et de la façon dont il les délivre.

De même que pour les détartrages, pour le traitement des paroulis, abcès des gencives, Fauchard nous indique les conditions ergonomiques qui doivent être respectées. Ainsi, après avoir signalé que pour inciser l'abcès, le dentiste doit tenir la lancette avec sa main droite et que le malade doit être « situé de façon convenable », Fauchard se lance dans un exposé détaillé des différentes étapes de l'intervention en fournissant toutes les précisions nécessaires sur les instruments utilisés, la façon dont ils doivent être maniés, le travail des doigts : « le dentiste est placé devant, ou au côté droit du malade pour opérer avec la main droite, soit sur le devant, ou sur le côté droit de l'une ou l'autre mâchoire, tandis qu'avec la main gauche, il écartera des dents les lèvres et la joue avec l'indicateur et le pouce. L'ouverture étant faite, il presse les environs de l'abcès, pour exprimer et faire sortir le pus, qui peut être niché dans quelque sinus voisin. On fait ensuite rincer la bouche avec une décoction de sauge, faite dans du vin miellé, que l'on peut encore introduire dans toute la cavité de la plaie avec une moyenne seringue à abcès, dont le tuyau sera suffisamment long, et courbé s'il est nécessaire ; afin de pouvoir porter l'injection jusqu'au fond de la bouche sans incommoder. On seringue de cette façon la liqueur pour mieux déterger la cavité, en observant de seringuer doucement et sans violence, pour ne pas augmenter la division des parties. On continue de même de rincer les gencives, de bassiner la plaie, ou de la seringuer jusqu'à la guérison parfaite, et on applique à chaque pansement un plumaceau trempé dans la même liqueur, à l'endroit de la plaie.

Quand il faut opérer au côté gauche, le dentiste sans changer de place, passant son bras gauche par-dessus la tête du malade, écarte la joue avec cette main, tandis qu'il opère de l'autre. Il peut encore passant du côté droit au côté gauche, opérer de la main gauche, en écartant les parties avec la main droite, agissant d'ailleurs de même qu'il vient d'être indiqué. »[540]

---

[540] P. Fauchard, *Le chirurgien-dentiste ou Traité des dents*, tome 1, op. cit., pp. 244-245

Fauchard insiste aussi sur la nécessité, pour le praticien, de prendre une position par rapport au patient qui soit la moins défavorable possible à la qualité de l'éclairement de la cavité bucco-dentaire : « Il se placera en-devant que le moins qu'il lui sera possible, pour ne pas ôter lui-même la clarté du jour qui lui est nécessaire dans cette occasion. Cette clarté est préférable à toute autre lumière, lorsqu'il s'agit de reconnaître les maladies des dents, ou de travailler à leur guérison. »[541]

Fauchard nous fait part aussi de ses considérations ergonomiques au cours des traitements pour raffermir les dents chancelantes. « Pour exécuter cette opération, on fait asseoir le sujet dans un fauteuil d'une hauteur convenable, sa tête appuyée contre le dossier, le dentiste étant devant la personne, ou à côté. »[542]

Bien d'autres situations sont exposées dans ce traité des dents où Fauchard montre son attachement à l'ergonomie mais nous en avons assez citées pour le prouver. Signalons simplement qu'il nous fait part également de son souci de l'ergonomie quand il aborde le redressement des dents, la cautérisation des dents, le plombage des dents. Autant dire que si l'on sélectionnait, pour chaque activité dentaire, tous les passages au cours desquels Fauchard développe son ergonomie et si on les mettait bout à bout, on obtiendrait un manuel technique complet des pratiques dentaires.

Fauchard a compris, dans le cadre du travail du chirurgien-dentiste et de ses procédures opératoires, toute l'importance et la nécessité de prendre en considération les contraintes avec lesquelles le chirurgien-dentiste doit composer au cours des soins et sur lesquelles il peut tout de même influer. Ces contraintes sont celles de la relation du chirurgien-dentiste à l'outil et celles du chirurgien-dentiste au patient. Fauchard a saisi qu'il fallait améliorer le confort des deux protagonistes – le chirurgien-dentiste et le patient – dans la relation de soins pour améliorer la qualité de ces soins et l'efficience du système (praticien-outil ou machine-patient). Ici encore, si Fauchard a pu approcher avec tant de sagacité l'ergonomie, c'est parce qu'il possédait une large compréhension de l'ensemble du champ de l'art

[541] P. Fauchard, *Le chirurgien-dentiste ou Traité des dents*, tome 1, op. cit., p. 191
[542] P. Fauchard, *Le chirurgien-dentiste ou Traité des dents*, tome 2, op. cit., pp. 119-120

dentaire. Dans ces conditions, il lui a été possible d'envisager l'ergonomie de façon holistique, en tenant compte de facteurs physiques, cognitifs, sociaux, organisationnels et environnementaux. En fait, Fauchard est partisan d'une relation du chirurgien-dentiste à la technologie qui soit sur le modèle d'une "techno-symbiose" car il sait que c'est la seule façon d'améliorer les performances de la technique et des instruments et, par conséquent, d'augmenter les capacités des chirurgiens-dentistes. Dans ses recommandations en faveur de cette approche symbiotique, Fauchard fait tout pour que le chirurgien-dentiste, quel que soit le domaine d'activité de l'art dentaire concerné, s'approprie le mieux possible l'instrument, soit en mesure d'en corriger la conception si nécessaire, soit dans des rapports de proximité, par rapport à la zone de soins et par rapport au patient, les plus compatibles possible avec l'optimisation de la technologie sollicitée et la qualité des soins. Dans cette triade systémique, Fauchard fait tout pour que la relation, qui se noue entre l'homme et la machine, ou entre l'homme et l'instrument, soit la meilleure possible, au profit bien sûr du troisième élément de cette triade, c'est-à-dire du patient. En outre, comme nous l'avons découvert, Fauchard a bien compris que le corps du chirurgien-dentiste est son premier instrument, aussi fait-il en sorte qu'il soit bien pris en considération dans l'ensemble systémique sur lequel il veut agir pour améliorer la prise en compte de l'ergonomie et, par conséquent, la qualité des traitements réalisés par le chirurgien-dentiste. En indiquant aux chirurgiens-dentistes toutes les postures que doit prendre le corps dans son ensemble pour opérer et ce, suivant le type d'intervention envisagé, Fauchard montre que le corps est un outil prodigieux dont il faut savoir se servir. En somme, il donne aux chirurgiens-dentistes toutes les recettes pour produire des actes efficaces et toutes les instructions nécessaires à l'éducation du corps.

En fait, Fauchard invite non seulement les chirurgiens-dentistes à s'intéresser au corps en tant qu'outil mais surtout à éduquer leur corps. Enfin, nous avons remarqué, dans toutes les descriptions d'actes opératoires que nous avons rapportées, que Fauchard donne toutes les clés, quel que soit le domaine dentaire concerné, pour parvenir à une amplification des performances et celle-ci passe aussi, bien sûr, par une parfaite maîtrise de l'instrument. Fauchard sait merveilleusement parler des outils maniés, des techniques des doigts et donc des mains mais aussi des techniques du corps, en général. En outre, il démontre qu'une très bonne expérience des sens et une bonne maîtrise des instruments participent aussi étroitement à la connaissance. Dans tous ces exemples d'actes opératoires, Fauchard fait une analyse des pratiques dentaires, c'est-à-dire des instruments et des pratiques gestuelles, qui devient une tâche essentielle pour comprendre leurs liaisons à l'objet biologique traité et étudié. C'est dire combien Fauchard sait coupler les connaissances et pratiques médicales avec les connaissances et pratiques techniques. D'une certaine façon, Fauchard nous familiarise avec un trio épistémologique dont les trois composantes, le chirurgien-dentiste, l'instrument, et le patient ou sujet d'étude, s'avèrent indispensables pour progresser dans la connaissance de ce qui touche la partie médicale et de ce qui a trait à la technique.

Si Fauchard attache autant d'importance aux instruments, aux processus opératoires et à l'opérateur, à l'ergonomie, c'est parce que, pour lui, le faire représente le point nodal autour duquel doit être pensée toute la recherche épistémologique en art dentaire. Finalement, après ce long examen de la partie la plus mécanique et technique de l'art dentaire, Fauchard nous aide à concevoir combien « la technique est un processus complexe qui insère le geste dans un ensemble cognitif plus vaste, qui créée cet ensemble cognitif en conjuguant l'action, la réflexion et la mémorisation. »[543]

[543] A.- F. Garçon, *Les techniques et l'imaginaire : une question incontournable pour l'historien*, Paris, Revue Hypothèses, 2005, p. 222

CHAPITRE III

FAUCHARD ET L'EPISTEMOLOGIE EN ART DENTAIRE, ANALYSE EPISTEMOLOGIQUE DU TRAITE DES DENTS

3-1 des conditions favorables à l'approfondissement de la réflexion épistémologique chez Fauchard

3-1-1 Fauchard et la sédentarisation de l'exercice de l'art dentaire

La sédentarisation de l'exercice dentaire commence véritablement au 18e siècle et ce nouveau mode d'exercice qui n'a plus rien à voir avec celui des charlatans sur les foires va avoir des effets positifs sur le développement épistémologique de l'art dentaire puisqu'il va faciliter l'accroissement des capacités épistémologiques des chirurgiens-dentistes installés en ville. En effet, les chirurgiens-dentistes vont dorénavant disposer d'un cabinet dentaire qui devient très rapidement, en même temps qu'un cabinet de consultations et de soins, un petit laboratoire d'art dentaire et d'essais, en bien des points semblable au laboratoire du chimiste. De plus, d'une certaine façon, loin du monde et du bruit, loin des forains, le cabinet dentaire devient un lieu de réflexion et constitue un vrai microcosme où l'on peut s'isoler. Fauchard fait partie de cette génération de chirurgiens-dentistes qui se sont sédentarisés et dans son cabinet dentaire, il peut se prêter à des opérations de tous genres, aussi bien mécaniques, que médicales ou chimiques. En s'intéressant à la chimie, il se familiarise encore plus avec ces deux opérations — l'analyse et la synthèse — qui la caractérisent. Déjà habitué, dans son art dentaire, à être confronté au défait et au "à refaire", au désuni et au "à réunir", au connaître par le faire, le chirurgien-dentiste ne peut avoir que des affinités pour la chimie. En fait, il existe une réelle proximité entre l'art dentaire et la chimie et il n'est donc pas étonnant de voir Fauchard non seulement avoir une certaine inclination pour la chimie, mais aussi porter de l'intérêt pour l'épistémologie de la chimie. Il va d'ailleurs la visiter pour mieux appréhender les phénomènes et donc améliorer ses performances en épistémologie dentaire. Il va d'autant moins se priver d'avoir recours à la chimie que la démarche épistémologique de celle-ci est « un mixte de manuel et d'intellectuel »[544], démarche très voisine de celle adoptée par les chirurgiens-dentistes dans bien des domaines de l'art dentaire.

3-1-2 Fauchard et son environnement culturel et scientifique

Si l'on souhaite situer dans quel contexte culturel et scientifique évolue Fauchard, il faut d'abord rappeler qu'au niveau philosophique, au 17e siècle, est apparue la philosophie de la conscience. Pour cette philosophie, comme l'explique Michel Henry, « on reconnaît sans peine que la conscience n'est rien d'autre que l'acte de se montrer saisi en lui-même, la manifestation pure, la Vérité. De leur côté, les choses sont réduites par cette philosophie à ce qui se montre à la conscience, à ses phénomènes. »[545] Michel Henry ne manque pas de signaler aussi que « le passage de la philosophie antique et médiévale de l'Être à la philosophie moderne de la conscience est généralement interprété comme l'une des grandes fractures de la pensée occidentale. »[546] Il faut ensuite signaler que la *philosophia* des 17e et 18e siècles se présente sous de multiples visages. Au 17e siècle c'est la Raison qui prime avant tout pour la constitution de toute connaissance valide. Parmi les philosophes de l'Antiquité qui sont pris en exemple, figurent Pythagore (569-475 av. J.-C.), Platon (428-347 av. J.-C.) et Euclide (300 avant J.-C.). Mais le courant rationaliste du 17e siècle est principalement représenté par des philosophes plus proches de nous, comme Descartes (1596-1650) et Leibniz (1646-1716). Pour produire des connaissances, ce courant rationaliste « privilégie le raisonnement en général et plus particulièrement le raisonnement déductif (ou analytique) qui va de l'abstrait vers le concret comme mécanisme de production des connaissances. »[547] Pour sa part, le 18e siècle entre dans l'ère de l'empirisme et celui-ci s'oppose radicalement au rationalisme puisqu'il propose que « toute connaissance provient

---

544 B. Bensaude-Vincent, *Epistémologie de la chimie*, pp. 95-119, in S. Gonzalez, *Epistémologie et histoire des sciences*, Paris, Editions Vuibert, 2010, p. 117

545 M. Henry, *C'est moi la vérité – Pour une philosophie du christianisme*, Paris, Editions du Seuil, 1996, p. 24

546 Ibid.

547 M. Riopel, *Epistémologie et enseignement des sciences*, http://www.uquac.ca/ Montréal, Classiques des sciences sociales, 2005, p. 10

essentiellement de l'expérience » (Popper, p. 217, 1985).[548] En accordant une place non négligeable aux expériences, Newton, à cheval sur le 17e et le 18e siècle, contribue au rayonnement de l'empirisme. Voici donc dans quel contexte philosophique baigne l'esprit de Fauchard et on peut affirmer sans risque majeur de trahir sa pensée qu'elle est influencée par ces différents courants d'idées. Rationalisme tempéré et empirisme ne sont pas étrangers à Fauchard. Il sait tirer profit de la confrontation de ces différentes philosophies. Cet environnement philosophique du 17e et du début du 18e siècle s'avèrera d'autant plus fécond pour Fauchard que « cette période (des 17e et 18e siècles) est traditionnellement identifiée à celle d'une "révolution philosophique" inaugurée par Descartes et d'autres, et fondée sur un nouveau régime d'historicité (ce que l'on appelle ici un "ancien régime philosophique") qui n'est ni la longue scolastique héritée du Moyen Âge ni la philosophie disciplinaire du 19e siècle. »[549] Toutes ces philosophies ont une place dans les représentations collectives du moment et, comme ses contemporains, Fauchard ne peut ni y échapper, ni en faire abstraction. Ainsi donc, Fauchard n'est pas hostile à la thèse empiriste de Protagoras reprise sous la forme d'un axiome par Aristote, axiome qui nous indique que « rien n'est dans l'esprit qui ne fut d'abord dans les sens. » Mais, bien que Fauchard soit très proche de l'empirisme et que celui-ci se situe exactement à l'opposé du point de vue cartésien, Fauchard peut lui fausser compagnie en adhérant parfois à certaines idées de Descartes. D'une certaine manière, Fauchard s'adonne à une forme de libertinage philosophique. Par contre, s'il est un domaine pour lequel Fauchard s'avère constant, c'est sa passion de la vérité. Il se range, en effet, du côté de ceux pour qui la curiosité et l'amour de la vérité sont importants et représentent les moteurs de la connaissance.

---

[548] M. Riopel, *Epistémologie et enseignement des sciences*, op. cit., p. 11

[549] S. Van Damme, *A toutes voiles vers la vérité. Une autre histoire de la philosophie au temps des Lumières*, op. cit., p. 10

3-2 Analyse de l'épistémologie de l'art dentaire conçue par Fauchard

3-2-1 Considérations générales sur l'activité épistémologique de Fauchard en art dentaire

Les aspects les plus fondamentaux des recherches épistémologiques de Fauchard révèlent l'objectif premier qu'il s'est fixé : connaître et comprendre la nature. A l'évidence, cet objectif a permis à Fauchard d'accéder à un certain degré de maîtrise de la nature et de progresser dans la connaissance et la pratique en art dentaire.

FAUCHARD, ARTISAN ET ARCHITECTE DE L'ART DENTAIRE

Fauchard construit son Traité comme il conçoit l'art dentaire, à la fois comme un artisan et comme un architecte et il lui donne ainsi une allure encyclopédique. Il s'intéresse en effet à une infinité d'objets d'étude : à la matière inerte, à la matière vivante, à la vie, à la maladie et à la mort, aux dents, aux os, aux différents organes, à l'organisme dans son entièreté, mais aussi à la mécanique, aux techniques, aux instruments, aux modes opératoires, aux pratiques en général, mais aussi aux théories. Fauchard va donc tisser la trame de son Traité à partir d'une multitude de fils et comme son intérêt se porte autant sur la science que sur l'art, ses travaux concernent autant l'une que l'autre, et, à la fois l'une et l'autre.

Par delà la qualité des différentes parties de l'édifice épistémologique de Fauchard, c'est surtout par l'architecture d'ensemble de l'œuvre de Fauchard que nous sommes impressionnés. En effet, depuis la Renaissance, seul le traité de Fauchard est susceptible de prétendre à l'avènement d'une certaine maturité de l'art dentaire. Avec Fauchard, l'amour du travail bien fait joue aussi un rôle architectonique dans l'édification épistémologique de l'art dentaire. En effet, Fauchard va chercher dans les livres mais aussi dans son expérience professionnelle tous les matériaux nécessaires pour rendre la plus inébranlable possible la construction de l'art dentaire tel qu'il le conçoit. Il ne va pas cesser d'approfondir ses connaissances dans tous les domaines de l'art dentaire, d'explorer les techniques de tous les secteurs de son activité de chirurgien-dentiste et d'améliorer, voire même de concevoir de nouveaux outils, afin d'être le plus performant possible dans sa pratique de l'art dentaire et tendre vers l'excellence. Ceci conduit Fauchard à donner beaucoup de crédit à l'expérience professionnelle et à remettre en cause ses propres idées. D'ailleurs, il nous en fait part : « L'expérience que m'a donnée une pratique sans relâche de plus de quarante années, m'a conduit insensiblement à de nouvelles connaissances, et à corriger ce qui m'a paru défectueux dans mes propres idées. »[550] Avec Fauchard, tout se passe comme s'il s'était fixé une puissante éthique de la connaissance. Il n'y a, selon Fauchard, ni de discernement optimal, ni de qualité de jugement possibles si l'examen des phénomènes ne repose pas sur une connaissance se poursuivant dans de nombreux domaines. A ce sujet, il écrit : « [...] nous devons conclure qu'il ne faut rien négliger pour notre instruction, ni pour prévenir ou guérir les maladies qui peuvent nous affliger ; qu'il ne faut point mépriser ce que nous ne connaissons pas, ni ce que nous ne pouvons exécuter par nous-mêmes ; parce qu'il n'est point de parties qui ne soient sujettes à des accidents, qui pour l'ordinaire sont accompagnés d'une infinité de circonstances, et qu'il faut une longue expérience et une très grande application pour en connaître et en combattre toutes les maladies. »[551] Fauchard insiste sur le rôle prépondérant de l'instruction qui représente à ses yeux une condition sine qua non pour pratiquer un art dentaire de qualité. L'instruction permet d'innover et d'aborder des opérations moins courantes comme les transplantations, par exemple : « les choses les plus aisées à exécuter, paraissent impraticables à ceux qui ne sont pas suffisamment instruits. »[552]

Fort de sa conviction qu'il n'y a pas de science définitive, Fauchard ne se gêne pas pour contester les affirmations de ses prédécesseurs ou de ses contemporains, voire même à souligner leurs erreurs.

FAUCHARD ET LE SENS CRITIQUE

Dans son traité, Fauchard nous montre combien il est loin de s'exonérer d'un "ars critica" et se plaît à cerner le vrai et le faux. Fauchard aurait pu faire sienne la devise de la Royal Society : "Nullius

---

550 P. Fauchard, *Le chirurgien-dentiste ou Traité des dents*, tome 1, op. cit., Préface, p. xu

551 Ibid., p. 421

552 Ibid., p. 369

in verba" ("Ne rien croire sur parole").[553] Sa mission est d'œuvrer pour la connaissance et la vérité doit triompher : « Je ne puis finir ces dissertations, sans répéter ce que j'ai déjà dit dans la préface, qui est que le seul zèle que j'ai pour l'avantage du public, m'a contraint de relever des choses sur lesquelles j'aurai gardé le silence, si elles n'eussent pas pu lui être préjudiciables. »[554] Dans ce cas, il n'hésite pas à contredire certains chirurgiens de son époque qui rendent certains instruments responsables d'abîmer les dents, en démontrant le caractère fallacieux de leurs arguments. Afin de mieux faire voler en éclats leurs affirmations, il corrige leurs erreurs en s'appuyant tantôt sur des connaissances anatomiques, tantôt sur des connaissances chimiques, tantôt sur des connaissances physiques. Par exemple, à propos du détartrage, Fauchard écrit : « Depuis le temps que je m'applique uniquement à la connaissance des maladies et à leur guérison, je n'ai jamais remarqué que les dentistes, que l'auteur nomme arracheurs de dents, aient enlevé l'émail des dents avec les instruments qui servent à les nettoyer, puisqu'il n'y a point de tranchant qui ne cède et qui ne s'émousse contre la résistance que lui fait l'émail par sa solidité, qui égale presque celle du diamant. De tous les instruments je ne connais que la lime qui puisse enlever l'émail des dents, et encore est-ce avec bien de la peine, puisque cette même lime est bientôt émoussée et même usée, pour peu qu'on la fasse servir à cet usage. »[555] Quand ce même auteur dénonce l'effet du limage des dents qui découvre l'os spongieux à l'intérieur des dents, Fauchard le reprend sans ménagement : « Les limes (dit cet auteur, p. 38) usant tout à fait l'émail ou l'éminçant beaucoup, découvrent l'os spongieux qui est l'intérieur de la dent. L'os spongieux qu'il dit être l'intérieur de la dent est une partie qui n'a point encore été découverte par chacun de ceux qui ont fait l'analyse des dents. »[556]

Si Fauchard ne craint pas de relever les erreurs de ses confrères, cela ne l'empêche pas, en retour, d'encourager tous ceux qui auraient des vues opposées aux siennes et seraient persuadés de la légitimité de

---

[553] F. Bacon (1561-1626), cité dans S. Viguier-Vinson, *La Royal Society de Londres, mère de la science moderne*, pp. 109-113, in L. Brisson, M. Detienne, A. Manguel, N. Richer, G. Sissa, *La Grèce et ses mythes – Les textes fondateurs*, Paris, Le Point Références, juillet-août 2012, p. 111

[554] P. Fauchard, *Le chirurgien-dentiste ou Traité des dents*, tome 2, op. cit., p. 367

[555] Ibid., p. 358

[556] Ibid., p. 362

leur pensée de se sentir autorisés à remettre en question ce qu'il développe au niveau épistémologique. Mais pour lui, ceci constitue tout de même une source d'inquiétude, inquiétude qui peut même aller jusqu'à l'angoisse. Fauchard s'aperçoit bien combien les modèles explicatifs sont multiples et il nous en fait part quand il évoque les théories qui expliquent la carie dentaire. Il prend donc conscience que ces modèles explicatifs sont révisables et l'obligent à se poser de nouvelles questions.

En répondant à l'invitation de Fauchard à suivre son discours intelligent sur l'art dentaire, discours dans lequel se devinent ses manœuvres épistémologiques, on voit bien qu'il porte un regard philosophique sur sa spécialité dont il a permis véritablement l'éclosion. Sans aucun doute, Fauchard réserve une grande place à la réflexion et il répond sans aucune réticence à l'appel aux idées claires et distinctes lancé par Descartes. Il n'est pas hostile aux expériences mais il reste prudent, respectant en cela l'édit de Marly, promulgué par Louis XIV en 1707, édit qui est fait pour conjurer les risques de la pratique dangereuse des charlatans et nullement pour porter atteinte à la nature expérimentale de la médecine.

FAUCHARD ET LA REFLEXION

Fauchard se pose deux questions fondamentales : la question de l'être et la question du devenir. En cela, il est très marqué par son environnement culturel mais surtout par sa pratique quotidienne où ces deux questions sont centrales et donnent du sens à son exercice. Pour lui, comme pour les savants de son époque, « il ne s'agit pas seulement de comprendre ce qu'est le monde mais aussi "d'où il vient". »[557] Tout le travail épistémologique de Fauchard se construit autour des concepts de forme et de cause. Très ancré dans la réalité, comme tous ceux qui travaillent de leurs mains (chiros), à l'instar d'Aristote, il « veut rétablir le devenir dans ses droits » et s'efforce, en somme, « à réconcilier concept de forme et concept de cause, mais même à les fondre tous deux ensemble. »[558] Par sa formation chirurgicale et sa connaissance anatomique, Fauchard adhère à l'idée cartésienne « d'un assemblage mécanique des différentes parties »[559],

---

[557] E. Cassirer, *Logique des sciences de la culture*, p. 177
[558] Ibid., p. 179
[559] E. Cassirer, *Logique des sciences de la culture*, op. cit., p. 179

mais en même temps, il ne peut rejeter l'idée qu' « un tout ne peut résulter d'un assemblage mécanique des différentes parties. »[560] Il est convaincu de la nécessité d'aller plus loin dans la réflexion et qu' « il n'y a de totalité véritable que là où toutes les parties obéissent à une fin unique qu'elles s'efforcent de mettre en œuvre. »[561] Fauchard est très marqué par la philosophie aristotélicienne ; or, pour elle, « les considérations de forme, de cause et de fin pouvaient se déduire d'un principe supérieur. »[562] Néanmoins, Fauchard sait se dégager de la philosophie des Anciens et se pencher quelque peu sur les théories de Descartes, de Newton, de Locke et de bien d'autres. Il nous le montre en instaurant un important réseau d'articulations fécondes entre les sciences fondamentales et l'art dentaire et en sachant se tourner vers une approche plus expérimentale des phénomènes.

3-2-2 Fauchard et son approche de la causalité

Fauchard réserve une place centrale au concept de causalité dans sa vision de l'épistémologie en art dentaire. Bien entendu, le préalable à la recherche des causes, c'est l'existence de phénomènes et, qui plus est, de phénomènes observables, donc d'observations relatives à ces phénomènes, observations qui vont amener tout chirurgien-dentiste à chercher la cause des phénomènes observés. Autrement dit, on ne peut procéder à la recherche de causes en art dentaire sans partir d'observations. Fauchard l'a bien compris et il va donc généraliser la pratique des observations, pratique déjà en cours avant lui, mais bien moins développée qu'avec lui par ceux qui l'ont précédé. Il fait en sorte que ces observations accompagnent systématiquement son discours dans les divers domaines de l'art dentaire explorés par ses soins. Il rapproche, comme le faisait Aristote, « de façon méthodique les synthèses de cas observés [...], l'interprétation des symptômes habituels et le savoir constitué, qui fait ainsi l'objet à la fois d'un rappel, d'une mise à l'épreuve et éventuellement d'un élargissement, d'une généralisation ou encore d'une application nouvelle. »[563] A partir des phénomènes observés, dans quelque domaine que ce soit en art dentaire, viendra alors le temps d'en rechercher les causes et c'est ce à quoi va se livrer Fauchard. Par exemple, en clinique dentaire,

[560] Ibid., pp. 178-179
[561] Ibid., p. 179
[562] Ibid.
[563] J. Lombard, *Aristote et la médecine - Le fait et la cause*, op. cit., p. 60

Fauchard s'applique à étudier chaque maillon de la chaîne de toute pathologie de la sphère bucco-dentaire, c'est-à-dire en particulier, les symptômes, la cause, et la thérapeutique. Mais en ce qui concerne la cause, la notion de cause spécifique lui est encore inconnue et c'est plutôt des causes dont il nous parle. Le maillon étiologique est celui qu'il maîtrise le plus mal, ce qui fait qu'il lui est difficile de reconstituer l'ensemble du puzzle représentant chaque maladie et donc de bien le comprendre. Néanmoins, Fauchard demeure obstiné dans sa recherche de la cause des phénomènes en général, et des pathologies en particulier. Et cette obstination, même si elle s'explique par le fait que, comme tout savant, il se doit de rechercher les causes, elle est primitivement due à son esprit d'homme. En effet, comme l'explique Claude Bernard, « l'esprit de l'homme ne peut concevoir un effet sans cause, la vue d'un phénomène éveille toujours en lui une idée de causalité, et toute la science humaine consiste à remonter des effets observés à leur cause. »[564]

Fauchard cherche donc à déduire les causes des phénomènes observés à partir de plusieurs observations identiques qu'il s'applique donc à regrouper pour un même type de phénomène. Ce souci de reconnaître les causes constitue le premier instant scientifique dans sa démarche épistémologique. En fait, Fauchard adhère « à une conception empirique de la connaissance selon laquelle la connaissance vient des sens. »[565] En ce sens, sa démarche se rapproche beaucoup de celle de Francis Bacon, père de l'empirisme, pour qui « la science véritable est la science des causes ».[566] Elle est très voisine aussi de celle d'Aristote puisque, comme l'explique P. Pellegrin, « à la fin de son traité *Sur la jeunesse et la vieillesse, la vie et la mort*, Aristote écrit : "la santé et la maladie sont non seulement l'affaire du médecin, mais aussi celle du physicien qui doit aller jusqu'à en dire les causes". »[567] En effet, c'est à partir de ces causes que Fauchard va établir ses stratégies préventives et thérapeutiques. La reconnaissance des causes représente

---

[564] C. Bernard, *Introduction à l'étude de la médecine expérimentale*, op. cit., p. 65

[565] S. Gonzalez (sous la dir. de), *Epistémologie et histoire des sciences*, Paris, Editions Vuibert, 2010, p.17

[566] F. Bacon (1561-1626), cité dans S. Viguier-Vinson, *La Royal Society de Londres, mère de la science moderne*, pp. 109-113, in L. Brisson, M. Detienne, A. Manguel, N. Richer, G. Sissa, *La Grèce et ses mythes – Les textes fondateurs*, Paris, Le Point Références, juillet-août 2012, p. 111

[567] P. Pellegrin, *Médecine*, pp. 470-493, in J. Brunchwig, G. Lloyd, P. Pellegrin, *Le savoir grec*, Paris, Editions Flammarion, 1996, p. 470

un des moments forts de sa démarche et c'est particulièrement manifeste quand il s'intéresse au paroulis qui correspond à une parodontite suppurée. En effet, dans le cas de cette maladie, il recommande avant tout de s'enquérir des causes de cette maladie : « il faut encore tâcher de reconnaître au vrai, quelles sont les causes qui produisent ces abcès. »[568] Même si Fauchard ne développe pas encore tous les points qui définissent une démarche scientifique et ne réserve qu'une place encore relative à la démarche expérimentale, ce qui fait de lui un scientifique, c'est principalement son questionnement et son raisonnement.

Pour Fauchard, la recherche des causes de la maladie est donc primordiale puisque sans la découverte de celles-ci, aucune thérapeutique n'est possible. Fauchard insiste sur ce point : « La carie des dents cause souvent des maladies qui ne peuvent pour l'ordinaire être guéries, à moins qu'on ne remonte jusqu'à leur source, qu'il faut nécessairement connaître, si l'on veut réussir à les détruire. »[569] Par exemple, pour traiter les « fistules qui surviennent aux gencives, à l'occasion des maladies des dents »[570], les recommandations de Fauchard « consistent à donner toute son application, à ôter les causes qui ont produit ces fistules, ou qui les entretiennent. »[571] Pour Fauchard, la carie est à l'origine de bien des désordres, et pour mettre fin à ceux-ci, il suffit « de détruire la cause de tous ces désordres. »[572] Fauchard est très attaché à la causalité car il ne suffit pas d'observer les phénomènes, il faut aussi tenter de les expliquer, et il sait combien « [...] les phénomènes resteraient pour nous un chaos immense si nous ne pouvions les relier les uns aux autres à l'aide de solides chaînes de causalité. »[573] Même si Fauchard s'en sort assez mal avec la causalité en clinique, il a bien compris que les deux problèmes, celui de la structure et celui de la causalité, sont essentiels pour mener à bien un vaste programme épistémologique, « tous deux ont leur raison d'être respective, tous deux sont indispensables et nécessaires. »[574] Il ne lui a pas échappé non plus que « le concept de

---

568 P. Fauchard, *Le chirurgien-dentiste ou Traité des dents*, tome 1, op. cit., p. 241
569 Ibid., p. 200
570 Ibid, p. 260
571 Ibid., p. 263
572 Ibid., p. 488
573 E. Cassirer, *Logique des sciences de la culture*, op. cit., p. 188
574 E. Cassirer, *Logique des sciences de la culture*, op. cit., p. 192

forme et le concept de cause constituent les deux pôles autour desquels se meut notre compréhension du monde. Tous deux sont indispensables si notre pensée doit parvenir à bâtir une image cohérente de celui-ci. »[575] Fauchard a saisi l'importance et la nécessité d'une analyse convenable des causes avant toute entreprise thérapeutique. Il a réalisé qu'une des étapes essentielles de la progression de la compréhension des maladies et de leur traitement passe par la recherche de la cause des pathologies, la maîtrise de la physiopathologie, et l'intelligibilité du mode d'action des thérapeutiques. Selon Fauchard, le diagnostic positif ne peut être posé sans qu'il ait été réalisé au préalable un examen complet et rigoureux permettant d'établir un bon diagnostic différentiel. Ainsi, il nous engage « à examiner avec attention les ulcères de la bouche, afin de reconnaître quelle est la véritable cause qui les produit, et qui les entretient ; parce qu'il est très important de ne pas s'y tromper, pour ne pas confondre ces ulcères simples, avec les ulcères vénériens, ou les scorbutiques, etc. Cela est d'autant plus de conséquence, que si l'on prenait le change en pareille occasion, l'on engagerait sans nécessité un malade à faire des remèdes dont l'usage lui serait plus nuisible que profitable. »[576] Fauchard accorde une place cruciale au diagnostic : « Il ne suffit pas d'avoir enseigné dans ce Traité comment se fait la génération des dents, leur accroissement, la manière dont elles se régénèrent, quelle est leur structure, quelles sont les causes qui les détruisent, ce qu'il y a de convenable pour leur conservation, en combien de façons l'art peut réparer leurs difformités et remédier aux maladies qui les attaquent, il faut encore que je fasse remarquer certaines circonstances qui concernent les diagnostics et pronostics, qui se prennent de leur inspection, lesquelles servent à acquérir une plus parfaite connaissance de plusieurs maladies qui surviennent au corps humain. »[577] Chez Fauchard, les notions de déterminisme et de causalité tiennent donc une place très importante dans son raisonnement étiologique, physiopathologique et thérapeutique. Mais il a beau s'évertuer à être le plus rigoureux, le plus logique et le plus rationnel possible, il ne peut encore guère déboucher sur des résultats très tangibles faute de moyens suffisants et d'une évolution suffisante de la pensée dentaire. Néanmoins, Fauchard a su intégrer dans son

---

[575] Ibid., p. 177

[576] P. Fauchard, *Le chirurgien-dentiste ou Traité des dents*, op. cit., tome 1, p. 464

[577] Ibid., p. 489

approche épistémologique les nouveaux apports des sciences fondamentales.

D'une façon générale, quand Fauchard aborde l'étiologie des pathologies, il fait la distinction entre causes internes et causes externes. En clinique, il évoque aussi bien la cause locale que la cause universelle. Ainsi pour les ulcères des gencives, il préconise d'avoir « soin de les traiter d'abord, en détruisant en même temps la cause universelle, et la cause locale. »[578] Comme nous l'avons signalé quand nous avons abordé, dans le chapitre II, la clinique de Fauchard, il a compris la nécessité de classer les pathologies bucco-dentaires et il s'inspire ici d'Hippocrate puisque Galien précise dans son opuscule intitulé *Que le bon médecin est aussi philosophe* : « Quand on ne sait pas diviser les maladies en espèces et en genres, il en résulte qu'on se trompe dans les indications thérapeutiques ; c'est Hippocrate qui l'enseigne lorsqu'il nous invite à suivre la méthode rationnelle. »[579] Fauchard va donc établir une classification générale des maladies de la bouche et des dents, mais manifestement, comme nous l'avons déjà indiqué quand nous avons étudié son approche clinique de l'art dentaire, il fait fausse route dans sa sélection des critères pour mener à bien cette classification et, à force de vouloir individualiser de plus en plus de pathologies, sa classification des pathologies en devient incohérente et la ségrégation des pathologies en devient impossible. En ayant eu la sagesse de s'occuper plus particulièrement de la carie puisque « la carie est la première maladie qui travaille à les (les dents) détruire, et qui leur fait le plus la guerre dans tout le cours de la vie »[580], on aurait pu penser que Fauchard allait s'en sortir plus facilement avec sa classification des caries. On aurait pu supposer qu'il aurait réussi à être beaucoup plus précis, beaucoup plus concis que dans sa classification générale des maladies de la bouche et des dents. Il n'en a rien été et il s'est fourvoyé de la même manière. En voulant distinguer les caries selon les parties de la dent qui en sont affectées, selon les causes (extérieures ou intérieures) qui en sont à l'origine, selon le niveau de profondeur de la carie (carie superficielle ou carie profonde), selon la pathologie qui en est la cause (caries « scorbutique, vérolique, scrofuleuse, etc. »[581]), selon sa texture

[578] P. Fauchard, *Le chirurgien-dentiste ou Traité des dents*, tome 1, op. cit., p. 257
[579] P. Pellegrin, *Médecine*, op. cit., pp. 489-490
[580] P. Fauchard, *Le chirurgien-dentiste ou Traité des dents*, tome 1, op. cit., p. 118
[581] P. Fauchard, *Le chirurgien-dentiste ou Traité des dents*, tome 1, op. cit., p. 119

(caries molles ou caries sèches), Fauchard ne parvient pas à trouver des critères de ségrégation judicieux. Parmi les caries désignées selon les causes, Fauchard affiche une préférence pour la carie occasionnée par des causes extérieures car « elle est plus aisée à reconnaître. Elle se montre à découvert ; elle est aussi plus aisée à guérir, lorsqu'elle n'a pas été négligée, parce qu'il est plus facile d'en ôter la cause, et d'y apporter un prompt secours. »[582] Néanmoins, pour l'essentiel, Fauchard fait reposer l'étiologie de la carie dentaire sur deux types de causes : les causes internes et les causes externes. De plus, Fauchard explique la cariogenèse d'abord par la consommation intempérante de certains aliments dont l'assimilation conduit à la production d'un mauvais chyle. Dans ce cas, la cause dernière de la carie est liée au chyle dont la composition a été modifiée, suite à la consommation intempérante de certains aliments. Cette modification du chyle l'affecte de qualités nouvelles qui ont des effets délétères sur l'intégralité de la dent. Fauchard montre ainsi que les causes internes peuvent être à l'origine de la carie dentaire : « Le trop grand usage des légumes, tels que sont les choux, les poireaux, les ciboules, les navets, les pois verts ; celui de la chair de pourceau, des viandes et des poissons salés, du fromage, du lait, etc. est préjudiciable aux dents, puisque toutes ces choses produisent un mauvais chyle. »[583] Selon Fauchard, la carie a aussi une étiologie externe : « Les confitures, les dragées et tous les aliments sucrés, ne contribuent pas peu à la destruction des dents ; parce que le suc gluant qui en provient, s'insinue dans les gencives, et se colle contre les dents ; et qu'il y a dans le sucre un acide pénétrant et corrosif, ainsi que l'analyse chimique le fait connaître, qui y cause tôt ou tard du dérangement. Aussi remarque-t-on que ceux qui font un grand usage de ces poisons séduisants, sont plus sujets aux maux de dents, et les perdent plus tôt que les autres. Ceux qui aiment les sucreries, et qui en usent fréquemment, ont rarement les dents belles, ou ne les ont que d'une médiocre bonté. »[584] Fauchard identifie la cause externe à la cause locale comme il a identifié précédemment la cause interne à la cause générale. La preuve est ainsi apportée que si Fauchard retient la cause générale, encore appelée par ses soins cause universelle, en l'expliquant par la théorie des humeurs, il n'écarte pas non plus les

[582] Ibid., pp. 120-121

[583] Ibid., p. 65 (citation figurant déjà dans notre livre à la page124)

[584] P. Fauchard, *Le chirurgien-dentiste ou Traité des dents*, tome 1, op. cit., pp. 65-66 (citation figurant déjà dans notre livre à la page124)

théories locales comme nous venons de le voir. D'ailleurs, parmi les théories locales, il évoque aussi, dans son discours sur l'étiologie de la carie dentaire, la possible implication des vers. Toutefois, cette dernière étiologie le laisse circonspect et il reste prudent en ne prenant pas trop position : « Quelques fois l'on trouve des vers dans les caries des dents, parmi le limon ou le tartre. On les nomme vers dentaires. Il y a des observations qui en font foi, rapportées par des auteurs illustres. N'en ayant jamais vu, je ne les exclue, ni ne les admets. Cependant je conçois que la chose n'est pas physiquement impossible ; mais je crois en même temps, que ce ne sont pas ces vers qui rongent et qui carient les dents ; qu'ils ne s'y rencontrent, que parce que les aliments, ou la salive viciée ont transmis dans la carie des dents des œufs de quelques insectes, qui se sont trouvés mêlés avec ces aliments ; et que ces œufs étant ainsi disposés ont pu éclore et se manifester ensuite. Quoi qu'il en soit, ces vers n'étant pas la seule cause qu'il s'agit de combattre en telle occasion, leur existence ne demande aucun égard particulier. »[585] Fauchard a tout de même envie de savoir et sa curiosité l'emporte. Il n'hésite pas à utiliser le microscope pour vérifier s'il existe ou non des vers comme le prétendent ce Dr. Rivière (médecin à Montpellier) et Mr. Andry, Docteur Régent de la Faculté de médecine de Paris, d'autant plus que ce dernier affirme « que ces vers rongeant les dents peu à peu, y causent de la puanteur. »[586] Mr. Andry « rapporte que par le microscope on découvre des vers qui se forment sous une couche amassée sur les dents par la malpropreté ; que ces vers sont extrêmement petits ; qu'ils ont une tête ronde marquée d'un petit point noir ; que le reste de leur corps est long et menu, à peu près comme les vers que l'on découvre dans le vinaigre à la faveur du microscope. »[587] Fauchard reconnaît avoir essayé de faire les mêmes constats que ceux de Mr. Andry mais sans y avoir réussi. Il nous confie donc : « j'ai fait ce que j'ai pu pour me convaincre par mes yeux de la réalité de ces vers : je me suis servi des excellents microscopes de M. de Manteville (chirurgien juré à Paris) et j'ai fait avec ces microscopes un grand nombre d'expériences, [...], sans avoir pu réussir à y découvrir des vers. »[588] Et comme Fauchard voue un grand respect à Hémard, il

---

585 Ibid., pp. 131-132 (citation figurant déjà dans notre livre à la page119)

586 Ibid., p. 151

587 Ibid., (citation figurant déjà dans notre livre aux pages 119-120)

588 P. Fauchard, *Le chirurgien-dentiste ou Traité des dents*, tome 1er, op. cit., p. 152 (citation figurant déjà dans notre livre à la page120)

écrit : « ce qui me rend d'autant moins crédule sur ces insectes, c'est qu'Hémard dit (page 63, ligne 30) que quoique plusieurs auteurs aient avancé que de la corruption des dents il s'engendre un ver au creux de la dent, il n'en a pas encore pu trouver. »[589] Malheureusement, c'est là que le bât blesse, Fauchard se fie à ce qu'écrit Hémard alors que ce dernier n'est pas crédible. En effet, il a plagié l'œuvre d'Eustache, en écartant tout ce qui constituait l'essentiel des découvertes d'Eustache, c'est-à-dire la distinction entre émail et dentine, l'indépendance des dentures temporaire et permanente, l'existence de racines aux dents de lait, la présence de vaisseaux et de nerfs et non pas de moelle dans la chambre pulpaire. Connaissant parfaitement l'œuvre d'Hémard et complètement conditionné et aveuglé par elle, Fauchard n'a pas pris connaissance des découvertes de Leeuwenhoek (1632-1723) sur les microbes présents à la surface des dents. En tous les cas, il n'en fait pas mention dans son traité et ne rapproche donc pas les animalcules, décrits par Leeuwenhoek, des vers que Mr. LAndry accuse de ronger les dents.

Logiquement, Fauchard a consacré beaucoup de temps à l'étude et au traitement de la carie et de ses complications, mais il n'a pas été non plus indifférent à d'autres maladies et le scorbut fait partie des pathologies qui le préoccupent particulièrement. Dans ce cas, la carie – prise dans son sens étymologique, c'est-à-dire la pourriture – n'intéresse pas seulement les dents mais aussi les structures qui l'entourent. Fauchard en dresse un tableau peu rassurant : « Les accidents que le scorbut occasionne aux gencives, sont des enflures considérables, la lividité, la couleur jaunâtre, la démangeaison importune et insupportable, des ulcères sordides, la sortie d'un sang séreux et très puant, qui s'écoule pour peu qu'on touche les gencives, des hémorragies quelquefois considérables, enfin la gangrène, ou le sphacèle. Ce mal cruel ébranle les dents, les déracine, les rend chancelantes, et leur cause des caries, d'où il s'ensuit qu'elles sont en danger de se détacher totalement, ou en partie ; ce qui arrive souvent. Tous ces ravages ne se font pas sans faire souffrir au malade de grandes douleurs, que l'on doit appeler pour lors des douleurs scorbutiques. Le désordre que la dépravation du sang, ou de la lymphe, produit sur les alvéoles et sur le corps des deux os maxillaires, n'est pas moins considérable. Les parois des alvéoles sont

[589] Ibid. (citation figurant déjà dans notre livre à la page120)

très souvent rongés et cariés par la sanie scorbutique ; d'où s'ensuit non seulement la perte de l'alvéole, mais encore celle de la dent. Si l'action de l'humeur scorbutique, corrosive et rongeante, pénètre plus avant, elle carie les os maxillaires dans toute l'étendue de sa pénétration. Suivant que cette humeur agit et s'avance plus ou moins, la carie est aussi plus ou moins étendue, profonde et considérable. On voit quelquefois des exfoliations des caries occasionnées par le scorbut, dont la pièce exfoliée contient non seulement une bonne partie des alvéoles, mais encore une partie du corps de l'os de la mâchoire, même jusqu'à son sinus. De là naissent quelquefois des fistules difficiles à guérir, et très souvent incurables, dont la cicatrice est toujours accompagnée d'une difformité très désagréable. »[590] Ici aussi, Fauchard prévient de la nécessité de combattre la cause universelle et de ne pas s'en tenir qu'à la cause locale, de limiter ses compétences et de s'en remettre aux médecins pour combattre la cause universelle. « Quoiqu'il s'agisse principalement pour prévenir tous ces désordres, de combattre la cause universelle contenue dans la masse du sang, et d'avoir par conséquent recours aux Médecins les plus expérimentés, les opérations et les applications des remèdes qui conviennent en pareille occasion, ne laissent pas d'être d'une très grande utilité, pour défendre et conserver les dents, les alvéoles et les gencives, des mauvaises impressions que la cause scorbutique a déjà produites, ou qu'elle peut produire dans la suite. C'est pourquoi il faut être instruit des circonstances qu'on doit observer pour remédier aux vices locaux des parties de la bouche, lorsque ces vices dépendent d'une cause scorbutique. »[591] La cause scorbutique, entité encore abstraite pour Fauchard, puisqu'au 18e siècle le concept de maladie de carence n'a pas encore vu le jour, représente pour Fauchard une vraie calamité, étant donné les nuisances qui ne manquent pas d'apparaître au niveau des différents tissus bucco-dentaires et devant lesquels le praticien est totalement impuissant puisque aucune thérapeutique du moment ne s'avère efficace.

Finalement, Fauchard a tout de même assez bien saisi comment il devait appréhender la nature, en général, et la connaissance de la sphère bucco-dentaire, en particulier, puisqu'il s'est rendu compte que « la nature entière se réduit à un ensemble de phénomènes régis par

---

[590] P. Fauchard, *Le chirurgien-dentiste ou Traité des dents*, tome 1, op. cit., pp. 265-266

[591] Ibid., p. 267

des successions régulières de cause à effet »[592] et que « connaître ces successions, étudier la nature, c'est en devenir maître. »[593]

3-2-3 La pensée de Fauchard dans le cadre de l'épistémologie de l'art dentaire

Se permettre d'étudier la pensée de Fauchard représente un véritable défi et ce, malgré les ressources auxquelles nous avons accès : d'une part, *le Traité des dents*, mine considérable de renseignements sur les réflexions épistémologiques de Fauchard et, d'autre part, la multitude de documents sur l'environnement scientifique et culturel de l'époque de Fauchard, environnement qui a bien sûr eu une influence sur la pensée de Fauchard. Pourquoi souhaiter comprendre la pensée de Fauchard pourrait-il être considéré comme relevant d'une gageure ? Tout simplement, parce que la pensée de Fauchard, quoique moderne, est tout de même moins proche qu'il n'y paraît de celle de l'homme de l'art dentaire du 21e siècle et il est donc assez difficile d'en saisir toutes les subtilités. Confronté à une épistémologie de l'art dentaire bien différente de celle que nous maîtrisons, nous sommes donc obligé de chercher à oublier ce que nous savons ou ce que nous croyons savoir pour mieux nous baigner dans le contexte culturel et scientifique de Fauchard et mieux comprendre sa pensée.

Incontestablement, avant Fauchard, il n'y avait pas eu de véritable réflexion épistémologique pour l'art dentaire. Durant la période s'étendant du 18e siècle à nos jours, Fauchard a le mérite d'avoir été le premier chirurgien-dentiste à saisir l'importance d'une réflexion approfondie sur l'épistémologie en art dentaire et à vouloir tenter d'organiser les connaissances en art dentaire. De plus, grâce à Fauchard, cette période se distingue des précédentes puisque la parution de la première édition de son *Traité des dents* représente le moment inaugural de la modernité en art dentaire. Très perspicace, Fauchard se rend compte que ses prédécesseurs n'ont pas pensé à l'organisation de l'épistémologie de l'art dentaire et comme la nécessité de le faire lui paraît évidente, il va procéder à cette organisation. A partir de sa pensée, de ses réflexions et de sa pratique,

---

592 P.-M. Pouget, *Science et conscience*, pp. 262-265, in E. Emery (sous la dir. de), *Sciences, Techniques et Valeurs - Actes des colloques de Crêt-Bérard et de Paris en hommage à Ferdinand Gonseth*, Lausanne, Editions L'Age d'Homme, p. 262

593 Ibid.

Fauchard trace les grandes lignes de son organisation de l'épistémologie de l'art dentaire. Au fur et à mesure que Fauchard progresse dans le développement de son *Traité des dents, des alvéoles et des gencives*, son épistémologie de l'art dentaire se dévoile. Il devient alors possible de débusquer les traits dominants de la pensée profonde de Fauchard à propos de l'épistémologie en art dentaire et de mieux la déchiffrer. *Le chirurgien-dentiste* ou *Traité des dents, des alvéoles et des gencives* de Fauchard est bien un traité dans la mesure où il se caractérise par une exposition méthodique et systématique de l'ensemble des connaissances du moment en art dentaire. La lecture du *Discours de la méthode* de Descartes, dont le titre complet est d'ailleurs *Discours de la méthode pour bien conduire sa raison et chercher la vérité dans les sciences*, n'a pas été inutile à Fauchard. Comme nous l'avons déjà mentionné, dès l'introduction, Fauchard esquisse très bien l'architecture de son traité et donc de son programme pour l'épistémologie de l'art dentaire et il annonce déjà dans la préface de son traité que l'étude de l'anatomie de la bouche « est absolument nécessaire pour bien connaître la structure, la situation, le rapport et l'usage des différents organes qui la composent. »[594] De là, nous explique Fauchard, « ces connaissances nous mènent insensiblement à la découverte des diverses maladies qui attaquent les dents, et à celles de leurs causes et de leur curation. »[595]

Dans son *Traité du chirurgien-dentiste*, Fauchard nous révèle à maintes reprises combien sa pensée emprunte aux pensées des auteurs anciens. D'ailleurs, il n'est pas ingrat ; il n'a pas peur de le montrer et quand il ne cite pas les auteurs anciens, il est facile de constater à quel point sa pensée et sa pratique épistémologique sont marquées par eux. Ainsi, par exemple, en relevant le nombre important d'observations réalisées par Fauchard, il nous montre combien il a fait sien le principe de l'observation minutieuse au cours de l'examen clinique, mis en avant par Hippocrate. Pour chaque cas individuel, en particulier dans les cas d'infection, Fauchard enregistre l'évolution de l'infection au jour le jour avec beaucoup de soin et de minutie. Il ne craint d'ailleurs pas de faire l'exposé de certains cas cliniques qu'il ne parvient pas à sauver. Les observations effectuées par Fauchard ne sont jamais recueillies sans une arrière-pensée, celle d'étayer directement des

[594] P. Fauchard, *Le chirurgien-dentiste ou Traité des dents*, tome 1, op. cit., Préface, p. viij

[595] Ibid., p. viij

théories pré-établies. C'est par exemple le cas des dents de lait persistant sur l'arcade dentaire au-delà du raisonnable, phénomène qui, selon Fauchard, provoque ainsi des malpositions des dents définitives lors de leur éruption. Si, durant l'Antiquité grecque, « l'observation ne sert souvent qu'à confirmer ou à réfuter une thèse particulière ; une fois le but atteint, on ne poussait pas la recherche plus avant »[596], avec Fauchard, il en est de même. Par ailleurs, Fauchard soutient, au niveau clinique, le caractère relatif de la certitude et de l'exactitude. A l'instar des médecins grecs de l'Antiquité, il considère que si la médecine « requiert plutôt une expérience pratique, et un œil exercé »[597], il en est aussi ainsi a fortiori de la médecine dentaire. Il partage donc avec les médecins leur point de vue et pour lui, comme la médecine pour les médecins, la médecine dentaire est « comme un art, une technè — où il faut évidemment distinguer entre bons et mauvais praticiens — mais un art dont le meilleur analogue serait la navigation, et non la philosophie spéculative. »[598] En effet, Fauchard insiste sur le caractère conjectural de la médecine dentaire puisque, selon lui, celle-ci accorde un rôle au probable, à la conjecture, à l'expérience. En fait, la médecine dentaire de Fauchard a un caractère composite puisqu'elle s'inspire autant de la médecine hippocratique que des théories aristotéliciennes. En cela, Fauchard s'aligne sur Galien qui, dans une synthèse, alliait la théorie humorale hippocratique, le finalisme aristotélicien et la physiologie du *Timée* de Platon. On voit bien ici que pour la partie médicale de son traité, Fauchard reste bien amarré au fonds épistémologique des Anciens et qu'il est loin d'être un élément subversif vis-à-vis de la culture de l'Ancien Régime. Par conséquent, il ne peut en aucun cas être présenté uniquement comme l'artisan d'une nouveauté radicale en art dentaire. Par contre, là où il se distingue particulièrement par rapport aux Anciens et aux conservateurs de son temps, c'est quand il expose sa façon de penser et d'appréhender l'organisation de la connaissance en art dentaire, façon qui bouleverse vraiment l'ordre établi. D'une certaine façon, dans une grande partie de son œuvre, Fauchard apparaît comme s'il était investi d'une double mission. D'une part, purifier un ordre ancien, bousculer un tant soit peu le montage épistémologique traditionnel de l'art dentaire, sans que ceci

596 G. E. R. Lloyd, *Observation et recherche*, pp. 260-289, in J. Brunchwig, G. Lloyd, P. Pellegrin, *Le savoir grec*, Paris, Editions Flammarion, 1996, p. 288
597 Ibid., p. 300
598 Ibid.

soit fait brusquement. D'autre part, en même temps, Fauchard souhaite que soit reconnue la filiation de l'épistémologie de l'art dentaire par rapport aux grands travaux épistémologiques des grandes figures tutélaires comme Aristote, Hippocrate et Galien. Finalement, Fauchard veut que soit prise en considération sa forte aspiration à faire de l'art dentaire une science à part entière, sans trop disqualifier les modèles d'explication anciens. Ce faisant, il va tout de même parvenir à dépoussiérer l'art dentaire de ses prédécesseurs. Il le fait avec d'autant moins de scrupules qu'il cite Galien qui, lui-même, dans l'Antiquité, incitait ses lecteurs à ne pas rester esclaves des textes : « […] celui qui veut bien rechercher les ouvrages de la Nature, et observer ce qu'elle a fait dans la composition du corps humain, ne doit pas toujours croire ce qu'il en trouvera dans les Livres ; mais bien plutôt ce qu'il en verra de ses propres yeux. »[599] Très fortement impressionné par les infections dentaires et leurs complications, Fauchard accorde, comme Aristote, une place importante à l'univers morbide et il s'intéresse à l'infection qu'il examine comme un mode de propagation de la maladie. Quand Fauchard pense l'édifice épistémologique de l'art dentaire, il ne brandit pas la théorie comme un épouvantail dont il faudrait s'écarter, mais, au contraire, il la couple avec la pratique en prononçant pour ces deux entités une dépendance effective vis-à-vis d'une connaissance approfondie. C'est de cette manière que Fauchard développe sa pensée scientifique. Même en clinique, où il ne s'illustre pas particulièrement par la teneur scientifique de sa pensée, c'est ce type d'approche qui lui permet de prétendre à une recherche clinique sur les maladies de la bouche et des dents et d'envisager la "conservation" et le traitement de la bouche et des dents. En clinique aussi, son travail scientifique ne se borne pas à un simple décryptage des phénomènes naturels. Ce travail correspond à une production de connaissances et de conduites dans un environnement social, psychologique, idéologique, matériel et technique particulier, celui de la fin du 17e siècle et de la première moitié du 18e siècle. Bien que le travail scientifique de Fauchard soit plus évident dans la partie chirurgicale et dans la partie mécanique et technique de son traité, c'est pour l'ensemble de son œuvre épistémologique que Fauchard peut revendiquer une vraie pensée scientifique. D'ailleurs, il déclare ne vouloir en aucun cas se perdre

---

[599] C. Galien, *De l'usage des parties*, liv. 2 ch. 3, cité par P. Fauchard, in P. Fauchard, *Le chirurgien-dentiste ou Traité des dents*, tome 1, p. 40

dans des conjectures et il affirme ne rien avancer sans l'avoir vérifié au préalable : « j'ai pris grand soin de n'avancer rien dans ce Traité, que ce que j'ai exactement vérifié par la pratique. Pour cette raison je me suis abstenu d'expliquer un grand nombre de faits très curieux qui concernent les dents et leurs maladies ; parce que cette discussion aurait pu m'engager à hasarder des conjectures vagues sur des choses qui ne sont pas encore suffisamment connues. Ces considérations m'ont déterminé à me renfermer dans de justes bornes. »[600]

Au niveau épistémologique, tout le génie de Fauchard repose sur le fait qu'il a su assimiler l'ensemble des connaissances des différents champs épistémologiques de l'art dentaire et en acquérir une vue d'ensemble satisfaisante et instructive qui lui a permis de se faire sa propre "herméneutique". Cette herméneutique l'a aidé à l'éclairer progressivement sur ce qu'il devait effectuer pour donner une vision de l'art dentaire plus accessible, une partition de la connaissance plus évidente, lui permettant de concilier les deux concepts de structure et de totalité.

Ce qui caractérise particulièrement la pensée de Fauchard pour ce qui concerne sa recherche épistémologique, c'est qu'elle est très marquée par l'optimisme de la pensée de Bacon et de Descartes. Karl Popper nous explique que « Bacon et Descartes ont érigé l'observation et la raison en autorité nouvelle présente en chacun de nous. »[601] Mais, continue Popper, ce faisant, « ils ont scindé l'homme en deux et institué une instance supérieure, qui fait autorité en matière de vérité — les observations pour Bacon, l'entendement chez Descartes — […]. »[602] Autant dire que Fauchard est un digne disciple, d'une part, de Bacon, et, d'autre part, de Descartes. En effet, quand on analyse *Le chirurgien-dentiste ou Traité des dents, des alvéoles et des gencives* de Fauchard, la place réservée aux *Observations* nous prouve à quel point l'influence de Bacon a été déterminante dans ses recherches épistémologiques. Pour ce qui est de la raison, de toute évidence, Fauchard s'est laissé guider par Descartes pour approcher l'épistémè dentaire mais aussi la "technè". Fauchard ne vit pas sur ses acquis, il

---

[600] P. Fauchard, *Le chirurgien-dentiste ou Traité des dents*, tome 1, op. cit., p. 494

[601] K. R. Popper, *Des sources de la connaissance et de l'ignorance*, traduit de l'anglais par M. Irène et M. B. de Launay, Paris, Editions Payot et Rivages, 1988, p. 89

[602] Ibid.

est en perpétuelle recherche et il le dit : « Ce petit avantage m'encouragea à poursuivre mes recherches, jusqu'au point d'être parvenu à l'exécution de tous les obturateurs dont je viens de parler, et dont j'ai expliqué en détail la mécanique. »[603]

Certes, Fauchard a compris l'intérêt de suivre la voie de la raison et le bénéfice qu'il pourrait tirer des principes universels pour donner à l'art dentaire une allure plus scientifique. Néanmoins, il force la considération car il a déjà saisi aussi les limites de l'universalisation et il prévient ses confrères contre tout sens outrancier de l'universel. Sa pensée dépasse l'universalisme car, à l'évidence, il ne lui est pas suffisant et il pose donc comme principe la nécessité de penser aussi au singulier. S'il fournit des modèles d'obturateur différents pour des cas différents, il sait bien qu'il est obligé d'insister sur les cas les plus communs parce qu'il ne peut pas couvrir tous les cas cliniques possibles. Il avertit ses confrères de l'impératif de ne pas se conformer strictement à ses modèles et de les adapter aux cas auxquels ils sont confrontés afin d'être le plus près possible du singulier : « Quoique j'aie réglé et déterminé les dimensions et les proportions de toutes les parties qui composent tous les obturateurs, ces dimensions ne laissent pas d'être arbitraires et indéterminées, tant par rapport aux diverses conformations qui se rencontrent dans les différents sujets dans l'une et l'autre mâchoire, que par rapport aux gencives, à la voûte du palais, à la situation et à la profondeur, largeur et étendue en tous sens des différents trous qu'il s'agit de boucher. Ces circonstances pouvant varier de différentes façons, elles exigent par conséquent que l'on varie de même suivant l'exigence des cas où l'on se trouve, en ce qui concerne la construction de tous ces instruments, ou machines. C'est à ceux qui voudront les mettre en usage, d'observer très régulièrement tout ce qu'il y a de particulier dans les cas où ils veulent se servir des obturateurs. »[604] Pour Fauchard, cette non standardisation des cas cliniques et l'ajustement technique à chacun de ces cas ont des conséquences très positives sur la qualité des résultats. Tout ceci représente la clé du succès pour les chirurgiens-dentistes puisque l'intérêt du malade et l'honneur de la profession s'en trouvent renforcés. Fauchard demande aux chirurgiens-dentistes de réaliser un projet épistémologique de qualité dont la mise en œuvre réponde aux conditions de prise en compte de la singularité de chaque cas clinique et respecte ainsi les

---

[603] P. Fauchard, *Le chirurgien-dentiste ou Traité des dents*, tome 2, op. cit., p. 320
[604] P. Fauchard, *Le chirurgien-dentiste ou Traité des dents*, tome 2, op. cit., p. 333

principes éthiques. Il l'exprime de cette façon : « Au reste je suis entièrement persuadé, que lorsqu'ils se serviront à propos de celui qui conviendra le mieux à cette occasion, et qu'ils observeront les circonstances que je leur indique, et celles qui leur seront indiquées par les maladies mêmes, ils parviendront certainement à la fin de leur dessein, à l'avantage du malade, à leur honneur, et à celui de la profession. »[605] En fait, Fauchard sait aussi combien la loi des invariants anatomiques lui est indispensable en clinique pour régler la plupart des problèmes cliniques qui se posent à lui, comme à tout praticien de l'art dentaire. Même s'il demeure respectueux de cette loi, il se rend compte de la nécessité de s'en écarter dans certains cas et de s'intéresser au singulier. Fort de son expérience chirurgicale, il est conscient de l'impérieux besoin de posséder une connaissance étendue des variations anatomiques pas seulement pour réussir des interventions chirurgicales, mais aussi à des fins prothétiques, ou encore pour des raisons purement cliniques. Fauchard va alors s'attacher, par exemple, à faire l'inventaire des variations anatomiques des racines dentaires concernant leur forme ou leur nombre. Il les représentera sur des planches de dessins ; par exemple sur les figures 7 et 8 de la planche n° 27[606], il détaille les variations morphologiques du contour radiculaire des molaires. Fauchard a compris à quel point la prise en considération de la singularité est capitale en clinique, de façon à être en mesure d'ajuster pour chaque cas clinique. Pour paraphraser François Dagognet, Fauchard est bien conscient que "le corps est multiple et un" et, à côté de la quête d'informations pour établir des lois universelles, il s'est bien rendu compte aussi de la nécessité de traquer le singulier, particulièrement pour tout ce qui concerne la clinique. Fauchard met en garde ses confrères et les prévient de l'obligation de tenir compte de la polymorphie de la sphère bucco-dentaire et de ses unités, non seulement pour être un bon chirurgien mais aussi pour prétendre à une bonne pratique clinique. Au niveau clinique, la pensée de Fauchard refuse toute standardisation excessive qui étoufferait le sens du singulier. Mais, même si sa position par rapport au singulier est pertinente, nous devons, afin de rester objectif, signaler que ce penchant pour le singulier représente par ailleurs un point faible s'il est trop excessif. En clinique, comme ailleurs, point trop s'en faut et, parfois, appliquer le principe du juste milieu peut s'avérer bien fondé. En effet, en étant trop rivé à la singularité, trop

[605] Ibid., p. 334
[606] P. Fauchard, *Le chirurgien-dentiste ou Traité des dents*, tome 1, op. cit., pp. 10 et 11

empressé de la mettre en évidence partout, en multipliant exagérément la recherche des cas singuliers, quand Fauchard voudra établir sa classification des pathologies de la sphère bucco-dentaire, il buttera contre le problème de la discrimination des pathologies et ne parviendra pas à obtenir une classification adéquate.

Ce qui fait surtout la force et la modernité du traité de Fauchard, c'est surtout que sa pensée s'inscrit dans le sillage de celle de Descartes et ne peut se concevoir sans méthode. Pour Fauchard, il y a bel et bien nécessité de la méthode et la différence fondamentale entre Fauchard et ses prédécesseurs, sur leur façon respective d'approcher la connaissance en art dentaire, repose essentiellement sur la question de la méthode et très peu sur le caractère scientifique respectif de leur discours. En ce sens, Fauchard se pose non pas comme le fondateur de l'épistémologie dentaire mais plutôt comme le précurseur d'une réflexion profonde concernant tout ce qui touche à la connaissance en art dentaire et à son organisation.

En outre, la pensée de Fauchard est fortement marquée par les modèles de pensée de la botanique, de la chimie, de la physique et des mathématiques et ceci doit être rappelé car cet environnement culturel et scientifique s'avère déterminant pour sa pensée et pour ses orientations épistémologiques. Nous avons déjà montré que l'anatomie a une place prépondérante dans les fondements de son épistémologie et, à ce titre, elle a répandu dans la pensée de Fauchard ce qui caractérise la pensée analytique. De même, les fréquents recours de Fauchard à la chimie lui ont permis de renforcer sa pensée analytique et de développer une pensée synthétique. En outre, surtout dans la partie mécanique et technique de son art, il a su se servir d'outils mathématiques de mesure – il se réfère continuellement à la ligne comme unité de mesure dans tous ses travaux, ses montages et ses descriptions – et en physique, il a toujours tenu compte des forces et du mouvement. Enfin, comme la pensée de son époque est dominée par Dame Nature, sa pensée se conforme à cette position et il ne peut se passer de l'écrire : « La naissance et la formation des dents, sont l'ouvrage de la seule Nature, mais leur conservation dépend ordinairement du secours de l'art. »[607] Bien que l'artifice est censé ne pas être en phase avec la Nature, ceci n'empêche pas Fauchard

[607] P. Fauchard, *Le chirurgien-dentiste ou Traité des dents*, tome 1, op. cit., p. 60

d'attacher beaucoup d'importance à l'art du dentiste, d'oser se mesurer à la Nature, et de se plaire à donner à ses contemporains toutes les données nécessaires à la maîtrise technique. En réalité, Fauchard, le pragmatique, a conscience de l'importance de la connaissance, mais il sait aussi qu'elle ne peut jouer un rôle majeur que si elle permet à ceux qui l'acquièrent d'en tirer un pouvoir, celui de la "technè". Ce qui suppose bien sûr un apprentissage continu et un intérêt durable pour la connaissance et l'art. Fauchard donne donc à son corpus un double statut, scientifique et technique, à l'image de sa pensée. Afin que le statut scientifique de son corpus ne soit pas contesté, Fauchard s'emploie à relever les erreurs des auteurs anciens, de ses prédécesseurs et de ses contemporains dans leurs écrits sur l'art dentaire. Il n'hésite pas non plus à dénoncer systématiquement avec force les incohérences propres à certaines croyances, parfois même celles de ses prédécesseurs. Conscient de la nécessaire collaboration entre les hommes de l'art dentaire, afin que l'art dentaire puisse développer sa recherche et son caractère scientifique, Fauchard s'efforce d'inculquer aux chirurgiens-dentistes le sens de l'appartenance à une même communauté intellectuelle.

De plus, la pensée de Fauchard s'engage sur une voie résolument humaniste. En effet, Fauchard ne considère le monde qui l'entoure ni comme un objet de contemplation supposant un esprit strictement fasciné par les beautés de la Création ou par l'ordre de la Providence, ni comme un objet de condamnation qui attirerait la réprobation générale parce qu'il incarnerait la notion de péché. Le monde dans lequel il est, représente pour lui une réalité qu'il accepte telle qu'elle est, sans se dispenser de la transformer. Sans conteste, l'empreinte de Descartes l'a marqué puisque, d'une certaine manière, il se sent proche du projet de maîtrise de la nature, tel que Descartes le formule en évoquant les quelques notions générales touchant la physique qui lui « ont fait voir qu'il est possible de parvenir à des connaissances qui soient fort utiles à la vie, et qu'au lieu de cette philosophie spéculative, qu'on enseigne dans les écoles, on peut en trouver une pratique, par laquelle connaissant la force et les actions du feu, de l'eau, de l'air, des astres, des cieux et de tous les autres corps qui nous environnent, aussi distinctement que nous connaissons les divers métiers de nos artisans, nous les pourrions employer en même façon à tous les usages auxquels ils sont propres et ainsi nous rendre comme maîtres et possesseurs de la nature. »[608] Par conséquent, Fauchard n'est pas simplement animé d'une curiosité intellectuelle et il ne se focalise pas sur les théories puisqu'il allie pratique et théorie. En fait, Fauchard est très sensible à la condition humaine et pour lui, la vocation des sciences ne se limite pas à la compréhension de l'être humain et du monde qui l'environne. Il prône aussi, comme le suggère la philosophie pratique de Descartes à laquelle il adhère en partie, un rapprochement de la science et de la technique. D'une certaine façon, Fauchard plaide aussi pour une forme de réconciliation entre la nature et l'artifice. Il s'intéresse donc aussi à la conception et à la fabrication des outils et des prothèses, qui une fois en bouche devront respecter les tissus vivants, rejoignant ainsi le désir de Descartes d'améliorer le bien-être de l'homme par la technique. Fauchard le prouve par sa volonté de remédier aux misères cliniques des personnes présentant d'importantes pertes osseuses au niveau de la voûte maxillaire, en créant de nouveaux modèles d'obturateurs. Tout ceci n'empêche pas Fauchard de prendre quelque peu ses distances avec Descartes à propos de son désir poussé à l'extrême d'étendre l'analyse à tous les domaines du savoir. En effet, Fauchard s'inspire plutôt de l'ingénium vincien et reprend à son compte le concept d'ingénium restauré par Vico au début du 18e siècle, l'ingénium étant considéré par ce dernier comme « une puissance inépuisable d'innovation » et non simplement comme « un instrument de déduction » qui permet de donner libre cours à l'imagination.

Enfin si la pensée de Fauchard s'avère si puissante et lui permet de mener à bien le chantier épistémologique de l'art dentaire, c'est parce qu'il est très à l'aise dans le maniement des outils de la réflexion définis par François Dagognet, en l'occurrence les mots, la classification et le graphe ou le dessin. Sans ces outils, il ne serait pas parvenu à « s'éloigner d'une réalité livrée à la profusion et à la confusion. »[609] Fauchard va ainsi réussir à donner un cadre rigoureux à l'évolution épistémologique de l'art dentaire en s'appuyant sur cette trinité épistémologique. D'abord, en ce qui concerne les mots,

608 R. Descartes, *Discours de la méthode*, 1637, VIe partie, Paris, Bibliothèque de la Pléiade, Editions Gallimard, 1966, p. 168

609 F. Dagognet, *Ouverture*, pp. 15-25, in R. Damien (sous la dir. de), *François Dagognet médecin épistémologue philosophe – Une philosophie à l'œuvre*, Le Plessis Robinson, Editions Institut Synthélabo pour le progrès de la connaissance, 1998, p. 19

Fauchard s'applique à choisir le mot juste et à expliquer les mots qui peuvent être inconnus de ses lecteurs. Ainsi, par exemple, pour le paroulis, il précise : « Le paroulis tire son étymologie de deux termes grecs, qui signifient, proche et gencive. »[610] Fauchard nous lèguera aussi le terme de "pyorrhée" et, d'une façon générale, la terminologie employée par ses soins nous prouve qu'il a compris que « la science doit se réfléchir dans une terminologie qui la concrétise. »[611] Fauchard maîtrise donc la lexicologie et celle-ci représente un outil important pour sa réflexion. Pour ceux qui douteraient de l'importance de cet outil, F. Dagognet nous rappelle à quoi sert la lexicologie et nous énumère les conditions pour qu'elle réussisse : « cette lexicologie peut d'ailleurs favoriser des rapprochements, extérioriser des parentés, surtout consacrer, implanter la théorie ; mais il est difficile d'y réussir. La science expérimentale devra peu à peu, à cet effet, renoncer aux phonèmes familiers qui la compromettent, briser les usages ou les facilités d'élocution qui la paralysent. [...] Bref, si la langue est science, la science même ne cesse pas de changer les mots et d'en créer »[612].

Ensuite, pour la classification, comme nous l'avons déjà fait remarquer ce n'est pas là où Fauchard brille de tous ses feux mais il est résolu à classer les maladies et il a le mérite de s'y essayer et de poursuivre ses efforts pour tenter d'améliorer ses performances. Il faut mentionner que dans son traité, Fauchard entretient un certain flou dans sa façon d'entrevoir taxinomiquement l'épistémologie de l'art dentaire car il a compris que son premier travail consistait en l'accumulation de données et d'observations. Sa vision moniste de la connaissance le contraint aussi à considérer toute taxinomie comme provisoire.

Enfin, examinons son innovation majeure qui consiste à réserver à l'iconographie une place importante, non pas pour vulgariser ses écrits, mais pour mieux capturer la réalité de la sphère bucco-dentaire. Puisque Fauchard a compris que le texte ne livre pas son sens instantanément mais que, par contre, comme l'indique François

---

610 P. Fauchard, *Le chirurgien-dentiste ou Traité des dents*, tome 1, op. cit., p. 238

611 F. Dagognet, *Les outils de la réflexion – Epistémologie*, Le Plessis Robinson, Editions Institut Synthélabo, 1999, p. 200

612 F. Dagognet, *Les outils de la réflexion – Epistémologie*, op. cit., p. 200

Dagognet « le dessin se donne en entier et en éclair »[613], qu' « il condense et communique mieux le savoir »[614], Fauchard choisit d'accompagner son *Traité des dents, des alvéoles et des gencives* de planches de dessins, ce qui lui assure une lisibilité absolue. Fauchard n'est pas avare de planches de dessins puisqu'il illustre son texte de quarante deux planches. Il insiste lui-même sur l'utilité des planches à dessins qui accompagnent son discours et il énumère tous les sujets qui ont été sélectionnés pour être représentés par ces illustrations : « Pour ne rien omettre de ce qui peut contribuer à l'utilité publique, qui est la seule vue que je me suis proposée en composant ce livre, j'ai fait graver quarante-deux planches qui représentent les dents dans leur état naturel, des dents difformes et mal figurées, différents corps d'un volume extraordinaire, soit tartreux, pierreux ou osseux, détachés des dents, ou de quelques autres parties de la bouche ; les instruments nécessaires pour opérer, les pièces artificielles qui servent à remplacer une partie des dents, ou leur totalité ; et les cinq différents obturateurs du palais, dont j'ai parlé. »[615] Avec ses planches de dessin, Fauchard a saisi la nature compressive du dessin et la nature augmentative de l'union du lu et du vu. Il a compris qu'un texte seul ne suffit pas et que l'écriture réussit mieux si elle est accompagnée et sertie d'images. Fauchard a réalisé mieux que quiconque combien le livre constitue un remède contre l'oubli et l'ignorance et il s'emploie à en faire la promotion. « Si les lumières de l'esprit croissent et se multiplient dans le commerce des habiles gens, on ne peut se dédommager de leur perte que par la lecture de leurs ouvrages ; et si l'on ne peut avoir la satisfaction de leur proposer ses doutes, du moins leurs idées nourrissent, pour ainsi dire, l'esprit de ceux qui les digèrent et les méditent. Elles leur deviennent propres, et souvent ont font naître de nouvelles ; et le succès de ceux qui nous ont précédés et dont nous avons les préceptes, donne l'émulation d'atteindre à leur gloire, et même de parvenir à de nouveaux progrès. »[616] Le mot "progrès" est lâché et Fauchard revendique ainsi une vision progressiste de l'épistémologie de l'art dentaire. En cela, il ne fait que corroborer la célèbre formule de Bacon qui considère que « la vérité n'a pas été

613 Ibid., p. 150
614 Ibid.
615 P. Fauchard, *Le chirurgien-dentiste ou Traité des dents*, tome 1, op. cit., pp. *xx-xxj*
616 Ibid., p. xiij

révélée une fois pour toutes, mais qu'elle est "fille du temps". »[617] De ce fait, Fauchard se pose en Moderne et, comme Bacon, déclare que « le Temps est le plus grand des novateurs. »[618]

Toutes les planches figurant dans son traité sont remarquables. Elles sont en plus du texte qui les précède, suivies d'explications. Ces explications, véritables légendes, rendent encore plus lisibles les dessins de ces planches. L'une des planches les plus réussies est la planche XL[619] et ce, pour deux raisons. La première raison, c'est que c'est l'une des planches qui offrent le plus de figures, dix-huit au total, dont dix-sept réservées au cinquième obturateur construit par Fauchard. Comme l'indique ce dernier, ce cinquième obturateur « est démonté pièce par pièce, et remonté, vu en différents sens. »[620] Il « sert à boucher les trous du palais et les brèches des dentiers. »[621] La seconde raison qui fait de la planche XL l'une des plus réussies, c'est que l'explication qui lui est annexée est un modèle de précision, une véritable notice explicative des temps modernes permettant de fabriquer sans peine chacune des pièces figurant sur cette planche et de construire l'obturateur en assemblant ces différentes pièces. En effet, chacune des pièces représentées sur cette planche est assortie d'indications pour leur montage et leur fonctionnement ; toutes ces explications et ces indications sont faciles à suivre tant elles sont détaillées. Cette planche XL est accompagnée des explications suivantes :

« La figure I représente la vis inférieure du cinquième obturateur, vue dans la longueur par sa place antérieure, avec sa tête, son enclume, les échancrures qui font face aux deux ailes, son trou en écrou et les engrenures qui reçoivent la fourchette. »[622] Chaque partie de la vis est ensuite désignée : « A- la partie tournée en vis ; B- la tête de la vis où paraissent les entrées des engrenures qui reçoivent la fourchette ; C- l'enclume percée d'un trou qui sert à loger l'extrémité de la grande vis supérieure et les échancrures qui font place aux ailes. La figure II représente la même vis dans sa longueur avec toutes ses parties, vue

617 P. A. Taguieff, *Du progrès*, Paris, Editions Librio, 2001, p. 34
618 F. Bacon, *Essais*, tr. fr. M. Castelain, Paris, Editions Aubier, 1964, p. 127
619 P. Fauchard, *Le chirurgien-dentiste ou Traité des dents*, tome 2, op. cit., p. 335
620 Ibid.
621 P. Fauchard, *Le chirurgien-dentiste ou Traité des dents*, tome 2, op. cit., p. 335
622 Ibid.

par sa face postérieure en laquelle on observe de plus l'engrenure qui reçoit la clavette en queue d'aronde. La figure III représente la tête de la même vis, vue du côté de la surface qui reçoit les branches de la fourchette. »[623].Sur cette figure III, Fauchard mentionne en E et E « les engrenures qui reçoivent les branches de la fourchette » et « la figure IV représente l'écrou de la plaque par sa surface unie, avec son trou en écrou. La figure V représente le même écrou vu par sa surface opposée à ses biseaux. La figure VI représente la lame en feuille de myrte à plat, vue dans sa longueur, avec son trou. La figure VII représente l'aile droite de cet obturateur, vue par sa partie concave avec ses deux trous à vis et tous les petits trous qui servent à attacher l'éponge. La figure VIII représente la même aile, vue par sa partie convexe, en laquelle on observe aussi les différents trous. La figue IX représente la fourchette du côté qu'elle se recourbe en dedans. La figure X représente la même fourchette vue de côté, pour mieux faire paraître sa courbure. La figure XI représente encore cette fourchette vue du côté de la convexité de sa courbure. La figure XII représente une des deux petites lames qui servent à attacher les ailes, vue à plat avec ses deux trous. L'une et l'autre étant semblables, on n'en a fait graver qu'une. La figure XIII représente la vis supérieure, vue dans sa longueur. La figure XIV représente la clavette en queue d'aronde, vue à plat dans toute sa longueur. La figure XV représente les cinq petites vis vues séparément dans toute leur étendue. La figure XVI représente le quatrième obturateur composé de l'assemblage de toutes les pièces et tout monté, vu par la partie antérieure. On y peut observer le dentier, partie de la plaque, partie de la vis supérieure, une portion de la fourchette dans l'endroit de son écrou, les deux lames attachées aux ailes qui servent alternativement à les ouvrir, ou à les fermer, les ailes ouvertes, et la feuille de myrte qui sert de queue pour empêcher que cet instrument la bascule lorsqu'il est en place. La figure XVII représente le même obturateur vu de côté, ou latéralement. L'on peut remarquer par ce point de vue partie du dentier, partie de la plaque, partie de la vis supérieure, partie de la fourchette, la tête de la vis inférieure, l'enclume située sur cette tête, la feuille de myrte, et les deux ailes jointes ensemble et fermées. La figure XVIII représente le quatrième obturateur composé de quatre dents contiguës à une plaque osseuse et faisant partie de cette plaque, une petite éminence en forme de tige, sur laquelle est attachée une petite éponge par le moyen d'un

[623] Ibid., pp. 335-336

fil, laquelle éponge sert à boucher plus exactement le trou du palais. Cet obturateur s'assujettit par le moyen d'un fil qui l'attache aux deux dents canines. »[624]

A la lecture de ces explications si claires, si détaillées, il ne paraît pas difficile de fabriquer un obturateur en se laissant guider par les descriptions de ses parties qu'en donne Fauchard ; en tous les cas, il est très facile de se représenter les obturateurs. Fauchard n'hésite pas pour être plus explicite, à multiplier les figures suivant des angles de vue différents.

En donnant des explications à chacune de ses planches à dessins, Fauchard ne faillit donc pas à « la tradition très française », celle « du commentaire de l'image », qui « remonte à la constitution de l'Etat français dès le XVe siècle. »[625] En effet, depuis la Renaissance, ne manquons pas de rappeler comme l'explique Rafaële Brillaud que « les sciences privilégiées [...] sont avant tout des sciences descriptives, où l'illustration constitue par elle-même la démonstration, où le savoir-faire graphique a une fonction décisive dans la transmission de l'information. »[626] Avec Fauchard, l'image acquiert un nouveau statut puisqu'elle participe à la représentation de la vérité. Fauchard s'écarte ainsi de la philosophie platonicienne et même aristotélicienne, philosophie qui « s'articule sur l'opposition entre les mondes intelligible et sensible »[627], en additionnant au contraire les qualités de ces deux mondes. Par ses illustrations, Fauchard offre à ses lecteurs ce que Robert Damien nomme un "surréel intelligible", ou encore un "réel intensifié par sa réduction".[628] Fauchard assure à son texte une "augmentation iconographique"

---

624 P. Fauchard, *Le chirurgien-dentiste ou Traité des dents*, tome 2, op. cit., pp. 336-338

625 A. de Baecque, *Ce qu'on fait dire aux images. L'historien, le cinéphile et les querelles du visuel*, revue Esprit, mars-avril 2003, p. 20

626 R. Brillaud, *Le corps mis à nu*, pp. 92-96, in *Le génie de la Renaissance*, Les cahiers de Science et Vie, n° 128, Avril 2012, p. 94

627 L. Briois Vilmont, *Pour une éthique de l'imagerie médicale,* Thèse de doctorat de philosophie, sous la dir. du Pr. Dominique Folscheid, Université Paris-Est, 12/ 12/ 2009, p. 114

628 R. Damien, *François Dagognet*, *Le paradigme bibliothécaire du savoir ou les colonnes d'Hercule*, pp. 257-270, in R. Damien (sous la dir. de), *François Dagognet médecin épistémologue philosophe – Une philosophie à l'œuvre*, Le Plessis Robinson, Editions Institut Synthélabo pour le progrès de la connaissance, 1998, p. 262

puisque ses dessins soutiennent et amplifient le contenu de ses développements. Ses planches de dessins participent très largement à une véritable révolution épistémologique en art dentaire, étant donné la place — pour la premiθre fois si importante — qui leur est accordée.

Comme Léonard de Vinci et Vésale, Fauchard s'appuie sur l'image pour assurer la divulgation du savoir. Avec ses planches de figures, Fauchard met en évidence l'objectif pédagogique de son traité. Il est soucieux de l'utilité de son discours et il raisonne comme Léonard de Vinci, c'est-à-dire que pour lui aussi « la science la plus utile est celle dont le fruit est le plus communicable et, au contraire, est la moins utile celle qui peut le moins se communiquer. »[629] Par là même, Fauchard nous persuade aussi de la puissance de la pensée schématisante, en général, et de la sienne en particulier.

3-2-4 La méthode de Fauchard

A l'évidence, si l'on examine l'ensemble des procédés employés par Fauchard pour la recherche de la vérité, on ne peut pas lui reprocher de ne pas avoir de méthode. Bien évidemment, les questions de méthode priment toutes les autres et il va nous falloir préciser le sens du mot "méthode" si l'on veut passer au crible et évaluer la méthode de Fauchard. Précisons d'abord que, d'après le dictionnaire Universalis, « le mot "méthode" est d'origine grecque et signifie chemin : celui tracé à l'avance, qui conduit à un résultat. La méthode ou bien se rapporte à la meilleure façon de conduire un raisonnement ou bien est un programme de recherche. »[630] En outre, le dictionnaire universalis précise que « *Le Vocabulaire* de Lalande signale que le mot figure dans Platon et Aristote avec le sens de doctrine ou de connaissance. »[631] Par ailleurs, si l'on reprend l'étymon de *méthode*

---

[629] L. de Vinci, *Traité de la peinture*, Paris, réed. J. de Bonnot, 1977, § 3 : « *Quelle science est la plus utile, et en quoi consiste son utilité* » Traduction d'A. Keller de l'édition italienne de 1786 (d'après celle de 1651 publiée à Paris par Raphaël Trichet du Fresne), cité dans C. Heilmann, *La Fabrica de Vésale ou la mise en scène de la raison médicale – Enquête sur un anatomiste au-dessus de tout soupçon*, paru dans Alliage, n° 39 – Juillet 1999 mis en ligne le 14 sept. 2012, URL : http : // revel.unice.fr/alliage/index.html ?id=3516

[630] J. Largeault, *"Méthode"*, Encyclopedia Universalis (en ligne) http://www.universalis.fr/encyclopédie/méthode

[631] Ibid.

selon Alain Rey, *Meta* indique la direction (vers, à la recherche de) et hodos signifie la route, la voie. D'autres significations sont suggérées par A. Rey qui substituent au chemin, l'effort vers ce chemin figuré. On passerait ainsi de la notion de "chemin suivi" à celle de "chemin à suivre". Enfin, le titre complet du *Discours de la méthode* de Descartes, *Discours de la méthode pour bien conduire sa raison et chercher la vérité dans les sciences*, sous-entend lui aussi qu'un chemin à suivre est recommandé pour y parvenir. Evoquer Descartes nous amène naturellement à considérer la méthode scientifique et ce qu'écrit Ferdinand Alquié à son sujet : « La méthode scientifique comprend un ensemble de procédés par lesquels le réel est analysé, reconstruit, ramené à la raison. Et, à la base de toute recherche scientifique, on peut découvrir la confiance en la légitimité de telles opérations, en leur possibilité de droit : la science affirme que les choses peuvent être comprises par l'esprit, que la Nature est intelligible. L'esprit scientifique est une des formes du rationalisme. »[632] Ferdinand Alquié rappelle la définition de la méthode donnée par Lalande : « On appelle méthode un "programme réglant d'avance une suite d'opérations à accomplir et signalant certains errements à éviter, en vue d'atteindre un résultat déterminé… L'idée de méthode est donc toujours celle d'une direction définissable et régulièrement suivie dans une opération de l'esprit". (Lalande) »[633] Pour sa part, Ferdinand Alquié écrit : « Chaque science a sa méthode : autrement dit, elle dispose d'un ensemble de procédés spéciaux lui permettant d'aller bien plus avant que la connaissance commune dans la recherche de la vérité. »[634] Au-delà de ce que nous avions déjà rappelé à propos de la méthode précédemment et qui nous permettait déjà de nous rendre compte combien Fauchard avait su approcher la connaissance avec méthode, Ferdinand Alquié, en nous entretenant sur la méthode scientifique, nous aide aussi à évaluer la méthode de Fauchard dans son approche scientifique de l'art dentaire. Fauchard s'applique à être méthodique sur deux fronts : celui du savoir et celui du faire.

Fauchard a compris l'impérieuse nécessité de fournir une méthode optimale à ceux qui veulent exercer l'art dentaire ou qui veulent le

---

632 F. Alquié, *La philosophie des sciences*, Paris, Editions de La Table Ronde, 2002, p. 29
633 Ibid.
634 Ibid., p. 30

perfectionner. Il s'en explique : « Mon intention a été de travailler pour tout le monde, et principalement pour ceux qui veulent apprendre la partie de la chirurgie que je professe ; que j'ai voulu leur aplanir tout ce qui peut les arrêter, et leur donner la méthode qui m'a paru la plus claire et la plus aisée, afin que le public en reçoive plus de satisfaction. »[635] Fauchard accorde beaucoup d'importance à la méthode et il a un vrai souci épistémologique pour la méthode. Pour s'en rendre compte, il suffit de relever l'inimaginable nombre de fois où il emploie le mot méthode dans son *Traité des dents*. Dès les premières pages de la préface de son traité, il souligne à quel point la méthode est primordiale à ses yeux. Quand il reproche aux chirurgiens d'avoir « abandonné cette partie de l'art » (en l'occurrence l'art dentaire), ou de l'avoir « peu cultivée », il explique que « leur négligence a été cause que des gens sans théorie et sans expérience, s'en sont emparés, et la pratiquent au hasard, n'ayant ni principes, ni méthode. »[636] Ainsi, quand il reproche à Martin d'avoir expliqué la nature des dents et étudié leurs maladies et leur traitement « un peu trop succinctement », il atténue sa critique en reconnaissant qu'il l'a fait « avec assez de méthode. »[637] Il est encore question de méthode quand Fauchard ouvre le chapitre IV de son premier tome qui concerne "le régime et la conduite que l'on doit tenir, pour conserver les dents". Il nous explique qu' « après avoir dit de quelle importance il est de conserver les dents, il faut prescrire la méthode que l'on doit suivre pour y réussir. Elle consiste principalement dans le régime de vivre qu'il faut tenir, et dans les précautions que l'on doit prendre. Le premier soin que nous devons avoir par rapport au régime de vivre convenable pour la conservation des dents, et en même temps de la santé, se renferme à choisir des aliments d'un bon suc, qu'il faut mâcher très exactement, avant que de les faire passer dans notre estomac. »[638] De même, quand Fauchard évoque M. Dionis, chirurgien-juré à Paris, il le qualifie d' « auteur très méthodique et très expérimenté »[639] et quand il le cite pour venir à bout d'un trismus, il

---

635 P. Fauchard, *Le chirurgien-dentiste ou Traité des dents*, tome 1, op. cit., préface, p. xxij
636 P. Fauchard, *Le chirurgien-dentiste ou Traité des dents*, tome 1, op. cit., préface, p. xj
637 Ibid.
638 Ibid., p. 64
639 Ibid., p. 206

précise que cette opération « doit s'exécuter avec méthode. »[640] Il écrit encore : « lorsqu'il s'agit d'ouvrir la bouche par force, on doit y procéder méthodiquement, et avec précaution. »[641] Avec Fauchard, il est toujours question de méthode ; il nous en fait part encore quand il aborde le traitement des maladies gingivales. « Si nonobstant ces sages précautions, la maladie devenait extraordinaire ; qu'elle eût fait de plus grands progrès, ou qu'elle eût été négligée jusqu'au point d'être dégénérée en squirre, en chancre, en carcinome, ou en cancer, pour lors il faudrait avoir recours à la méthode qui sera indiquée à l'occasion de ces cas, en procédant à ce traitement suivant le conseil des plus excellents médecins et chirurgiens. »[642]

A un autre moment, le chirurgien M. Juton lui conseille « d'engager le public à faire attention aux grands accidents que peuvent causer les dents lorsqu'elles sont négligées »[643] et Fauchard lui répond : « La méthode que j'ai suivie en écrivant mon livre, vous fera connaître que je l'ai informé des conséquences fâcheuses qui peuvent naître du peu de soin qu'on prend pour prévenir de bonne heure ces accidents »[644]. A bien d'autres reprises, Fauchard rappelle combien travailler avec méthode est une condition sine qua non pour réussir ses traitements. Il nous explique, par exemple, qu' « il n'était question que de suivre la même méthode dans le cas dont il s'agissait, pour terminer heureusement la guérison de cette maladie. »[645] Dans une autre situation, Fauchard précise : « ainsi pour n'avoir pansé méthodiquement ces sortes d'abcès, il se forme à la fin des fistules. »[646]

Il n'est pas un domaine de l'art dentaire où Fauchard ne mette la méthode en avant. Il en est ainsi en chirurgie, quand il critique un chirurgien qui préconise lors de l'extraction d'un "chicot" de « porter le plus bas qu'il est possible les deux dents du repoussoir sur le chicot qu'on veut ôter »[647], Fauchard nous prévient : « il faut éviter de suivre cette *méthode*, pour ne pas faire éclater l'alvéole, et déchirer les

---

640 Ibid., p. 207
641 Ibid.
642 P. Fauchard, *Le chirurgien-dentiste ou Traité des dents*, tome 1, op. cit., p. 227
643 Ibid., p. 486
644 Ibid.
645 Ibid., p. 426
646 Ibid., p. 460
647 P. Fauchard, *Le chirurgien-dentiste ou Traité des dents*, tome 2, op. cit., p. 366

gencives […]. »[648] Quand il se préoccupe du raffermissement des dents mobiles, il écrit : « je prétends seulement établir l'utilité de la *méthode* que je propose, fondée sur mes expériences. J'ai cru être obligé de m'étendre plus particulièrement dans l'explication de cette *méthode* ; d'autant mieux que personne avant moi, n'a, comme je le crois, pratiqué la manière de raffermir les dents naturelles, de la façon que je l'enseigne […]. »[649]

De même, Fauchard nous donne « la manière d'opérer *méthodiquement* pour nettoyer une bouche, en détachant, ôtant et enlevant le tartre, sans intéresser l'émail des dents. »[650]

L'attachement de Fauchard à la méthode ne se limite pas à la chirurgie et à la médecine dentaire, il s'exprime aussi quand il aborde la partie mécanique de l'art dentaire : « Après avoir communiqué au public tant de moyens propres à substituer des dents artificielles, en la place des naturelles ; après avoir donné des méthodes circonstanciées fondées sur ma propre expérience, et suffisantes pour suppléer à toutes sortes de défauts, j'ai lieu d'espérer qu'on se corrigera de plusieurs abus qu'on pratique journellement […]. »[651]

Finalement, Fauchard est bien dans la mouvance des grands esprits philosophiques de son temps, fidèle à leur attachement épistémologique à la Méthode. Ainsi, les écrits de Jean Adrien Helvetius (1661-1727), Conseiller du Roi, Médecin et inspecteur général des Hôpitaux sont bien là pour en témoigner. Quand on examine la table des chapitres contenus dans le second volume du *Traité des maladies les plus fréquentes et des remèdes propres à les guérir*[652], on voit bien à quel point J. A. Helvetius accorde, pour tout traitement, une importance capitale à la méthode puisque le titre de chaque chapitre — hormis celui du premier chapitre et celui de chacun des deux derniers chapitres — commence par le groupe de mots « *Méthode pour traiter* ». D'ailleurs, il a aussi écrit en 1715 son *Recueil des méthodes de M. Helvetius*.

---

648 Ibid.

649 Ibid., p. 128

650 P. Fauchard, *Le chirurgien-dentiste ou Traité des dents*, tome 2, op. cit., p. 16.

651 Ibid., p.289

652 J. A. Helvetius, *Traité des maladies les plus fréquentes et des remèdes propres à les guérir*, op. cit., 482 p.

En fait, Fauchard est très focalisé sur l'avancée des méthodes dont il se sert pour circonscrire son objet d'étude, mais aussi pour mieux définir, d'une façon générale, l'épistémologie de l'art dentaire. Parmi ses objets d'étude, il y a entre autres l'organe dentaire, c'est-à-dire ce qui correspond à l'odonte et au parodonte. Fauchard se pose en véritable administrateur général de l'art dentaire et il n'est pas question pour lui d'offrir aux autres une production du savoir qui s'étale en désordre. Il s'applique au contraire à élaborer un véritable système d'inventaire de tout ce qui constitue la connaissance en art dentaire dans chacun des secteurs de la pratique dentaire, aussi bien au niveau chirurgical, qu'aux niveaux médical et technique. D'une certaine façon, Fauchard s'inspire autant de l'approche empiriste de Locke que de celle, rationaliste, de Leibniz. Il faut dire, comme le précise François Duchesneau — et il en est ainsi aussi pour l'art dentaire, tel que le conçoit Fauchard — que « la constitution d'une science des phénomènes apparaît dans les deux cas comme une opération mixte, impliquant conjointement des arguments empiriques et rationnels. »[653] Si l'on considère le fort attachement de Fauchard pour les observations et la place de premier plan qu'il leur réserve dans son traité, il faut bien admettre qu'il se laisse aussi guider « par une philosophie dérivée de Locke et de Newton, un "empirisme rationnel", combinée à une approche analytique que l'on trouve dans différents courants de la philosophie des Lumières en France comme en Grande Bretagne, courants qui ont fourni à la médecine la base épistémologique de sa méthode d'observation, d'expérimentation et de classification ainsi que les principes d'une nouvelle conception de l'enseignement médical. »[654]

Dans son *Traité des dents*, Fauchard nous expose à la fois le chemin qu'il a suivi et celui qu'il recommande aux autres et qui est pour lui "à suivre". Le but de sa méthode est d'abord d'individualiser l'art dentaire par rapport aux autres arts médicaux, de définir son champ d'étude par rapport à ceux des autres arts médicaux. Son cheminement dans la connaissance en art dentaire est donc différent de celui de ses prédécesseurs car il lui donne une orientation originale en s'efforçant

---

[653] F. Duchesneau, *Leibniz et la méthode des hypothèses*, www. bib. umontreal, ca/ colloque NE/ textes, p. 23

[654] R. Klibansky, J. Boulad-Ayoub (sous la dir. de), *La pensée philosophique d'expression française au Canada*, Laval, Les Presses de l'Université, 1998, p. 29

de se concentrer sur tout ce qui a trait à la dent et à son environnement au sein de la sphère bucco-dentaire, au point d'en circonscrire avec rigueur le champ d'étude et de tenir ainsi un langage spécialisé. L'épistémologie de Fauchard répond donc à une méthode innovante et c'est à ce titre que l'on peut la qualifier de géniale.

Comme beaucoup de savants du 18e siècle, Condillac en particulier, Fauchard s'inspire de la méthode de Newton qui consiste en « la réduction de tous les phénomènes complexes à un phénomène fondamental simple. »[655] Fauchard essaie d'appliquer cette méthode en toutes circonstances dans son traité et il y réussit particulièrement dans la présentation de son organisation épistémologique de l'art dentaire. De cette manière, il donne en effet à son traité une allure beaucoup moins touffue et plus rationnelle que celle des traités de ses prédécesseurs, et de celui d'Hémard en particulier. Fauchard aligne toute son approche épistémologique sur le principe de structure et il en fait un principe directeur. Ceci ne l'empêche pas de continuer à accorder une certaine légitimité au concept de totalité et en cela il est très proche de nous, chirurgiens-dentistes du 21e siècle.

Epris de vérité, Fauchard nous délivre déjà sa méthode dans la préface de son traité. A ce titre, il se range déjà du côté des scientifiques puisqu' « il n'y a pas de science sans méthode. »[656] En même temps qu'il nous indique le chemin suivi par ses soins, il nous invite à le suivre, considérant que c'est le bon, mais admettant qu'il pourrait être modifié si certains errements ou certaines fausses routes étaient mis en évidence. Rien d'étonnant à cela, puisque Fauchard soutient la thèse de la positivité du faux et, en s'appuyant sur un processus indéfini de rectification, il s'engage résolument dans une démarche scientifique. Dans sa préface, Fauchard ne se borne pas seulement à un prologue banal, à une ouverture adroite de son discours, il y ajoute un encouragement aux discours des autres.

3-2-5 Fauchard, entre science et art

Fauchard fait émerger l'art dentaire dans l'univers de la connaissance objective. Sans aucun doute, il assure par son travail, par son œuvre, la

---

[655] E. Cassirer, *Logique des sciences de la culture*, op. cit., p. 186

[656] H. Barreau, *L'épistémologie*, Paris, Editions P. U. F, collection Que sais-je ?, 5e édition, 2002, p. 41

transition pour l'art dentaire entre l'empirisme et le rationalisme. Par son engagement, il contribuera pour beaucoup au rayonnement de la science odontologique en France et hors de ses frontières. Son influence sera réelle sur les chirurgiens-dentistes de toute l'Europe mais elle sera plus particulièrement marquée en Allemagne et en Espagne. Anatomie, Physiologie, Botanique, Chimie, Chirurgie, Clinique, d'une part, Redressement des dents, Prothèse et Dentisterie, d'autre part, aucun de ces champs épistémologiques de l'art dentaire ne sera absent du programme épistémologique de Fauchard. Il n'hésite pas à extraire ses connaissances de son expérience personnelle mais aussi de celle de ses confrères du moment, ainsi que des écrits des chirurgiens et des médecins. A l'époque de Fauchard, l'art dentaire en est au stade empirique puisqu'il utilise des méthodes inductives. Fauchard part d'ailleurs d'énoncés singuliers, construits comme des comptes-rendus d'observations ou d'expériences, pour arriver à des énoncés universels qui correspondent à des hypothèses ou des théories. Comme nous l'avons déjà mentionné, parfois aussi il peut s'appliquer à recueillir des données singulières et s'écarter des énoncés universels, simplement dans le but d'être informé des variations interindividuelles et donc d'approfondir un certain nombre de connaissances.

FAUCHARD A L'AMBITION DE CONSOLIDER L'ENTREE DE L'ART DENTAIRE DANS LE MONDE SCIENTIFIQUE ET DE SE FAIRE RECONNAITRE COMME UN HOMME DE SCIENCE

A l'évidence, Fauchard veut connaître le corps humain, la sphère bucco-dentaire en particulier, et il semble vouloir déclarer que tout est explicable et intelligible. Il est en permanence à la recherche d'une explication scientifique et il sait admirablement exploiter sectoriellement les ressources de la rationalité. Dans la préface de son *Traité des dents*, Fauchard préfigure déjà l'esprit philosophique des Lumières et il écrit ainsi : « Si les lumières de l'esprit croissent et se multiplient dans le commerce des habiles gens, on ne peut se dédommager de leur perte que par la lecture de leurs ouvrages ; et si l'on ne peut avoir la satisfaction de leur proposer ses doutes, du moins leurs idées sur le papier nourrissent, pour ainsi dire, l'esprit de ceux qui les digèrent et les méditent. Elles leur deviennent propres, et souvent en font naître de nouvelles ; et le succès de ceux qui nous ont précédés et dont nous avons les préceptes, donne l'émulation d'atteindre à leur gloire, et même de parvenir à de nouveaux progrès. »[657] Selon Fauchard, la confrontation des idées, l'émulation, sont des conditions incontestables sans lesquelles il n'y a pas de progrès possible. Par ses écrits, Fauchard a la prétention d'insuffler un véritable élan de recherche épistémologique chez les chirurgiens-dentistes, non seulement chez ceux qui appartiennent à la même génération que lui mais aussi chez ceux qui appartiendront aux générations suivantes. En parvenant à susciter l'émulation chez ses confrères, Fauchard va donner ainsi à l'art dentaire du 18e siècle une vraie dynamique de développement épistémologique. Malgré son désir de s'inscrire pleinement dans le monde scientifique et sa volonté d'entamer le processus de réduction des qualités en quantités, Fauchard reste encore fortement attaché aux qualités. Mais, à sa décharge, « [...] la mathématique ne saurait éliminer d'un seul coup le monde des qualités : celles-ci persistent par-delà la réduction. Le progrès de la science n'est autre qu'un dialogue constant entre domaine des qualités et domaine des quantités. Car ce sont les qualités elles-mêmes qui viennent constamment exciter l'entendement, celui-ci n'ayant de cesse que de les convertir en données quantitatives. »[658]

C'est au niveau de la mécanique et de la technique que Fauchard emprunte un de ses parcours les plus scientifiques. Mais c'est aussi le cas quand il veut expliquer les maladies qui "affligent" les dents. C'est plus particulièrement vrai dans le chapitre I du tome 1 de son *Traité des dents* à l'endroit où il estime nécessaire « d'expliquer la structure, la connexion et la mécanique particulière des dents. »[659] Là, Fauchard s'appuie sur la mécanique de Newton pour nous expliquer pourquoi les racines des dents résistent terriblement aux forces auxquelles elles sont soumises au cours de la mastication. Il nous parle de forces, de bras de levier, de compressions, de résistance aux efforts... « Les racines des grosses molaires étant écartées les unes des autres, forment par ce moyen une assiette large ; ce qui fait qu'étant fortement enchâssées, elles résistent plus facilement aux compressions qui leur arrivent, lorsqu'on mâche des corps durs. La disposition des racines écartées de ces grosses molaires, empêche aussi qu'elles ne soient si facilement expulsées de l'alvéole, quand il n'y a point de dents à leur

[657] P. Fauchard, *Le chirurgien-dentiste ou Traité des dents*, tome 1, op. cit., préface, pp. *xiij-xiv*

[658] A. Brenner, A. Petit (sous la dir. de), *Science, histoire et philosophie selon Gaston Milhaud*, Paris, Editions Vuibert – SFHST, 2009, pp. 88-89

[659] P. Fauchard, *Le chirurgien-dentiste ou Traité des dents*, tome 1, op. cit., p. 1

rencontre. Les racines des dents ont beaucoup plus de longueur que leur corps n'en a ; ce qui les rend capables de résister aux efforts considérables qu'elles font dans la mastication.

Quelques uns ont considéré les dents comme autant de leviers, prenant pour le point d'appui de la dent, la circonférence engagée dans l'ouverture de l'alvéole, où elle se trouve plus exactement serrée qu'ailleurs ; la partie de la dent contenue dans l'alvéole, pour le long bras de levier, et la portion qui excède l'alvéole, pour le petit bras de levier. On sait par les règles de la mécanique et par l'expérience journalière, que la force du levier est d'autant plus grande, que le bras sur lequel la puissance ou la force majeure agit, est long et éloigné du point d'appui : ce qui se prouve par l'exemple des tenailles, qui ont d'autant plus de force, que leurs branches sont plus longues et leurs extrémités plus éloignées du point d'appui, tandis que les extrémités de leurs mâchoires en sont voisines. Cette disposition ne contribue pas peu à rendre les dents plus fermes et plus stables dans leur intime union avec les alvéoles, et plus capables de résister par conséquent aux impulsions, aux mouvements et aux efforts qui se réitèrent si souvent dans la mastication surtout lorsqu'il s'agit de rompre, de diviser, ou de triturer avec elles certains corps durs. »[660].

Fauchard n'hésite pas à citer ses prédécesseurs tout proches ou beaucoup plus anciens car il sait que « Tout développement nouveau d'une science s'appuie nécessairement sur ce qui existe déjà. Or, ce qui existe déjà ne s'arrête pas toujours à des limites fort précises. Entre le connu et le non connu, il y a, non pas une ligne définie, mais une bordure estompée. Avant d'atteindre la région où il peut trouver le sol ferme pour asseoir ses fondations, le savant doit revenir assez loin en arrière pour sortir de la zone mal assurée dont il vient d'être question. Si on veut étendre un peu largement le domaine scientifique auquel on se consacre, il faut, pour assurer ces perspectives, remonter jusque dans l'histoire pour trouver une base. »[661]

Même si Fauchard ne développe pas encore tous les points qui définissent une démarche scientifique et ne s'adonne pas

[660] P. Fauchard, *Le chirurgien-dentiste ou Traité des dents*, tome 1, op. cit., pp. 18-20

[661] Ch. Singer, *Histoire de la biologie*, trad. du Dr. F. Gidon, Paris, Editions Payot, 1934, p. 15

systématiquement à des expérimentations, il mérite néanmoins de figurer dans le registre des hommes de science car son raisonnement et son attitude sont incontestablement scientifiques. Dans son *Traité des dents*, il se vante de donner au public « des faits certains et fondés sur l'expérience. »[662] Fauchard tient à préciser que s'il ne dédaigne pas les théories, il ne vit pas pour autant dans le monde des idées : « Ce ne sont pas seulement de simples idées que je propose ici ; elles ont été déjà réduites en pratique, et elles ont produit tout le succès que j'en avais attendu, et que j'en fais espérer. »[663] D'ailleurs, Fauchard met l'observation au centre de son projet épistémologique et il s'applique à collecter un certain nombre d'observations avant d'émettre des hypothèses. Il soutient la thèse de la positivité du faux et, en s'appuyant sur un processus indéfini de rectification, il s'engage résolument dans une démarche scientifique.

Manifestement, Fauchard a su intégrer dans son raisonnement dentaire la rigueur scientifique et faire évoluer l'art dentaire en appliquant les nouvelles découvertes des sciences fondamentales et biologiques. Avec son *Traité des dents,* Fauchard nous fait découvrir sa parfaite maîtrise de l'art dentaire et nous dévoile aussi son esprit d'expérimentation, de transversalité, d'invention et de diffusion des idées, caractéristique des hommes de science. En outre, dans son traité, Fauchard s'impose une triple contrainte d'exhaustivité, d'intelligibilité et de concision. Adversaire de l'ancienne loi du secret, il s'évertue à mettre en lumière le savoir dentaire et à délivrer aux autres toutes ses inventions en offrant ses plans et tous ses secrets de fabrication : « Portant mes idées plus loin, je parvins à inventer tous les obturateurs que je communique aujourd'hui sans aucune réserve. »[664] En agissant de la sorte, Fauchard impose sa figure d'homme de science.

Fauchard sait aussi qu'il n'y a pas d'homme de science qui n'appartienne à une communauté scientifique et pour prétendre à ce titre d'homme de science, il va faire en sorte de s'introduire dans la communauté scientifique en rendant hommage à des hommes de science de différentes sphères scientifiques. Il ne va pas hésiter à parler des travaux de ses confrères, ce qu'il fait en particulier pour

---

[662] P. Fauchard, *Le chirurgien-dentiste ou Traité des dents*, tome 2, op. cit., p. 334
[663] Ibid., p. 317
[664] Ibid., p. 318

ceux de Bunon. Fauchard n'est donc pas le seul chirurgien-dentiste de cette première moitié du 18e siècle dont on peut qualifier la démarche épistémologique de scientifique. Sans conteste, Bunon fait preuve, lui aussi, d'un esprit scientifique, puisqu'il n'établit aucune conclusion à partir d'une hypothèse sans en avoir vérifié le bien fondé après de nombreuses observations du même genre. Bunon représentera ainsi pour Fauchard une vraie raison d'émulation épistémologique et même un concurrent redoutable dans la recherche épistémologique et dans la course aux explications des phénomènes bucco-dentaires. C'est le cas quand Bunon s'interroge sur la raison de la variabilité de l'intensité douloureuse des dents soumises au limage.

EN HOMME DE SCIENCE AVERTI, FAUCHARD VEUT DONNER A LA CLINIQUE DENTAIRE DES BASES EPISTEMOLOGIQUES SCIENTIFIQUES

Fauchard est conscient que les traitements efficaces, mis à part les rares découvertes empiriques (mais confirmées par une évaluation rigoureuse ultérieure), sont ceux, logiques et rationnels, dérivés de l'analyse convenable des causes et des mécanismes, eux-mêmes issus de la réflexion sur les données démontrées et sur les jugements qu'elles autorisent. Ainsi, Fauchard ne se lancera pas dans des démarches hasardeuses parce qu'il sait, qu'à l'instar de ses confrères médecins, il ne peut exercer ses talents que sur la partie diagnostique et pronostique de la science médicale. D'ailleurs, même en prenant ces précautions, Fauchard répète plusieurs fois dans son *Traité des dents* que lorsqu'il est quelque peu désappointé par rapport à une situation particulière, il s'en remet aux médecins. Il sait bien que cette partie diagnostique et pronostique de la science médicale, faute de déboucher sur des résultats très tangibles — par absence de moyens thérapeutiques nécessaires — ne voit pas ses mérites suffisamment reconnus. Aussi, Fauchard préfère être prudent et attendre que la médecine fasse ses preuves avant d'envisager un plus fort investissement de sa part en médecine dentaire. En effet, d'une part, Fauchard sait que les progrès valides et l'efficacité de la médecine ne peuvent se constituer qu'en s'appuyant sur des bases épistémologiques scientifiques. D'autre part, Fauchard n'ignore pas que ces bases scientifiques président à la génération du savoir médical, à partir duquel sont élaborés les actes médicaux. Par conséquent, Fauchard choisit d'attendre que les scientifiques aient fait les découvertes nécessaires pour l'amélioration efficiente de la médecine. Ceci n'empêche pas Fauchard de vouloir en arriver à un savoir vrai qu'il fonde sur la connaissance des causes. Il a compris qu'une des étapes essentielles de la progression de la compréhension et du traitement des maladies passe par la recherche de la cause, l'évolution des connaissances se rapportant à la physiopathologie des affections et au mode d'action des thérapeutiques. Fauchard est aussi conscient que les notions de déterminisme et de causalité tiennent donc une place très importante dans le raisonnement surtout au niveau des plans "étiologique", physiopathologique, et thérapeutique. Toutes ces considérations font que Fauchard se rend compte de l'immensité de la tâche à accomplir tant il y a encore de savoirs à conquérir. Pour s'y atteler, Fauchard s'appuie sur l'analyse et il le montre plus particulièrement dans la partie anatomique et dans la partie proprement mécanique et technique de son traité.

FAUCHARD PRETE ATTENTION À LA VIE DANS SON PROGRAMME EPISTEMOLOGIQUE

La bioreprésentation de Fauchard est avant tout structure, organisation, stabilité, forme, et les complications infectieuses des abcès dentaires le confortent dans cette vision de la vie. En effet, il se rend compte que dès que des infections ont lieu, les tissus se nécrosent et il se produit une atteinte de la structure, une désorganisation, une déstabilisation, une altération de la forme et progressivement une altération de la vie qui peut s'amplifier au point d'aboutir à la mort. Ce processus macabre obsède Fauchard, à tel point qu'il modifie quelque peu son regard sur le monde vivant. Fauchard donne de plus en plus de l'importance à une autre dimension de la vie, celle qui correspond au remodelage permanent du vivant, ce qui l'amène à s'intéresser de plus près à la physiologie. Il nous faut donc rendre justice à Fauchard que nous avons peut-être trop cantonné, dans sa façon d'investir l'épistémologie de l'art dentaire, à une vision statique de la vie. En effet, nous avons peut-être trop insisté sur son attachement très prononcé pour l'anatomie et, de ce fait, sa façon d'appréhender la physiologie a été évoquée beaucoup trop brièvement, beaucoup trop superficiellement. Au niveau clinique, nous avons certes montré que Fauchard s'appuie sur la physiologie pour développer l'épistémè dentaire, mais nous avons peut-être trop souligné, là aussi, son attrait pour l'anatomie. Par conséquent, ceci a pu laisser à penser que la physiologie comptait peu pour lui, alors que ce n'est pas le reflet de la réalité. Pour ceux qui douteraient encore de sa préoccupation pour la fonction, il leur suffirait de revisiter toute la partie technologique de son traité et tout ce que l'on a désigné comme la partie mécanique de l'art dentaire, pour vérifier combien la fonction est importante à ses yeux. La meilleure façon d'être édifié à ce sujet est de reprendre les différents montages prothétiques décrits par Fauchard et même, plus simplement, ses descriptions des pièces qu'il assemble en nous fournissant des précisions sur leurs rôles respectifs. Alors, chacun est à même de se rendre compte combien nous avons fait une caricature de la bioreprésentation de Fauchard puisque celle-ci s'attache non seulement à la description structurale du vivant mais aussi à sa description fonctionnelle.[665] La représentation de Fauchard de tout son univers technologique est d'ailleurs à l'image de sa bioreprésentation. Dans ces conditions, force est d'admettre que la bioreprésentation de Fauchard domine son programme épistémologique. Ainsi, non content d'examiner et d'observer le monde macroscopique, il pousse sa curiosité jusqu'à regarder au microscope pour vérifier s'il y a effectivement la présence de « vers qui rongent les dents. » Fauchard ne s'interdit donc pas l'examen et l'étude du monde vivant microscopique. D'une certaine façon, Fauchard apparaît comme un visionnaire puisque, contrairement à ses prédécesseurs, il a une bioreprésentation qui a bien des points communs avec la nôtre, ce qui nous oblige à reconnaître, une fois de plus, sa vision très moderne de l'épistémologie dentaire.

Afin de mieux cerner la vision épistémologique de Fauchard, il est bon de relire au préalable les explications données par Georges Canguilhem, relatives à la relation universelle de la connaissance humaine à l'organisation vivante. Ainsi, G. Canguilhem écrit : « à travers la relation de la connaissance à la vie humaine, se dévoile la relation universelle de la connaissance humaine à l'organisation vivante. La vie est formation de formes, la connaissance est analyse des matières informées. Il est normal qu'une analyse ne puisse jamais rendre compte d'une formation et qu'on perde de vue l'originalité des formes quand on y voit que des résultats dont on cherche à déterminer les composantes. Les formes vivantes étant des totalités dont le sens réside dans leur tendance à se réaliser comme telles au cours de leur

[665] P.-E. Pilet, *Les diverses représentations biologiques de la vie*, pp. 114-124, in E. Emery (sous la dir. de), *Science, Technique et Valeurs - Actes des colloques de Crêt-Bérard et de Paris en hommage à Ferdinand Gonseth*, Lausanne, Editions L'Age d'Homme, 1998, p. 115

confrontation avec leur milieu, elles peuvent être saisies dans une vision, jamais dans une division. Car diviser c'est, à la limite, et selon l'étymologie, faire le vide, et une forme, n'étant que comme un tout, ne saurait être vidée de rien. »[666] Alors que, « depuis qu'on s'est intéressé en biologie à la constitution morphologique des corps vivants, l'esprit humain a oscillé de l'une à l'autre des deux représentations suivantes : soit une substance plastique fondamentale continue, soit une composition de parties, d'atomes organisés ou de grains de vie [...], les deux exigences intellectuelles de continuité et de discontinuité s'affrontent »[667], Fauchard, pour sa part, n'entre pas dans ce jeu manichéiste et ne prend parti ni pour le tout, ni pour les parties. Il préfère aller de l'une à l'autre de ces deux exigences intellectuelles, au gré des situations auxquelles il se trouve confronté.

La vision épistémologique de Fauchard ne fait donc pas l'impasse sur la vie et sur l'organisation du vivant. Fauchard reste fidèle à l'image épistémologique classique de l'art dentaire qui s'était imposée avant lui, c'est-à-dire d'une épistémologie qui, déjà, avant le siècle des Lumières, « s'articule autour de deux concepts clés : la matière et la vie. »[668] Bien entendu, dans ces conditions, au 18e siècle, les chirurgiens-dentistes, comme leurs prédécesseurs, vont se poser deux questions « qu'est-ce que la matière ? » et « qu'est-ce que la vie ? » Bien sûr, Fauchard n'échappe pas, lui non plus, à ce questionnement et il attache donc autant d'importance à la matière vivante qu'à la matière inerte. Cette passion pour la matière va le conduire à regarder de près les travaux des chimistes, à ne pas négliger la chimie et à aller plus avant dans sa quête des connaissances. En considérant ainsi la matière, il incite ses contemporains et ses successeurs à la penser comme un ensemble complexe et structuré. De cette manière, Fauchard légitime l'extension de ses champs d'exploration épistémologique. Le questionnement précédemment évoqué conduit Fauchard à se poser deux questions fondamentales qui en découlent : la question de l'être et la question du devenir. En cela, Fauchard est très marqué par son environnement culturel, mais aussi par sa pratique de l'art dentaire qui est tout naturellement animée par ce questionnement. Pour lui, comme pour les savants de son temps, « il

---

666 G. Canguilhem, *La connaissance de la vie*, op. cit., p. 14

667 Ibid., p. 61

668 G. Gros, *Histoire des liaisons épistémologiques entre l'art dentaire et la chimie, de l'Antiquité à la fin du 20e siècle*, Paris, Editions L'Harmattan, 2013

ne s'agit pas seulement de comprendre "ce qu'est" le monde mais aussi "d'où il vient". »[669] Tout le travail épistémologique de Fauchard se construit autour des concepts de forme et de cause. Comme tous ceux qui travaillent de leurs mains, très ancré dans la réalité, Fauchard, à l'instar d'Aristote, « veut rétablir le devenir dans ses droits »[670] et il s'efforce en somme « à réconcilier concept de forme et concept de cause, mais même à les fondre tous deux ensemble. »[671] Néanmoins, de par sa formation chirurgicale et les liens très forts de celle-ci avec la connaissance anatomique, il n'est pas insensible à l'idée cartésienne « d'un ensemble mécanique des différentes parties »[672], mais en même temps, il ne peut rejeter l'idée qu' « un tout ne peut résulter d'un assemblage mécanique des différentes parties. »[673] Fauchard est convaincu de la nécessité d'aller plus loin dans la réflexion et il pense qu' « il n'y a de totalité véritable que là où toutes les parties obéissent à une fin unique qu'elles s'efforcent de mettre en œuvre. »[674] Fauchard est très marqué par la philosophie aristotélicienne, philosophie pour laquelle « les considérations de forme, de cause et de fin pouvaient se déduire d'un principe supérieur. »[675]

Il n'est pas question pour Fauchard de clore absolument l'art dentaire sur lui-même et c'est parce qu'il a senti le besoin du décloisonnement des savoirs qu'il est parvenu à approfondir l'épistémologie de l'art dentaire. En faisant se rencontrer des savoirs, il a permis à l'épistémologie de l'art dentaire de s'enrichir et obtenu un métissage du champ de la connaissance en art dentaire.

LE TRAITE DE FAUCHARD, UNE APPROCHE A LA FOIS UNIVERSELLE ET SINGULIERE ET UNE DEMARCHE A LA FOIS PHILOSOPHIQUE ET SCIENTIFIQUE

Le traité de Fauchard se caractérise par un grand souci d'intelligibilité. Quand il crée des appareils ou quand il décrit ses opérations, Fauchard fait en sorte, à partir de son discours et de ses planches de dessins, de

---

669 E. Cassirer, *Logique des sciences de la culture*, op. cit., p. 177
670 Ibid., p. 178
671 Ibid., p. 179
672 Ibid.
673 Ibid., pp. 178-179
674 Ibid., p. 179
675 Ibid.

soumettre à ses lecteurs ses idées et ses résultats, en leur permettant ainsi de vérifier et de reproduire ses résultats. En cela aussi, il adopte une approche scientifique car il est prêt à accepter de la part de ses confrères ou de ses lecteurs la remise en cause de ses conclusions si celles de ses confrères s'avéraient plus complètes ou plus fiables. Néanmoins, dans les observations à partir desquelles il appuie son discours sur l'art dentaire, Fauchard nous montre qu'il a déjà compris que l'objectivité scientifique ne constitue pour l'art dentaire qu'un moyen. Il insiste sur le fait que l'art dentaire a pour finalité l'individu, sujet singulier, avec son histoire et sa situation. Fauchard écrit ainsi : « sur cet exemple et sur plusieurs autres qui sont rapportés dans mes observations, nous devons conclure qu'il ne faut rien négliger pour notre instruction, ni pour prévenir, ou guérir les maladies qui peuvent nous affliger ; qu'il ne faut point mépriser ce que nous ne connaissons pas, ni ce que nous pouvons exécuter par nous-mêmes ; parce qu'il n'est point de parties qui ne soient sujettes à des accidents, qui pour l'ordinaire sont accompagnés d'une infinité de circonstances, et qu'il faut une longue expérience et une très grande application pour en connaître et en combattre toutes les maladies. »[676]

Sans aucun doute, dans son *Traité des dents*, Fauchard n'a pas pris le chemin de l'immédiateté impatiente de l'utile et il a plutôt opté pour l'hésitation patiente de la réflexion, adoptant ainsi une démarche qui peut être qualifiée de "philosophique" mais s'avère tout autant scientifique. Par ses recherches épistémologiques, Fauchard met en ordre les connaissances en art dentaire mais montre aussi sa volonté de dépasser la simple élaboration d'un catalogue de connaissances en affirmant son souci de développer une pensée scientifique. En imprimant cet esprit à son Traité, Fauchard en fait une œuvre indépassable qui deviendra une référence pour tous, aussi bien en France que dans toute l'Europe. Son traité contribuera pour beaucoup au développement de la science odontologique en France et hors de ses frontières, en particulier en Allemagne et en Espagne où il connaîtra un réel succès.

---

[676] P. Fauchard, *Le chirurgien-dentiste ou Traité des dents*, tome 1, op. cit., p. 421

FAUCHARD CONSIDERE AUSSI L'ART DENTAIRE COMME UN ART AUX MULTIPLES FACETTES

Dans la mesure où Fauchard est, comme tous les chirurgiens-dentistes, très proche de la matière, il délivre dans son traité tout un corps de connaissances pratiques dont la finalité ultime est d'offrir à ses confrères la possibilité d'exercer une action efficiente sur la matière. Bien qu'il fasse reposer sa technique sur un certain nombre de règles empiriques, Fauchard sait aussi exploiter les progrès de la science et en faire bénéficier les techniques mises en place par ses soins dans tous les domaines de l'art dentaire. Toute la modernité de Fauchard ressort ici et elle réside aussi dans sa façon de considérer l'art dentaire — comme l'explique Georges Canguilhem à propos de la médecine générale — comme « une technique ou un art au carrefour de plusieurs sciences plutτt [qu'une] science proprement dite. »[677] En fait, si Fauchard prétend être un homme de science, il tient aussi à être un homme de l'art car l'art peut lui rendre bien des services. Et ce, d'autant plus qu'il est justement conscient de l'incapacité temporaire pour la science de lui apporter, dans de nombreuses parties de l'art dentaire, des éléments de réponse à bon nombre de questions qui lui sont posées. Fauchard a bien remarqué que l'art « tient son existence même de l'imperfection du savoir et de la contingence qu'une science totale viendrait à coup sûr supprimer. »[678] Il sait aussi qu'il ne peut être prisonnier d'un art qui l'obligerait « à s'en remettre à un empirisme tâtonnant qui serait une forme dégradée de la technè. »[679] Pour éviter cela, il lui faut donc parfaire sa connaissance de la nature, progresser dans la connaissance et continuer ses recherches. Fauchard pratique donc un jeu subtil et selon les conditions dans lesquelles il se trouve, il revêt tantôt l'habit de l'homme de science, tantôt l'habit de l'homme de l'art.

Ses innovations, ses inventions, ses recherches, ne le font pas renoncer à ses lectures des ouvrages des maîtres de l'Antiquité, du Moyen Âge, de la Renaissance et du 17ᵉ siècle dans lesquels il est question des dents et de la bouche. Il s'inscrit ainsi dans une certaine continuité. Toute son œuvre montre à quel point il a su se construire à partir du livre, mais aussi de sa pensée, de sa pratique et de ses recherches.

---

677 G. Canguilhem, *Le normal et le pathologique* (1943), Paris, PUF, 1998, p. 7
678 J. Lombard, *Aristote et la médecine - Le fait et la cause*, op. cit., p. 51
679 Ibid.

Incontestablement, il a su retenir la leçon de Guy de Chauliac, reprise par Ambroise Paré, qui écrit à propos des arts : « car les arts ne sont encore si accomplis qu'on n'y puisse faire addition ; ils se parfont et polissent par succession du temps, ils s'éclaircissent par certaines définitions, divisions, démonstrations, préceptes et règles universelles. »[680] Quand Ambroise Paré estime que « c'est lâcheté trop reprochable de s'arrêter à l'invention des premiers, en les imitant seulement, à la façon des paresseux, sans rien ajouter et accroître à l'héritage qu'ils nous ont laissé »[681], Fauchard se garde bien de le contredire puisqu'il pense comme lui. De même, quand Ambroise Paré considère que cet héritage ne doit pas "devenir en friche" mais doit être "cultivé et embelli", Fauchard ne peut qu'acquiescer. Enfin, quand Ambroise Paré rappelle qu'"à pères et auteurs" doit revenir "l'honneur de la première invention" mais qu'aux savants de son temps doit rester « quelque petite proportion de gloire, pour enrichissement et illustration : restant à la vérité plus de choses à chercher qu'il n'y en a de trouvées »[682], bien entendu Fauchard souscrit totalement à cette prise de position d'Ambroise Paré et il ne baisse pas les bras ; il ne renonce pas à la recherche et à l'exploration de la sphère bucco-dentaire. Tout en ayant le sens de l'inventaire, Fauchard sait se détacher de l'emprise des Anciens quand il le juge nécessaire. Mais s'il sait innover, il sait aussi mêler compilation et recherches sans renier pour autant ses maîtres anciens. Même s'il fait partie des Modernes, il est facile de reconnaître dans son œuvre l'influence de la philosophie d'Aristote, ne serait-ce que par son impressionnante maîtrise du raisonnement et par son rigoureux sens de la construction. Avec Fauchard, les chemins de la connaissance sont multiples, mais, le plus souvent, il laisse une place de prédilection à l'empirisme dans son épistémologie. S'il a tendance à continuer à accumuler des recettes pragmatiques, il ne dédaigne pas le lien dialectique entre théorie et expérience et ce, même jusque dans l'organisation de sa pensée technique. Parfois même, Fauchard refuse l'alternative — ou bien…, ou bien,... — et il n'accepte pas le dualisme dans tous les cas, ce qui lui permet pour un même objet d'épancher sa soif de connaissance en se penchant sur plusieurs théories en même

[680] A. Paré, *Les œuvres d'Ambroise Paré*, 11e édition, Lyon, chez Pierre Rigaud, 1652, avis au lecteur, p.1
[681] Ibid.
[682] Ibid.

temps. En fait, on pourrait presque dire que Fauchard a établi un véritable programme de recherches.

Pour la partie médicale de son traité, Fauchard l'organise scientifiquement en incluant dans son programme épistémologique l'anatomie, la physiologie, la clinique couplée avec la recherche thérapeutique. Pour la pratique de la partie médicale de l'art dentaire, Fauchard recommande vivement l'acquisition de connaissances autant théoriques que pratiques. Il rassemble toutes ces connaissances en les extrayant de son expérience personnelle, mais aussi de celle de ses confrères du moment, en les empruntant à des chirurgiens, à des médecins, à des chimistes, etc.

En fait, malgré la revendication de son appartenance au monde de la chirurgie, Fauchard ne renonce ni au monde de la médecine, ni à celui de la mécanique et de la technique. Il est très attaché à la pratique et pour lui, il n'y a pas d'opposition entre savoir et savoir-faire, les deux se complètent et s'interfécondent. Et c'est en cela qu'il est très moderne puisque son épistémologie se construit à partir de ces trois grandes orientations qui définissent aujourd'hui la pratique de l'art dentaire, c'est-à-dire : l'activité chirurgicale, l'activité proprement médicale, et l'activité mécanique. Ces trois arts en un font que l'éclectisme voyageur de Fauchard le pousse à aborder de nombreux et très divers thèmes d'étude et c'est ainsi que son registre épistémologique s'accroît significativement par rapport à ses prédécesseurs. Fauchard en profite aussi pour que les différentes parties de son registre épistémologique prennent un caractère de plus en plus scientifique. A ce prix, en se permettant des empiètements interférentiels, Fauchard parvient tout naturellement à stimuler son esprit inventif et celui de ses lecteurs, à encourager, voire à exalter un certain progressisme. Ce progressisme profitera beaucoup à l'art dentaire tout au long du 18e siècle, mais il sera malheureusement interrompu par la Révolution française de 1789. Fauchard réussit à coupler art médical et art mécanique et, par là même, à mettre fin à cette tenace ségrégation entre art médical et art mécanique, le premier ayant toujours été considéré comme le plus noble. La raison cartésienne avait pourtant déjà réhabilité au 17e siècle les arts mécaniques, mais l'art dentaire, autant médical que mécanique, n'avait pas encore acquis sa légitimité auprès des professionnels de l'art médical. L'art dentaire obtiendra cette légitimité grâce à la persévérance de Fauchard qui a œuvré fébrilement pour le faire jouir d'un certain prestige en mettant l'accent sur la richesse de son statut. Pour ce faire, Fauchard a insisté sur ce qui fait l'originalité de l'art dentaire, c'est-à-dire ce trépied sur lequel il repose, d'une part, sur la chirurgie et, d'autre part, sur l'art médical et les arts mécaniques. C'est ainsi que Fauchard a brisé le tabou qui sépare ontologiquement les sciences de la vie et les sciences de la matière et fait obtenir à l'art dentaire ses titres de noblesse.

Le programme épistémologique de Fauchard présente d'autres particularités qui prouvent sa volonté d'avoir un discours scientifique. Il montre parfois sa capacité à accéder à la science de l'ordre et de l'organisation. Par exemple, quand Fauchard déploie deux axes d'étude dont l'un est réservé à la dent et l'autre à ce que l'on appelle aujourd'hui le parodonte, pour des raisons didactiques, il traite d'abord de la dent et ensuite du parodonte, même s'il essaie par ailleurs, au niveau clinique, de tout faire pour les inclure dans une même investigation unificatrice. S'il se refuse à séparer la dent du parodonte au niveau clinique, c'est parce qu'il veut souligner les liens entre les pathologies de l'une et celles de l'autre. Fauchard n'institue pas de dichotomie entre l'une et l'autre et il opte ainsi pour un monisme décidé, monisme déjà affirmé dans sa détermination à ne pas séparer les sciences de la vie et les sciences de la matière, la partie mécanique de la partie médicale de l'art dentaire.

3-2-6 Ultimes réflexions sur l'épistémologie de l'art dentaire conçue par Fauchard

Un certain nombre de réflexions épistémologiques sur l'art dentaire tel que Fauchard le conçoit méritent d'être émises ou rappelées.

Une première réflexion importante concerne la position de Fauchard par rapport à la Nature : il la considère comme une instance respectable. En conséquence, cette position va avoir un retentissement sur sa façon d'envisager l'épistémologie en art dentaire et déterminer ses orientations épistémologiques. Fauchard en apporte la preuve en utilisant préférentiellement des matériaux d'origine naturelle. Mais en même temps, il n'est pas prêt à sacraliser la Nature et il va s'employer à la domestiquer, à la manier, à lui permettre de jouer son jeu en l'aidant quelque peu. C'est un vrai naturaliste mais « être naturaliste, cela ne veut pas dire bloquer la nature sur elle-même, la sacraliser. »[683] C'est aussi, comme l'indique F. Dagognet, « lui permettre de jouer son jeu, de rendre possibles tous les possibles qu'elle enferme »[684], car « la nature se caractérise par trois dispositifs : elle est pour la différence, elle est pour le brassage [...], elle est pour une forme d'adaptation. »[685] Comme ses prédécesseurs, Fauchard a un rapport à la Nature qui accorde une large place à l'observation. Mais, avec lui, ce rapport est bien plus prononcé et il y ajoute une dimension opérante, beaucoup moins passive, qui est celle de l'intervention sur la matière, ce qui le lie au monde de l'artifice. Les ouvrages de la Nature concentrent toute l'attention de Fauchard, mais même s'il accorde un certain crédit à la littérature ayant trait à sa spécialité, il nous invite tout de même à suivre ces recommandations proposées par Galien et rapportées par Hémard : « celui qui veut bien rechercher les ouvrages de la Nature, et observer ce qu'elle a fait dans la composition du corps humain, ne doit pas toujours en croire ce qu'il en trouvera dans les livres, mais bien plutôt ce qu'il en verra de ses propres yeux. »[686] Ici, à partir des recommandations de Galien, Fauchard nous lance implicitement une véritable invitation à la découverte, à la libération par rapport aux textes, et à l'expérience vécue.

La seconde réflexion qui mérite d'être signalée à nouveau, c'est la place accordée à l'anatomie par Fauchard. Fauchard affirme ainsi sa modernité mais ceci ne l'empêche pas de continuer à manifester sa fidélité aux auteurs anciens, parfois à tort. Dans ce cas, il semble avoir oublié les recommandations de Galien. Ainsi, en est-il quand il affirme que les dents sont des os : « les dents considérées dans leur naturelle constitution, sont les os les plus blancs, les plus durs ou les plus compacts du corps humain. »[687] Par contre, il rappelle, à juste titre, non seulement « qu'elles sont plus dures que les autres os »[688], mais aussi « qu'elles les brisent, que leur dureté égale celle des pierres, qu'elles résistent au tranchant du fer, et ne peuvent être brûlées, ni réduites en cendre comme le reste des os de notre

683 F. Azouvi, *Interview de F. Dagognet*, publiée dans le journal Le Monde du 2 juin 1988, citée dans J.- C. Beaune, *La "matière vivante" dans l'œuvre de François Dagognet*, pp. 213-240 in G. Chazal et Ch. Salomon (sous la dir. de), *François Dagognet médecin et philosophe*, Paris, Editions L'Harmattan, 2006, p. 230
684 Ibid.
685 Ibid.
686 P. Fauchard, *Le chirurgien-dentiste ou Traité des dents*, tome 1, op. cit., p.40
687 P. Fauchard, *Le chirurgien-dentiste ou Traité des dents*, tome 1, op. cit., p. 2
688 Ibid.

corps. »[689] Fauchard nous avise qu'il rapporte ce qu'en dit Aristote et il nous précise ses sources dans la référence du bas de la deuxième page de son traité (Aristote, *livre 2, chapitre 9, et livre 3 chapitre 7, des parties des animaux*). De même, quand il décrit l'éruption des dents, il se réfère à Hippocrate et à Corneille Celse. Il est difficile de s'expliquer cette impossibilité de Fauchard à se libérer totalement de la tutelle des Anciens et surtout son fréquent renoncement à la vérification de la véracité du contenu de leurs traités. Alors, si nous voulons être indulgent à son égard, il nous reste à supposer qu'en se passant de remettre en question les écrits des Anciens, Fauchard a voulu choquer le moins possible la communauté des savants et l'élite du moment et mieux se faire accepter par elles. Mais, ces égarements de Fauchard ne l'empêchent nullement d'éprouver un réel intérêt pour l'anatomie et de vérifier en clinique, face aux complications infectieuses des abcès dentaires combien les connaissances anatomiques sont primordiales. Fauchard prend conscience à quel point la limitation de son champ d'étude anatomique à la dent et au parodonte représenterait un véritable enfermement épistémologique et s'avèrerait représenter un véritable handicap pour la compréhension des complications infectieuses de la carie dentaire. Il va alors militer pour une connaissance anatomique élargie, non limitée aux maxillaires et aux dents. Bien que des limites épistémologiques s'imposent à lui pour mieux progresser dans la connaissance de l'organe dentaire, dans les pratiques médicales et chirurgicales qui s'y rapportent, Fauchard réalise que certains empiètements sur d'autres territoires épistémologiques lui permettent de mieux comprendre et expliquer les phénomènes se produisant au niveau bucco-dentaire et lui sont donc vraiment d'un utile secours.

Au-delà de son rôle épistémologique pour l'évolution de l'art dentaire, Fauchard considère l'anatomie comme un modèle de partition de la connaissance. Il nous fait suivre le passage d'une composition, celle de l'art dentaire dans son ensemble, à une réduction où les disciplines n'ont pas encore leur place mais où se devinent déjà des pôles de développement épistémologique autour de ce que l'on appelle aujourd'hui l'orthodontie, la prothèse, la dentisterie, la clinique,... Très marqué culturellement par l'anatomie et, pour des raisons didactiques, fidèle à la description des parties, Fauchard calque sa méthode

689 Ibid.

épistémologique sur celle de l'anatomie. Cette méthode lui sert aussi pour développer la partie mécanique de l'art dentaire et ceci lui est d'autant plus facile qu'il est sensible aux théories mécanistes de Descartes.

La troisième réflexion épistémologique gravite autour du type d'épistémologie qui est pratiquée par Fauchard. Il s'agit d'une épistémologie ouverte. Ceci a déjà été mis un peu en évidence quand nous avons précédemment évoqué l'étude de l'anatomie selon Fauchard. La volonté d'ouverture épistémologique pour l'art dentaire est sans doute encore plus nette quand on se penche sur les différentes façons de Fauchard d'envisager la physiologie au sein de l'art dentaire. En effet, comme nous l'avons déjà expliqué, bien que sa physiologie soit solidement ancrée à la physiologie humorale de Galien, Fauchard se permet quelques entorses à sa fidélité envers la théorie humorale en introduisant dans son corpus physiologique quelques explications de type mécanique. De toute manière, il ne met pas à l'écart l'étude du "fonctionnement de la matière vivante", convaincu de la nécessité d'accorder à la physiologie une place importante dans son registre épistémologique.

De plus, Fauchard ne manque pas non plus de faire de longues incursions dans les domaines géologique et botanique qui lui ont apporté des briques bien utiles au cours de l'érection de son édifice épistémologique et ont constitué des ouvertures renforçant le caractère encyclopédique de son œuvre. A partir de la botanique, Fauchard s'intéresse aussi aux remèdes et ceux-ci nous renseignent sur ses thérapeutiques et plus globalement sur la médecine dentaire, mais aussi sur les théories sur lesquelles il s'appuie. En effet, comme nous le fait remarquer F. Dagognet, « ce qui est à retenir, c'est que dans l'analyse du remède, ce qui se donne immédiatement à voir est aussi la théorie qui soutient la médecine. »[690] Entre le remède et la théorie médicale s'installe alors un double rapport de dépendance : « un circuit épistémologique et culturel lie l'un à l'autre la connaissance de la maladie et la détermination du remède : un remède qui permet souvent d'apprendre à connaître le mal en même temps qu'il le

[690] S. Delorenzi, *Du remède à la philosophie – Parcours d'objectologie autour de La Raison et les remèdes*, 1964, pp. 117-147, in G. Chazal et Ch. Salomon (sous la dir. de), *François Dagognet médecin et philosophe*, Paris, Editions L'harmattan, 2006, p. 135

transforme et une maladie qui, vu ses perpétuelles modifications, entraîne à son tour des révolutions ou des transformations thérapeutiques. »[691]

Contrairement à ses prédécesseurs, Fauchard développe une véritable stratégie épistémologique pour mener à bien l'étude du champ épistémologique de l'art dentaire. Il nous propose un changement radical d'écriture épistémologique, ce qui le conduit à faire une présentation de son ouvrage qui n'a plus rien à voir avec celle des ouvrages auxquels il se réfère, c'est-à-dire ceux de ses prédécesseurs les moins éloignés dans l'échelle du temps : Martin et Hémard. Fauchard est très soucieux de la formation des nouvelles générations de chirurgiens aussi bien en France que dans le reste de l'Europe et il s'étonne des carences épistémologiques de ces chirurgiens en chirurgie dentaire : « Les dents et les autres parties de la bouche étant sujettes, comme on l'a vu dans cet ouvrage, à tant de maladies considérables, qui exigent le secours des plus habiles dentistes, il est étonnant que les Princes souverains des pays étrangers, les Chefs des Républiques, ne fassent pas la dépense d'envoyer à Paris, de jeunes chirurgiens capables d'être instruits dans une partie de la chirurgie aussi essentielle que celle-ci, et qui cependant est fort ignorée et très négligée partout ailleurs que dans cette grande ville, où elle a atteint sa plus grande perfection, soit pour l'embellissement de la bouche et la réparation de ses défauts, soit pour remédier à des maux souvent très funestes.

Ces élèves en formeraient de nouveaux dans la suite, et rendraient de très grands services à leur nation et à leurs concitoyens. »[692]

Parce qu'il se remet en cause, Fauchard va revoir de nombreux objets d'étude dont il veut affiner l'intelligibilité et, par conséquent, il n'hésite pas à poursuivre ses recherches épistémologiques. Fasciné par son face-à-face avec le vivant, sa matière en train de s'organiser ou au contraire en train de se détruire, Fauchard poursuit ses observations dans différents domaines. Tout en ayant conscience du bien-fondé de la limitation de son champ d'étude afin de mieux le cerner, Fauchard a

---

691 F. Dagognet, *Surréalisme thérapeutique et formation des concepts médicaux*, in Hommage à Gaston Bachelard, 1957, p. 193

692 P. Fauchard, *Le chirurgien-dentiste ou Traité des dents*, tome 2, op. cit., pp. 366-367

malgré tout la volonté de ne condamner aucune des ouvertures encyclopédiques qui s'offrent à lui. Il est bien décidé à ne pas dédaigner l'espace ordonné et gigantesque qui se présente devant lui, et à ne laisser échapper aucun de ses domaines à sa curiosité, pas même l'embryologie. Il constate ainsi que « dans la mâchoire du fœtus, les alvéoles ne sont pas toutes formées, ou du moins elles ne semblent pas l'être ; puisqu'il n'en paraît à chaque mâchoire que dix ou douze. Elles ont peu de profondeur, et leurs cloisons sont très minces. Avant la sortie des dents, on distingue ces alvéoles au dehors par autant de bosses ; les bords de ces petites cavités sont très minces ; leur ouverture est aussi fermée par la gencive qui paraît pour lors tendineuse. Dans la suite, la gencive devient molle, tendre et vermeille, et elle demeure en cet état jusqu'à six ou sept mois. Si après l'avoir coupée, on examine ce qui est contenu dans les alvéoles, on trouve dans les premiers temps de la formation, que chaque alvéole renferme un amas de matière molle et visqueuse, figurée à peu près comme une dent. Cette matière est renfermée dans une membrane vésiculaire, tendre, poreuse et parsemée d'un grand nombre de vaisseaux. Ce sont ces mêmes vaisseaux qui se distribuent à la dent, après qu'elle est formée, lesquels s'attachent et se distribuent aussi au germe, pour y porter la nourriture et la matière suffisante pour son développement et pour l'accroissement de la dent. La façon dont ces vaisseaux se manifestent en cette membrane, a donné occasion à quelques anatomistes de la nommer chorion. (a) Cet amas de matière molle et visqueuse, ainsi enveloppée de sa membrane, et arrosée par des vaisseaux, est ce qu'on appelle communément le noyau de la dent. Quelques uns le nomment la coque, et d'autres le germe de la dent. Ce germe fournit d'abord par sa partie supérieure, à la mâchoire inférieure, et par sa partie inférieure à la mâchoire supérieure, un suc qui se répand sur la surface extérieure de la membrane. Ce suc s'ossifiant, y fait une couche qui va former l'extrémité du corps de la dent. Ce même germe fournit encore un second suc pour faire une seconde couche. Ce suc se colle à la première couche, il s'ossifie ensuite entre elle et la membrane du germe. Ces couches s'étendent par l'accroissement. La membrane du germe s'étend en longueur, tandis que le suc du germe le filtre peu à peu à travers les pores de cette membrane, pour former successivement de nouvelles couches. C'est de cette manière que les dents reçoivent leur forme et leur accroissement. Il est aisé de voir par ce qui vient d'être rapporté, que l'émail de la dent est le premier le plus formé, et que le nombre des couches augmente le volume de la dent, jusqu'à ce que le germe vienne à s'ossifier lui-même, et que la dent ait achevé de croître. C'est cette ossification qui affaisse les vaisseaux de la dent, et qui rend la cavité peu apparente dans l'extrémité de la racine, [...]. »[693]

Nous avons déjà signalé combien Fauchard s'intéresse à la vie et au devenir et l'embryologie représente bien sûr une opportunité pour peaufiner son questionnement à ce sujet. Certes, Fauchard effectue un certain nombre d'observations justes, mais l'entreprise de son étude embryologique est maladroite et son discours sur la formation et le développement des dents est émaillé d'erreurs grossières. Ainsi, il croit au grossissement de la couronne concomitamment à la formation de la racine. Quand une dent est incluse et que son éruption est très décalée dans le temps, Fauchard voit dans ce phénomène un développement tardif de la dent. Enfin, Fauchard croit au renouvellement des molaires définitives : « Quoique la plupart des anatomistes prétendent qu'il n'y ait que vingt dents qui se renouvellent ; savoir, les huit incisives, les quatre canines et les huit petites molaires, l'on voit par ces quatre observations, et par plusieurs autres à peu près semblables, que ces Messieurs ont négligé de bien examiner ce fait, puisque les grosses molaires se régénèrent, non seulement une fois, mais quelquefois deux. Ce fait est incontestable ; je l'ai vu arriver plus d'une fois, et je m'étonne qu'il y ait quelques anatomistes qui ne soient pas instruits de la régénération de ces sortes de dents. Je ne prétends pas avancer qu'elles se régénèrent toujours, mais seulement faire observer que cela arrive quelquefois aux grosses molaires. Pour la régénération des grosses molaires, il n'y a pas un temps marqué comme pour celle des autres dents. Les grosses molaires peuvent se régénérer en tout temps, et à tout âge. Quelquefois elles paraissent après la chute de celles qui les précèdent. D'autres fois elles ne paraissent que plusieurs années après que les premières ont manqué. Si les dents se régénèrent en tout temps par des germes, il y a donc de ces germes qui sont bien tardifs à manifester leur production. Sans doute plusieurs germes périssent sans former une dent ; et de là vient que certaines dents ne se régénèrent jamais. »[694]

---

[693] P. Fauchard, *Le chirurgien-dentiste ou Traité des dents*, tome 1, op. cit., pp. 26-29

[694] P. Fauchard, *Le chirurgien-dentiste ou Traité des dents*, tome 1, op. cit., pp. 333-334

L'embryologie, telle qu'elle est appréhendée par Fauchard, est essentiellement descriptive et elle se limite à l'étude de la formation de la dent et de celle de son développement. Fauchard se limite donc à l'étude de l'organogenèse dentaire et cette organogenèse est envisagée d'un point de vue anatomique, ce qui lui confère un caractère essentiellement statique. Néanmoins, en situant sa description de l'organogenèse dans le temps, en l'affectant de repères chronologiques, en évoquant la nourriture qui est portée par les vaisseaux au germe dentaire pour lui permettre son accroissement et son développement, Fauchard esquisse pour l'organogenèse un profil de processus de développement et de vie. Cet aspect dynamique de l'embryologie dentaire et la nouvelle voie du mouvement empruntée par Fauchard en physiologie seront déterminants dans l'évolution épistémologique de l'art dentaire qui prendra ainsi un caractère de plus en plus proprement biologique.

CONCLUSION

A l'évidence, Fauchard nous éblouit par l'étendue de ses recherches et par sa sagacité. Au 18e siècle, de son vivant, puis après sa mort, les activités de recherche épistémologique de ses contemporains, puis de ses successeurs se sont multipliées, ce qui montre à quel point l'influence de l'œuvre de Fauchard a été prégnante sur leur esprit. Malheureusement, en France, la Révolution va interrompre cette effervescence épistémologique en odontologie. Alors, au 19e siècle, l'influence de Fauchard sur les chirurgiens-dentistes ne pourra se manifester en France qu'après la création des écoles dentaires, au cours des deux dernières décennies de ce siècle. Inspirés par Fauchard, les maîtres de cette période du 19e siècle seront assez fidèles aux messages de Fauchard, tout en modernisant sa science et en instaurant la création de véritables disciplines dentaires. L'œuvre épistémologique de Fauchard aura tellement laissé de traces dans la mémoire collective des chirurgiens-dentistes que, même au 20e siècle, des savants éminents du monde de l'art dentaire, comme Marmasse, par exemple, lui rendront encore de vibrants hommages dans les années soixante. Si Fauchard est encore aujourd'hui cité avec respect, c'est parce qu'il a su développer une « vraie méthode scientifique, [...], celle qui contient l'esprit sans l'étouffer en face de lui-même, et le dirige tout en respectant ses qualités les plus précieuses qui sont son originalité créatrice et sa spontanéité scientifique. »[695]

Au cours de ses écrits épistémologiques sur l'art dentaire, Fauchard a pu s'écarter, à certains moments, de la pensée de Descartes mais, en règle générale et pour l'essentiel, il a adopté les préceptes que Descartes avait proposés et estimait « nécessaires à la conduite de la pensée rationnelle. »[696] Ces préceptes nous sont énumérés par Jacques Ricard : « la recherche de la simplicité derrière une réalité apparemment complexe ; une approche réductionniste des phénomènes de la nature ; la conviction que la compréhension du réel, dans la mesure où il nous est accessible, repose sur une chaîne linéaire de causes et

---

[695] C. Bernard, *Du progrès dans les sciences physiologiques*, in C. Bernard, *La science expérimentale*, Paris, Editions Baillère, 1878

[696] J. Ricard, *Emergence, organisation et causalité dans les systèmes biologiques*, pp. 179-195, in L. Viennot et C. Debru, *Enquête sur le concept de causalité*, Paris, Editions PUF, 2003, p. 180

d'effets. »[697] De plus, le discours de Fauchard, dans tout le développement du *Traité des dents*, présente une cohérence interne et une réelle logique d'exposé qui répond pleinement aux *Règles pour la direction de l'esprit* publiées par Descartes un siècle plus tôt, en 1628. En effet, dans cet ouvrage, Descartes explique que la logique n'appartient pas à l'ordre de la découverte, mais à celui de l'exposition et du discours. »[698] En respectant ces préceptes et en obéissant à ces *Règles*, Fauchard a pu donner à l'art dentaire un caractère scientifique, le faisant ainsi entrer dans l'ère de la modernité. Il n'en fallait pas plus pour que l'œuvre de Fauchard soit, à ce titre, considérée comme un vrai monument de l'épistémologie dentaire.

Fauchard nous livre un modèle de corpus épistémologique unitaire, quasi-exhaustif et, comme nous venons de le mentionner, fortement cohérent. Il affiche une conception de la connaissance foncièrement optimiste puisqu'il parcourt l'univers de la connaissance en art dentaire en empruntant de nombreux chemins différents. Sa curiosité boulimique le pousse à explorer ces différentes directions. Finalement, Fauchard affirme ainsi la diversité de l'art dentaire. Il ne néglige ni les sciences pures ou théoriques, ni les sciences appliquées, ou sciences de la production, auxquelles il réserve une place importante. Il ne dédaigne pas non plus les sciences "pratiques", en particulier l'éthique, puisqu'il se soucie de respecter le patient et d'aborder la connaissance honnêtement et consciencieusement. De plus, la biorepréésentation de Fauchard implique l'adoption d'un certain nombre de principes qui s'avèrent déterminants pour la nature du programme épistémologique de l'art dentaire conçu par ses soins. Ainsi, de sa biorepréésentation, coule de source le principe de "révisibilité", véritable option d'ouverture, puisque : « une biorepréésentation est évidemment ouverte et révisable, donc provisoire et destinée en permanence, à être corrigée, complétée et nuancée. »[699] De même, dans sa conception de l'épistémologie de l'art dentaire, Fauchard répond au « principe de "pluralité" ou de "structuralité", selon lequel peuvent coexister plusieurs aspects d'une même réalité

---

[697] J. Ricard, *Emergence, organisation et causalité dans les systèmes biologiques*, op. cit., p. 180

[698] J. –P. Belna, *Logique*, pp. 586-668, in G. Barthélémy (coordonné par), *Histoire des Sciences*, Paris, Editions Ellipses, 2009, p. 622

[699] P.-E. Pilet, *Les diverses représentations biologiques de la vie*, op. cit., p. 115

(rationnel, empirique, intuitif). »[700] Enfin, comme Fauchard a le sens de la transversalité et n'hésite pas à emprunter des connaissances à d'autres domaines de la science, il obéit aussi au « principe de "solidarité" qui stipule que les découvertes réalisées dans un domaine donné ont inévitablement des retentissements sur l'ensemble de la connaissance. »[701] Le respect de tous ces principes donne à l'épistémologie de l'art dentaire de Fauchard un caractère ouvert.

Fauchard se plait à mettre en valeur la partie technique et la partie mécanique de l'art dentaire, et il réussit d'ailleurs à faire admettre à l'ensemble de la communauté scientifique l'importance de leur contribution à l'évolution épistémologique de l'art dentaire. De plus, Fauchard démontre à tous les sceptiques qui douteraient encore des vertus de la technique combien l'escamotage du couple homme-outil serait préjudiciable à l'évolution épistémologique de l'art dentaire et se révèlerait absurde. En reprenant certains outils de différents corps d'artisans, en leur assignant une fonction précise en art dentaire et donc en les détournant de leur fonction première, en créant lui-même de nouveaux instruments, Fauchard s'illustre par son inventivité. Il initie ainsi tout un processus de réflexion et de recherche sur l'instrumentation sans laquelle il n'est pas possible de progresser en art dentaire. En n'omettant pas de faire évoluer ces instruments, en leur réservant une place très importante dans son traité, Fauchard donne une véritable impulsion au développement de toute l'épistémologie de l'art dentaire et, plus particulièrement, il met en évidence et en valeur la contribution de la technologie à l'essor des connaissances en art dentaire.

En fait, Fauchard porte autant d'intérêt pour le champ d'étude du monde inerte que pour celui du monde vivant et, quel que soit le champ d'étude abordé par ses soins, il se garde bien de délivrer des aperçus rapides. Sa curiosité ne faiblissant jamais, son intellect est continuellement sollicité, et ce d'autant plus qu'il se fait fort de mener de front l'étude de la matière inerte et celle de la matière vivante, et de leur réserver beaucoup d'attention. A partir de ces deux pôles d'intérêt, Fauchard construit son œuvre épistémologique en faisant passer sur elle un souffle de pensée encyclopédique. Il se veut lisible et instructif et il y réussit. Malgré ses multiples ouvertures

---

[700] P.-E. Pilet, *Les diverses représentations biologiques de la vie*, op. cit., p. 116
[701] Ibid., p. 117

épistémologiques, Fauchard parvient à nous empêcher de nous perdre dans toutes ses réflexions et pourtant, il se plaît à déplacer sans cesse notre attention tout au long de son traité ! Il a tant d'objets d'étude à nous faire partager ! C'est à une véritable leçon de lecture de l'univers bucco-dentaire que nous invite Fauchard.

Fauchard est obsédé par l'idée de vérité, donc par l'adéquation du discours au réel. En cela aussi, il révèle son esprit très cartésien. Guidé par ce réel souci de vérité, Fauchard est conduit à ne pas hésiter à se remettre en question en acceptant d'avouer ses erreurs et de revenir sur son projet épistémologique : « Si cependant j'avais hasardé quelque chose de répréhensible dans ce Traité, je profiterais avec docilité des avis des personnes assez bien intentionnées pour me faire connaître mon erreur. C'est un avantage qu'un auteur doit mettre à profit avec bien du plaisir et de la reconnaissance ; et c'est sur quoi je fonde principalement l'espérance que j'ai de me rendre de plus en plus utile au Public. »[702] De plus, Fauchard tient à une honnêteté intellectuelle qui, selon lui, ne peut que se fonder sur l'aptitude de chacun à reconnaître ses fautes, ses erreurs : « Au reste s'il est mortifiant d'avoir fait des fautes, on est digne de louanges, quand on a la force de les avouer. »[703] Toujours au nom de la vérité, Fauchard ne manque pas non plus de dénoncer les erreurs de certains confrères et de se prêter à leur critique : « Si j'ai ci-devant relevé les erreurs d'un auteur moderne, j'ai cru devoir encore faire remarquer celles d'un autre auteur postérieur, y étant excité par le même amour de la vérité, et j'espère que les gens censés me tiendront compte des efforts que j'ai faits, pour vaincre la répugnance que j'avais à censurer, et que même ces auteurs seront assez raisonnables, pour recevoir sans aigreur les observations que j'ai faites sur leurs écrits. Je répète que je ne les mets au jour, que pour l'instruction générale, et non pour ma gloire particulière. »[704] Fauchard milite donc pour l'universalité de la connaissance par la raison et, par conséquent, comme nous l'avons déjà indiqué précédemment, il ne repousse pas l'exigence de sa propre remise en question. En aucun cas il ne cherche à échapper à la critique et il n'a pas peur d'encourager ses confrères à le critiquer, à remettre en cause son discours. D'une certaine façon, il croit au "pouvoir

[702] P. Fauchard, *Le chirurgien-dentiste ou Traité des dents*, tome 1, op. cit., préface, p. xvj
[703] Ibid., p. xxiv
[704] Ibid.

universalisant de la critique". Cette volonté de se soumettre aux critiques est d'autant plus louable que Fauchard est à l'évidence très orgueilleux et parfois même fait montre d'un complexe outrancier de supériorité. Toutefois, Fauchard nous montre aussi que s'il se pose des questions sur la connaissance, ses convictions peuvent parfois l'aveugler.

Nous avions décidé, avant même d'entreprendre l'étude épistémologique de l'œuvre de Fauchard, de l'examiner sans trop de complaisance. Force est donc de reconnaître, malgré le caractère hors du commun de cette œuvre, qu'elle contient des erreurs puisque nous en avons relevées plusieurs tout au long de son développement. Si l'on considère l'ensemble du traité de Fauchard et si nous analysons le relevé de ses principales erreurs, d'une façon générale, ce dernier nous révèle deux principaux types d'erreurs : des erreurs conceptuelles et des erreurs méthodologiques. Les erreurs conceptuelles de Fauchard s'expliquent de diverses manières : dans certains cas, par la négligence de données factuelles, l'insuffisance de vérification des hypothèses émises bien qu'il ait tout de même utilisé des données factuelles ; dans d'autres cas, par l'établissement erroné des rapports de causalité, l'effectuation d'extrapolations abusives. Les seules erreurs méthodologiques commises par Fauchard correspondent plutôt à une architecture des recherches qui laisse parfois à désirer mais, dans l'ensemble, on ne peut guère lui reprocher de travailler sans méthode. Néanmoins, l'œuvre de Fauchard présente quelques faiblesses et malgré ses grandes compétences en art dentaire et son grand sens de la réflexion, Fauchard ne parvient pas encore à bien appréhender la relation de cause à effet, si utile en épistémologie. A l'évidence, cette relation ne l'aide qu'incomplètement à mettre en ordre son discours, en tous les cas ceci est particulièrement flagrant dans son discours clinique et plus précisément dans sa tentative d'établir une classification des pathologies bucco-dentaires. Mais il faut bien reconnaître, à sa décharge, que Fauchard ne peut pas tout maîtriser parfaitement, tant les chantiers épistémologiques ouverts par ses soins sont nombreux. Néanmoins, ce qui sauve Fauchard dans son approche épistémologique de l'art dentaire, c'est sa curiosité insatiable, son étonnement et son émerveillement face aux objets épistémologiques auxquels il est confronté. En effet, comme Goethe l'écrit dans une lettre envoyée à Eckermann « le point suprême que l'homme puisse atteindre, [...] est l'étonnement. Lorsqu'un phénomène originaire suscite en lui cet étonnement, il doit s'estimer satisfait ; rien de plus grand ne peut lui être concédé, [...]. »[705]

Mais, bien sûr, et fort heureusement, Fauchard n'a pas commis que des erreurs et ne présente pas que des faiblesses. Même si nous nous devions de les dénoncer, serait-il raisonnable de blâmer Fauchard pour ses erreurs, pour certaines faiblesses, voire même certaines inexactitudes dans le développement de son épistémologie de l'art dentaire, alors qu'il a baigné dans un environnement culturel, scientifique et technique bien différent du nôtre. En effet, comme l'explique Claude Bernard, « Les connaissances humaines sont tellement enchevêtrées et solidaires les unes des autres dans leur évolution, qu'il est impossible de croire qu'une influence individuelle puisse suffire à les faire avancer lorsque les éléments du progrès ne sont pas dans le sol scientifique lui-même. C'est pourquoi, tout en reconnaissant la supériorité des grands hommes, je pense néanmoins que, dans l'influence particulière ou générale qu'ils ont sur les sciences, ils sont toujours et nécessairement plus ou moins fonction de leur temps. »[706]

Finalement, après avoir mis à jour les erreurs de Fauchard, il nous faut bien admettre qu'elles pèsent peu à côté de tous les points positifs qui jalonnent le *Traité des dents* et sur lesquels nous nous sommes attardé. Ainsi, Fauchard met en cause les limites discursives de ses prédécesseurs en ayant la sagesse de ne pas renier leur héritage, en prenant soin d'opérer une reformulation de l'épistémologie traditionnelle et de ses vues. Sans être porteur d'une subversion radicale de la culture de l'Ancien régime, Fauchard semble néanmoins manifester le désir de rajeunir l'art dentaire. Tout en se fixant pour mission de ne pas trop renier l'ordre ancien, Fauchard parvient malgré tout à se dégager des normes épistémologiques traditionnelles. Il se montre à la fois révolutionnaire et moderne et il nous fait assister à une forme de renouveau épistémologique.

---

[705] J. W. von Goethe, *Lettre de Goethe à Eckermann du 18 février 1829*, in J. Chuzeville (trad.), *Conversations de Goethe avec Eckermann*, Paris, Editions Gallimard, 1988, pp. 277-278

[706] C. Bernard, *Du progrès des sciences physiologiques*, in C. Bernard, *La science expérimentale*, Paris, Editions Baillère, 1878, p. 661

Fauchard déploie une réflexion épistémologique d'envergure et il exprime avec force son souci de pratiquer un examen systématique des fondements de l'art dentaire. En opérant de cette manière, Fauchard a dû revisiter la plupart des activités de l'art dentaire et relire et réétudier les théories déjà émises, sans pour cela remettre en cause leur légitimité et craindre d'être accusé de la contester. Il a aussi eu le courage de discourir de la technique sans aucun complexe et de l'associer à ses recherches épistémologiques, glorifiant ainsi l'ingénium vincien et considérant, comme Léonard de Vinci, que ses idées étaient « le résultat de la pure et simple expérience, qui est la seule vraie maîtresse. »[707] Fauchard a su mettre en place une alliance étroite entre science et technique, et faire en sorte de ne jamais séparer le faire du connaître. Il a fait ainsi ressortir les fortes similitudes entre l'épistémologie de l'art dentaire et l'épistémologie de la chimie[708].

Fauchard a rendu l'art dentaire intelligible et il a œuvré pour la croissance collective de la connaissance en art dentaire. Il a su identifier et isoler les problèmes dans le but de les résoudre et sans ne jamais les écarter. Toute son action épistémologique se reconnaît d'ailleurs dans son insistance à tenter de formuler de nouveaux types de solutions dans tous les champs de l'art dentaire. Dans le domaine clinique, plus particulièrement sur le plan thérapeutique, Fauchard a su relever les problèmes qui se posent à l'exercice dentaire, comme les infections, la douleur, les hémorragies. Fauchard a su alimenter l'arbre de la connaissance en art dentaire d'une sève régénératrice qui a permis de donner un nouveau souffle à l'épistémologie dentaire. Il est parvenu à ce résultat tout en sachant faire partager sa passion pour l'art dentaire, sa soif de connaissance, et tout en stimulant et en entretenant chez chacun de ses contemporains, de ses confrères, de ses lecteurs, de ses disciples et de ses successeurs, le désir de lumière et de connaissance.

Incontestablement, Fauchard a réussi à lever un autre défi, celui de donner au programme épistémologique de l'art dentaire des contours plus précis, tout en invitant ses confrères à le suivre sur un chemin de la connaissance qui, au lieu de disjoindre les connaissances, contribue

[707] L. de Vinci, *Carnets*, Paris, Editions Gallimard, 1942

[708] B. Bensaude-Vincent, *Epistémologie de la chimie*, pp. 95-119, in S. Gonzalez (sous la dir. de), *Epistémologie et Histoire des sciences*, Paris, Editions Vuibert, 2010, p. 96

à les relier. Cet homme hors du commun s'est évertué à la fois à maintenir une vision épistémologique plus spécialisée et à affirmer une vision plus globale de la connaissance en répondant à un réel désir de transversalité, seul moyen d'enrichir l'épistémologie de l'art dentaire et d'étendre son champ de connaissance, de favoriser aussi la reconnaissance de l'art dentaire par les autres savants du monde médical.

Ce qui change aussi avec Fauchard, c'est qu'il conçoit la connaissance comme un processus de progrès auquel il ne fixe pas de limite d'achèvement. Tout la force et la puissance de Fauchard résident dans son ardeur, sa passion de chercher, de découvrir, d'inventer. Tout son charme se situe dans sa capacité à penser tous les problèmes et vient donc de son esprit. La passion de Fauchard est déjà celle des hommes du siècle des Lumières. Alors, comme l'écrit Edouard Delruelle, « Quelle est cette passion ? Celle du progrès, d'un mouvement en avant de l'humanité, d'une marche continue qui procède par degrés [...]. »[709] Finalement, Fauchard fait sienne l'idée de progrès et, animé par cette idée, selon lui, il ne peut être envisagé pour l'art dentaire aucune interdiction aux portes d'accès des différents champs de la connaissance. Mais Fauchard reste humble malgré l'importance du chantier épistémologique qu'il a ouvert pour l'art dentaire. Il ne prétend pas à une connaissance de l'absolu, celle qui ne laisserait rien en dehors d'elle, car il est convaincu, comme Claude Bernard, que « l'homme y tend par sentiment, mais il est clair qu'il ne pourra la posséder tant qu'il ignorera quelque chose, et la raison paraît nous dire qu'il en sera toujours ainsi. »[710]

En posant l'anatomie comme l'un des fondements les plus importants de l'épistémologie de l'art dentaire, Fauchard attribue à la déconstruction un rôle premier pour mieux appréhender le plan de la construction de la sphère bucco-dentaire et du corps humain dans son ensemble, donc pour mieux situer la connaissance en art dentaire dans un ensemble plus étendu. Même s'il réserve une bonne place au sens de la globalité, Fauchard sent la nécessité de la décomposer, de l'analyser pour mieux la saisir et mieux interpréter la réalité. Fauchard

[709] E. Delruelle, *Métamorphoses du sujet - L'éthique philosophique de Socrate à Foucault*, Bruxelles, Editions De Boeck Université, 2004, p. 203

[710] C. Bernard, *Du progrès des sciences physiologiques*, in C. Bernard, *La science expérimentale*, Paris, Editions Baillère, 1878,p. 651

sent ainsi la nécessité d'appréhender l'art dentaire de façon élargie en ayant la volonté d'insérer la pensée dentaire dans la pensée médicale et au-delà dans la culture générale, tout en ayant le souci de souligner son caractère singulier.

Manifestement, Fauchard réussit un coup de force en se maintenant dans une approche globale de la connaissance en art dentaire car il parvient ainsi à suspendre la fâcheuse manie des chirurgiens et des médecins à diluer l'épistémologie dentaire dans leurs domaines respectifs. De cette façon, il donne aussi à l'art dentaire la possibilité de se libérer des contraintes de ces deux domaines et d'affirmer son autonomie. Mais s'il est particulièrement fidèle à cette approche globale, il sait tout de même s'en écarter en pratiquant des ouvertures sur des sites locaux de connaissance, construisant ainsi son espace de connaissance de proche en proche et préfigurant ainsi l'émergence des disciplines dentaires. S'il tient à l'autonomie du champ épistémologique de l'art dentaire, Fauchard ne répugne pas non plus à pousser les frontières de ce champ, quitte à empiéter sur d'autres champs épistémologiques, pour assurer son expansion. Enfin, Fauchard réussit pleinement sa description de l'épistémè car elle en présente les caractères essentiels, ceux que Michel Foucault a énoncés dans *L'archéologie du savoir*. Ainsi, sa description de l'épistémè « ouvre un champ inépuisable et ne peut jamais être close ; elle n'a pas pour fin de reconstituer le système des postulats auquel obéissent toutes les connaissances d'une époque, mais de parcourir un champ infini de relations. De plus l'épistémè n'est pas une figure immobile qui, apparue un jour, serait appelée à s'effacer tout aussi brusquement : elle est un ensemble indéfiniment mobile de scansions, de décalages, de coïncidences qui s'établissent et se défont. En outre, l'épistémè, comme ensemble de rapports entre des sciences, des figures épistémologiques, des positivités et des pratiques discursives, permet de saisir le jeu des contraintes et des limitations qui, à un moment donné, s'imposent au discours : mais cette limitation, ce n'est pas celle, négative, qui oppose à la connaissance l'ignorance, au raisonnement l'imagination, à l'expérience armée la fidélité aux apparences, et la rêverie aux inférences et aux déductions ; l'épistémè, ce n'est pas ce qu'on peut savoir à une époque, compte tenu des insuffisances techniques, des habitudes mentales, ou des bornes posées par la tradition ; c'est ce qui, dans la positivité des pratiques discursives, rend possible l'existence des figures épistémologiques et des sciences. »[711] Par conséquent, tous ces caractères essentiels de la description de l'épistémè, mis en évidence par Michel Foucault, et présents dans l'épistémè dentaire telle qu'elle est présentée par Fauchard, contribuent à mettre en valeur sa recherche épistémologique en art dentaire. Cette recherche couvre tous les champs de l'art dentaire et, telle qu'elle est exposée par Fauchard dans le *Traité des dents*, elle permet de qualifier à juste titre son œuvre d'encyclopédique comme nous l'avons déjà fait remarquer. Bien entendu, comme toute encyclopédie, l'œuvre de Fauchard ne peut traverser les siècles sans subir les outrages du temps. Il est aussi important de mettre l'accent sur le fait que s'il s'agit aussi d'un document historique incomparable, d'un « moment privilégié de l'histoire de la connaissance », néanmoins « elle ne peut prétendre représenter l'achèvement du savoir, et elle est condamnée à vieillir avec le temps. »[712]

Bien sûr, sans le *Traité des dents*, il nous aurait été impossible de suivre le parcours épistémologique de Fauchard et, à ce titre déjà, ce traité constitue donc un document très précieux, riche d'informations et d'explications. Par delà la richesse de ce traité, nous voulions aussi souligner toute l'originalité de ce traité en montrant à quel point il s'agissait d'une véritable œuvre, une œuvre au sens où l'entend Ernest Cassirer, c'est-à-dire « une action humaine qui a acquis l'épaisseur de l'être mais qui dans sa solidification ne renie rien de son origine. »[713] Point n'est besoin de fouiller profondément ce traité, partout affleure la trace d'itinéraires de recherche et de problématiques. Ce *Traité des dents* peut aussi être qualifié d'œuvre majeure parce que la volonté créatrice et la force créatrice dont elle est le fruit continuent de vivre et d'agir en elle mais aussi incitent tous ceux qui prennent le temps de l'étudier à s'inspirer de l'esprit qui s'en dégage. Cette œuvre nous dévoile combien Fauchard place la volonté de vérité dans le désir de connaissance et, par conséquent, il donne à tous ceux qui s'intéressent à l'épistémologie de l'art dentaire une leçon de sagesse. En outre, cette œuvre s'impose à nous comme un monument historique dont l'esthétique nous invite et nous encourage à tenter de nouveaux projets

---

711 M. Foucault, *L'archéologie du savoir*, Paris, Editions Gallimard, 1969, pp. 250-251

712 M. Malherbe, *L'encyclopédie : histoire, système et tableau*, pp. 45-58, in M. Groult (sous la dir. de), *L'encyclopédie ou la création des disciplines*, Paris, Editions CNRS, 2003, p. 45

713 E. Cassirer, *Logique des sciences de la culture*, op. cit., p. 223

architecturaux pour l'épistémologie de l'art dentaire. Enfin, cette œuvre, remarquable à bien des égards, l'est aussi pour deux autres raisons. D'abord parce qu'elle nous révèle le projet général de Fauchard de faire de l'art dentaire une science, projet ambitieux, jamais formulé aussi radicalement jusque-là. Ensuite, parce qu'elle nous dévoile comment Fauchard fait entrer l'art dentaire dans la modernité.

Si l'on s'était contenté de s'arrêter sur la table des chapitres du *Traité des dents* de Fauchard, on aurait pu être tenté de qualifier Fauchard de génial touche-à-tout. En faisant l'inventaire des activités auxquelles il s'adonne et des différents champs épistémologiques explorés par ses soins, Fauchard, cet épistémologue de génie, porte bien sûr très justement le titre de chirurgien-dentiste, mais il pourrait en plus aussi être assimilé — en termes contemporains — à la fois à un médecin, à un chimiste, à un biologiste ou à un ingénieur. Par conséquent, il pourrait donc être qualifié de travailleur universel du réel car les activités auxquelles il se livre sont très diverses et lui permettent d'élargir considérablement le champ épistémologique de l'art dentaire. Fauchard a su inventorier tous les domaines de connaissance que les chirurgiens-dentistes doivent être en mesure de maîtriser, toutes leurs activités et tous leurs instruments. En fait, nous avons constaté que son programme épistémologique recouvre ceux de toutes les disciplines dentaires qui seront ensuite mises en place au 19e siècle.

Mais, dès que l'on approfondit l'étude de son traité, son génie épistémologique nous saute aux yeux et il n'est plus question de réduire Fauchard à un statut de génial touche-à-tout. Son génie dépasse de loin la dimension de touche-à-tout car il ne se contente pas d'effleurer chaque thème d'étude, il le visite de fond en comble et ne s'épargne aucune recherche. De plus, il engage l'art dentaire dans des voies jusqu'ici non explorées comme l'ergonomie, par exemple. Aucun sujet ne le laisse indifférent et son parcours intellectuel remarquable est entretenu par la fréquentation de bien des savants de son époque et par ses lectures qui sont éclectiques. Animé d'un dynamisme débordant, Fauchard entreprend de nombreux travaux et nous révèle la grande diversité des sujets abordés par ses soins. Cet éclectisme, si caractéristique de l'œuvre de Fauchard, est très positif mais il a l'inconvénient de disperser notre attention et de masquer quelque peu l'objectif premier de son engagement, c'est-à-dire la mise en valeur et le développement épistémologique de l'art dentaire. En effet, Fauchard est parfois ralenti, freiné par son souci d'examiner toutes les théories en présence avant d'en adopter une, ou d'en développer une qui lui soit propre, ou de faire une synthèse de ces théories. De plus, il éprouve parfois des difficultés à prendre parti pour une théorie particulière — c'est le cas par exemple pour la théorie des vers dans la recherche étiologique de la carie dentaire — ce qui rend alors moins évidente la lecture de son développement épistémologique et plus difficile le discernement de l'objectif premier de son engagement. En fait, ceci peut se comprendre parce que Fauchard se méfie des évidences indiscutables, de ce qui va de soi.

En déchiffrant ce traité de Fauchard, en ramenant à la surface les mouvements secrets de sa pensée, l'étendue de son travail épistémologique et la puissance de sa pensée nous sont apparues si incommensurables que nous avons estimé juste de rendre un vibrant hommage à Fauchard. Nous espérons avoir réussi à persuader le lecteur combien Pierre Fauchard est un immense génie qui donne beaucoup à penser sur l'art dentaire et ce, d'autant plus, comme l'explique André Comte-Sponville, que « privilège du génie peut-être », « il n'a pas besoin d'avoir raison pour être éclairant ("une erreur de Descartes, disait Alain, vaut mieux qu'une vérité d'écolier"), ni qu'on soit d'accord avec lui pour s'enrichir à sa fréquentation. »[714]

[714] A. Comte-Sponville, *Préface*, pp. 9-13, in C. Morana, E. Oudin, *L'art*, Paris, Editions Eyrolles, 2010, p. 9

BIBLIOGRAPHIE

- AGAMBEN G., *L'usage des corps*, Paris, Editions du Seuil, 2015, 392 p.
- ALQUIE F., *La philosophie des sciences*, Paris, Editions de La Table Ronde, 2002, 166 p.
- AZOUVI F., *Interview de F. Dagognet*, publiée dans le journal Le Monde du 2 juin 1988, citée dans BEAUNE J.-C., *La "matière vivante" dans l'œuvre de François Dagognet*, pp. 213-240, in CHAZAL G. et SALOMON CH. (sous la dir. de), *François Dagognet médecin et philosophe*, Paris, Editions L'Harmattan, 2006, 289 p.
- BACHELARD G., *L'engagement rationaliste*, Paris, PUF, 1972, 190 p.

  BACHELARD G., *Etudes*, Paris, Librairie philosophique J. Vrin, 2002, 87 p.

  BACHELARD G., *Essai sur la connaissance approchée*, Paris, Editions J. Vrin. 1929, 304 p.
- BACON F., *Essais*, tr. fr. M. Castelain, Paris, Editions Aubier, 1964, 308 p.
- BARBARA J.-G., *La physiologie : vers une nouvelle interdisciplinarité ?*, pp. 191-221, in. KUPIEC J.-J, *La vie et alors ? Débats passionnés d'hier et d'aujourd'hui*, Paris, Editions Belin – Pour la Science, 2013, 400 p.
- BARREAU H., *L'épistémologie*, Paris, Editions P. U. F, collection Que sais-je ?, 5e édition, 2002, 124 p.
- BARTHELEMY G. (coordonné par), *Histoire des Sciences*, Paris, Editions Ellipses, 2009, 750 p.
- BEAUNE J.-C., *Philosophie des milieux techniques, La matière, l'instrument, l'automate*, Seyssel, Editions Champ Vallon, 1998, 616 p.
- BEAUNE J.-C., *La "matière vivante" dans l'œuvre de François Dagognet*, pp. 213-240 in CHAZAL G. et SALOMON CH. (sous la dir. de), *François Dagognet médecin et philosophe*, Paris, Editions L'Harmattan, 2006, 289 p.
- BELNA J.–P., *Logique*, pp. 586-668, in G. Barthélémy (coordonné par), *Histoire des Sciences*, Paris, Editions Ellipses, 2009, 750 p.

- BENSAUDE-VINCENT B., *Epistémologie de la chimie*, pp. 95-119, in GONZALEZ S., *Epistémologie et histoire des sciences*, Paris, Editions Vuibert, 2010, 266 p.
- BERNARD C., *Introduction à l'étude de la médecine expérimentale*, Paris, Editions Garnier-Flammarion, 1966, 318 p.

  BERNARD C., *Du progrès dans les sciences physiologiques*, in BERNARD C., *La science expérimentale*, Paris, Editions Baillère, 1878, 440 p.
- BOILEAU N., *Art poétique, Chant 1er*, Bruxelles, Editions ULB, 2007
- BOULIGAND G. (et al.), *Hommage à Gaston Bachelard : Etudes de philosophie et d'histoire des sciences*, Paris, P. U. F, 1957, 216 p.
- BOURDET E., *Soins faciles pour la propreté de la bouche et pour la conservation des dents*, Paris, Librairie Jean-Thomas Hérissant, 1759, 131 p.
- BRENNER A., PETIT A. (sous la dir. de), *Science, histoire et philosophie selon Gaston Milhaud*, Paris, Editions Vuibert – SFHST, 2009, 278 p.
- BRILLAUD R., *Le corps mis à nu*, pp. 92-96, in *Le génie de la Renaissance*, Les cahiers de Science et Vie, n° 128, Avril 2012, 114 p.
- BRIOIS VILMONT L., *Pour une éthique de l'imagerie médicale,* Thèse de doctorat de philosophie, sous la dir. du Pr. Dominique Folscheid, Université Paris-Est, 12/ 12/ 2009, 297 p.
- BRISSON L., DETIENNE M., MANGUEL A., RICHER N., SISSA G., *La Grèce et ses mythes – Les textes fondateurs*, Paris, Le Point Références, juillet-août 2012, 130 p.
- BRUNCHWIG J., G. LLOYD, P. PELLEGRIN, *Le savoir grec*, Paris, Editions Flammarion, 1996, 1247 p.
- BRUNET F., *Les médecins grecs de la mort de Galien à la fin de l'empire d'Orient*, pp. 40-71, dans POULET J., SOURNIA J.-C., MARTINY M., *Histoire de la médecine, de la pharmacie, de l'art dentaire et de l'art vétérinaire*, tome 2, Paris, 1977.
- BUNON R., *Essay sur les maladies de dents, où l'on propose les moyens de leur procurer une bonne conformation dès la plus tendre enfance, et d'en assurer la conservation pendant tout le cours de la vie*, Paris, Libraires Briasson, Chaubert et De Hansy, 1743, 237 p.

- BUNON R., *Traité des médicaments simples et composés, propres aux maladies des dents, et des différentes parties de la bouche à l'usage des dentistes, in Expériences et démonstrations faites à l'hôpital de la Salpêtrière et à Saint Côme en préférences de l'Académie royale de chirurgie*, Paris, chez Briasson, 1746, 441 p.
- CANGUILHEM G., *La connaissance de la vie*, Paris, Editions Librairie philosophique J. Vrin, 2003, 255 p.

  CANGUILHEM G., *Ecrits sur la médecine,* Paris, Editions du Seuil, 2002, 125 p.

  CANGUILHEM G., *Le normal et le pathologique*, Paris, Editions Quadrige/PUF, 2003, 224 p.
- CASSIRER E., *Logique des sciences de la culture*, Paris, Les éditions du Cerf, 1991, 232 p.
- CHAZAL G., *L'ordre humain ou le déni de la nature*, Seyssel, Editions Champ Vallon, 2006, 285 p.
- CHAZAL G. et SALOMON CH. (sous la dir.de), *François Dagognet médecin et philosophe*, Paris, Editions L'Harmattan, 2006, 289 p.
- CHUZEVILLE J. (trad.), *Conversations de Goethe avec Eckermann*, Paris, Editions Gallimard, 1988, 648 p.
- COMTE-SPONVILLE A, *Préface*, pp. 9-13, in MORANA C., OUDIN E., *L'art*, Paris, Editions Eyrolles, 2010, 184p.
- CONRAD L. I., NEVE M., NUTTON V., PORTER R., WEAR A., *Histoire de la lutte contre la maladie*, Le Plessis Robinson, Editions Les empêcheurs de penser en rond, 1999, 720 p.
- CROISSANT DE GARENGEOT R.-J., *Nouveau Traité des instruments de chirurgie les plus utiles, et de plusieurs nouvelles machines propres pour les maladies des os dans lequel on examine leurs parties, leurs usages, et on fait sentir la vraie manière de s'en servir*, Paris, chez Huart l'aîné ; chez Guillaume Cavelier, 1727, tome 1 : 537 p. et tome 2 : 454 p.
- DAGOGNET F., *La maîtrise du vivant*, Paris, Editions Hachette, 1988, 200 p.

  DAGOGNET F., *Les outils de la réflexion – Epistémologie*, Le Plessis Robinson, Editions Institut Synthélabo, 1999, 430 p.

DAGOGNET F., *Ouverture*, pp. 15-25, in DAMIEN R. (sous la dir. de), *François Dagognet médecin épistémologue philosophe – une philosophie à l'œuvre*, Le Plessis Robinson, Editions Institut Synthélabo pour le progrès de la connaissance, 1998, 303 p.

DAGOGNET F., *Surréalisme thérapeutique et formation des concepts médicaux*, in BOULIGAND G. (et al.), *Hommage à Gaston Bachelard : Etudes de philosophie et d'histoire des sciences*, Paris, P. U. F, 1957, 216 p.

- D'ALEMBERT J., *Discours préliminaire à l'encyclopédie*, Paris, Editions Odile Jacob, 1996, 62 p.
- DAMIEN R. (sous la dir. de), *François Dagognet médecin épistémologue philosophe – une philosophie à l'œuvre*, Le Plessis Robinson, Editions Institut Synthélabo pour le progrès de la connaissance, 1998, 303 p.
- DAMIEN R., *Dagognet, le paradigme bibliothécaire du savoir ou les colonnes d'Hercule*, pp. 257-270, in DAMIEN R. (sous la dir. de), *François Dagognet médecin épistémologue philosophe – une philosophie à l'œuvre*, Le Plessis Robinson, Editions Institut Synthélabo pour le progrès de la connaissance, 1998, 303 p.
- DE BAEQUE A., *Ce qu'on peut faire dire aux images. L'historien, le cinéphile et les querelles du visuel*, revue Esprit, mars-avril 2003
- DE GANDT F., *Technologie*, pp. 537-549, in BRUNCHWIG J., LLOYD G., PELLEGRIN P., *Le savoir grec*, Paris, Editions Flammarion, 1996, 1247 p.
- DE LA COTARDIERE P.(sous la dir. de), *Histoire des Sciences de l'Antiquité à nos jours*, Paris, Editions Tallandier, 2004, 659 p.
- DELORENZI S., *Du remède à la philosophie – Parcours d'objectologie autour de La Raison et les remèdes*, 1964, pp. 117-147, in G. Chazal et Ch. Salomon (sous la dir. de), *François Dagognet médecin et philosophe*, Paris, Librairie L'Harmattan, 2006, 289 p.
- DELRUELLE E, *Métamorphoses du sujet - L'éthique philosophique de Socrate à Foucault*, Bruxelles, Editions De Boeck Université, 2004, 323 p.
- DESCARTES R., *Discours de la méthode*, 1637, VIe partie, Paris, Bibliothèque de la Pléiade, Editions Gallimard, 1966, 1423 p.
- DE VINCI L., *La peinture,* trad. A. Chastel, Paris, Libraire Hermann, 1964, 199 p.

DE VINCI L., *Les carnets de Léonard de Vinci,* Paris, Editions Gallimard, 1942, collection tel Gallimard, 1987, tome 1, 667 p. ; tome 2, 592 p.

DE VINCI L., *Traité de la peinture*, Paris, chez Déterville, Libraire, 1796, 333 p.

DE VINCI L., *Traité de la peinture*, Paris, réed. de J. de Bonnot, 1977, 387 p, § 3 : « *Quelle science est la plus utile, et en quoi consiste son utilité* » Traduction d'A. Keller de l'édition italienne de 1786 (d'après celle de 1651 publiée à Paris par Raphaël Trichet du Fresne), cité dans C. Heilmann, *La Fabrica de Vésale ou la mise en scène de la raison médicale – Enquête sur un anatomiste au-dessus de tout soupçon*, paru dans Alliage, n° 39 – Juillet 1999 mis en ligne le 14 sept. 2012, URL : http : // revel.unice.fr/alliage/index.html ?id=3516

- DIDEROT D., LE ROND D'ALEMBERT, *L'Encyclopédie ou Dictionnaire raisonné des Sciences, des Arts et des Métiers*, Paris, Edition chez Briasson, David l'aîné, Le Breton, Durand, 1751-1772, 25000 p.
- DUCHESNEAU F., *Leibniz et la méthode des hypothèses*, www. bib. umontreal, ca/ colloque NE/ textes, 24 p.
- DUCOL J., *La philosophie matérialiste de Paul Valéry*, Paris, L'Harmattan, 2004, 255 p.
- DU MAÎTRE P. et al., *Histoire de la médecine et du livre médical*, Paris, Editions Pygmalion-Olivier Perrin, 1978,430 p.
- EMERY E.(sous la dir. de), *Sciences, Techniques et Valeurs - Actes des colloques de Crêt-Bérard et de Paris en hommage à Ferdinand Gonseth*, Lausanne, Editions L'Age d'Homme, 1998, 279 p.
- FAUCHARD P., *Le chirurgien-dentiste ou traité des dents*, Paris, Librairie chez Pierre-Jean Mariette, 1746, tome 1 (494 p.), tome 2 (425 p.)
- FOUCAULT M., *L'archéologie du savoir*, Paris, Editions Gallimard, 1969, 275 p.

  FOUCAULT M., *L'Herméneutique du sujet*, Paris, Editions Gallimard/Seuil, 2001, 540 p.
- FURETIERE A., *Dictionnaire universel, contenant généralement tous les mots français, tant vieux que modernes et les termes de toutes les sciences et des arts*, tome 3, La Haye et Rotterdam, chez Arnout et Reinier Leers, 1690, 866 p.

- GALIEN C., *De l'usage des parties du corps humain*, Paris, Editeur C. du Mesnil, 1659, 765 p.
- GARCON A.-F., *Les techniques et l'imaginaire : une question incontournable pour l'historien,* Paris, Revue Hypothèses, 2005, pp. 221-228
- GARENGEOT, *Nouveau traité des instruments de Chirurgie les plus utiles, et de plusieurs machines propres pour les maladies des os*. Paris, chez Huart l'aîné ; Chez Guillaume Cavelier, 1725, tome 1 : 537 p. tome 2 : 454 p.
- GERAUDLY C. J., *L'art de conserver les dents*, Paris, Libraire Lemercier, 1737, 161 p.
- GODON C., *L'évolution de l'art dentaire - L'école dentaire - Son Histoire, son action, son avenir*, Paris, Editions J. Baillère et fils, 1901, 362 p.
- GOETHE J. W., *Lettre de Goethe à Eckermann du 18 février 1829*, in C. CHUZEVILLE J. (trad.), *Conversations de Goethe avec Eckermann*, Paris, Editions Gallimard, 1988, 648 p.
- GONZALEZ S. (sous la dir. de), *Epistémologie et histoire des sciences*, Paris, Editions Vuibert, 2010, 266 p.
- GROS G., *Histoire des liaisons épistémologiques entre l'art dentaire et la chimie*, Paris, Editions L'Harmattan, 2013, 394 p.

  GROS G., *Histoire et épistémologie de l'anatomie et de la physiologie en art dentaire de l'Antiquité à la fin du 20e siècle*, Paris, Editions L'Harmattan, 2015, 424 p.
- GROULT M., *L'encyclopédie ou la création des disciplines*, Paris, Editions CNRS, 2003, 342 p.
- GYSEL C., *Bernardin Martin et sa "Dissertation sur les dents"*, in A.O.S (sous la dir. de Benoist M.), n° 129, mars 1980, Paris, Editions Julien Prélat, 1980, pp. 59-72.
- HEILMANN C., *La Fabrica de Vésale ou la mise en scène de la raison médicale – Enquête sur un anatomiste au-dessus de tout soupçon*, paru dans Alliage, n° 39 – Juillet 1999 mis en ligne le 14 sept. 2012, URL : http : // revel.unice.fr/alliage/index.html ?id=3516.
- HELVETIUS J. A., *Traité des maladies les plus fréquentes et des remèdes propres à les guérir*, tome 2, Paris, chez la veuve Le Mercier, 1734, 482 p.

- HEMARD U., *Recherche de la vraye anathomie des dents, nature et propriété d'icelles*, Lyon, Libraire Rigaud Benoist, 1581, 90 p.
- HENRY M., *C'est moi la vérité – Pour une philosophie du christianisme*, Paris, Editions du Seuil, 1996, 345 p.
- HUBINOIS P., *Petite philosophie de la chirurgie*, Paris, Edition Michalon, 2006, 306 p.
- JANICKI S., *La mécanique du remède – Pour une épistémologie de la pharmacologie du XVIIE siècle à nos jours*, Paris, Editions L'Harmattan, 2008, 331 p.
- KLIBANSKY R., BOULAD-AYOUB J. (sous la dir. de), *La pensée philosophique d'expression française au Canada*, Laval, Les Presses de l'Université, 1998, 689 p.
- KOYRE A., *Etudes d'histoire de la pensée scientifique*, Paris, Editions Gallimard, 1973, 399 p.
- KUPIEC J.-J., *La vie et alors ? Débats passionnés d'hier et d'aujourd'hui*, Paris, Editions Belin – Pour la Science, 2013, 400 p.
- LARGEAULT J., *Méthode*, Encyclopédia Universalis (en ligne), http://www.universalis.fr/encyclopédie/méthode
- LÄSSIG H. E. et MÜLLER R. A., *L'Art dentaire – Histoire – Art – Culture*, Paris, Editions Jacques Legrand, 1989, 219 p.
- LECOURT D. (sous la dir. de), *Dictionnaire d'histoire et philosophie des sciences*, Paris, Editions Quadrige/PUF, 2003, 1032 p.
- LITTRE E., *La science au point de vue philosophique*, *Corpus des œuvres philosophiques en langue française*, Paris, Librairie Arthème Fayard, 1997, 584 p.
- LLOYD G. E. R., *Observation et recherche*, pp. 260-289, in BRUNCHWIG J., G. LLOYD, PELLEGRIN P., *Le savoir grec*, Paris, Editions Flammarion, 1996, 1247 p.
- LLOYD G. E. R., *La démonstration et l'idée de science*, pp. 290-321, in BRUNCHWIG J., LLOYD G., PELLEGRIN P., *Le savoir grec*, Paris, Editions Flammarion, 1996, 1247 p.
- LOMBARD J., *Aristote et la médecine*, *Le fait et la cause*, Paris, Editions L'Harmattan, 2004, 158 p.
- MACCURDY E., *Les carnets de Léonard de Vinci*, trad. SERVICEN L., Paris, Editions Gallimard, 1942, (tome 1 :667 p. et tome 2 : 592 p.)

- MALHERBE M., *L'encyclopédie : histoire, système et tableau*, pp. 45-48, in GROULT M., *L'encyclopédie ou la création des disciplines*, Paris, Editions CNRS, 2003, 342 p.
- MARMASSE A., *Dentisterie opératoire, Tome 1 – Dentisterie thérapeutique*, Paris, Baillière J.B. et fils éditeurs, 1969, 655 p.

  MARMASSE A., *Dentisterie opératoire, Tome 2 – Dentisterie restauratrice*, Paris, Baillière J.B. et fils éditeurs, 1969, 677 p.

  MARMASSE A., *"Soins des canaux de Fauchard à aujourd'hui"*, A.O.S. (sous la dir. de M. Benoist), n° 129, Paris, Editions Julien Prélat, 1980, pp. 37-49
- MARTIN B., *Dissertation sur les dents*, Paris, Librairie chez Denys, 1679, 133 p.
- MAZLIAK P., *Descartes, De la science universelle à la biologie*, Paris, Editions Vuibert/Adapt, 2005, 213 p.
- MONOD J., *Le hasard et la nécessité*, Paris, Editions du Seuil, 1970, 212p.
- MORANA C., OUDIN E., *L'art*, Paris, Editions Eyrolles, 2010, 184p.
- MOSSIO M., *Qu'est-ce qu'une fonction biologique ?,* pp. 223-235, in KUPIEC J.-J., *La vie et alors ? Débats passionnés d'hier et d'aujourd'hui*, Paris, Editions Belin – Pour la Science, 2013, 400 p.
- MOULIN A. M., *Instrument*, pp. 539-542, in LECOURT D. (sous la dir. de), *Dictionnaire d'histoire et philosophie des sciences*, Paris, Editions Quadrige/ PUF, 2003, 1032 p.
- PAQUOT T. et YOUNES C. (dir.), *Le territoire des philosophes. Lieu et espace dans la pensée au 20e siècle*, Paris, Editions La Découverte, 2009, 385 p.
- PARE A., *Les œuvres d'Ambroise Paré*, 11e édition, Lyon, chez Pierre Rigaud, 1652, 934 p.
- PELLEGRIN P., *Médecine*, pp. 470-493, in BRUNCHWIG J., LIOYD G., PELLEGRIN P, *Le savoir grec*, Paris, Editions Flammarion, 1996, 1247 p.
- PICHOT A., *Histoire de la notion de vie*, Paris, Editions Gallimard, 1993, 973 p.

- PILET P.-E., *Les diverses représentations biologiques de la vie*, pp. 114-124, in EMERY E. (sous la dir. de), *Sciences, Techniques et Valeurs - Actes des colloques de Crêt-Bérard et de Paris en hommage à Ferdinand Gonseth*, Lausanne, Editions L'Age d'Homme, 279 p.
- POPPER K. R., *Des sources de la connaissance et de l'ignorance*, traduit en anglais par IRENE M. et DE LAUNAY M. B., Paris, Editions Payot et Rivages, 1988, 157 p.

  POPPER K., *Conjectures et réfutations*, Paris, Editions Payot, 1985, 610 p.
- PORTER R., *Le dix-huitième siècle*, pp. 381-494, in CONRAD L. I., NEVE M., NUTTON V., PORTER R., WEAR A., *Histoire de la lutte contre la maladie*, Le Plessis Robinson, Editions Les empêcheurs de penser en rond, 1999, 720 p.
- POUGET P.-M., *Science et conscience*, pp. 262-265, in EMERY E.(sous la dir. de), *Sciences, Techniques et Valeurs - Actes des colloques de Crêt-Bérard et de Paris en hommage à Ferdinand Gonseth*, Lausanne, Editions L'Age d'Homme, 1998, 279 p.
- RAUCH A., *Histoire de la santé*, Paris, P.U.F., 1995, 127 p.
- RICARD J., *Emergence, organisation et causalité dans les systèmes biologiques*, pp. 179-195, in VIENNOT L. et DEBRU C., *Enquête sur le concept de causalité*, Paris, Editions PUF, 2003, 207 p.
- RIOPEL M., *Epistémologie et enseignement des sciences*, Montréal, http : //www.uquac.ca/classiques des sciences sociales, 2005, 30 p.
- SHAPIN S., *La révolution scientifique*, Paris, Editions Flammarion, 1998, 260 p.
- SIMONDON G., *Du mode d'existence des objets techniques*, Paris, Editions Montaigne, 1958, 261 p.
- SINGER CH., *Histoire de la biologie*, trad. du Dr. F. Gidon, Paris, Editions Payot, 1934, 613 p.
- SOURNIA J. -C., *Histoire de la médecine*, Paris, Editions La Découverte et Syros, 1997, 358 p.
- TAGUIEFF P. A., *Du progrès*, Paris, Editions Librio, 2001, 187 p.
- TAUVRY D., *Nouvelle anatomie raisonnée ou les usages de la structure du corps de l'homme*, Paris, Editions E. Michallet, 1690, 384 p.
- VALERY P., *Discours aux chirurgiens*, in VALERY P., *Œuvres*, Editions Gallimard, collection La Pléiade, tome 1, 1957, 1857 p.

VALERY P., *Œuvres*, Editions Gallimard, collection La Pléiade, tome 1, 1957, 1857 p.

- VAN DAMME S., *À toutes voiles vers la vérité – Une autre histoire de la philosophie au temps des Lumières*, Paris, Editions du Seuil, 2014, 388 p.
- VESALE A., *De humani corporis fabrica*, Bâle, Editions Jean Oporinum, 1543, 883 p.
- VIENNOT L. et DEBRU C. (sous la dir. de), *Enquête sur le concept de causalité*, Paris, P.U.F., 2003, 207 p.
- VIGUIER-VINSON S., *La Royal Society de Londres, mère de la science moderne*, pp. 109-113, in L. Brisson, M. Detienne, A. Manguel, N. Richer, G. Sissa, *La Grèce et ses mythes – Les textes fondateurs*, Paris, Le Point Références, juillet-août 2012, 130 p.
- WOHNLICH-DESPAIGNE I., *Les historiens français de la médecine au XIXe siècle et leur biographie*, Paris, Librairie philosophique J. Vrin, 1987, 425 p.

TABLE DES MATIERES

PREFACE 9

INTRODUCTION 15

CHAPITRE I – CONSIDERATIONS GENERALES À PROPOS DU TRAITE DES DENTS DE FAUCHARD ET DE SON PROGRAMME EPISTEMOLOGIQUE POUR L'ART DENTAIRE 25

1-1 – Des conditions favorables à l'élaboration et à la mise en place par Fauchard de son programme épistémologique en art dentaire 25

1-2 – Les sources de l'inspiration épistémologique de Fauchard 27

1-3 – Les liens du monde des savants avec Fauchard et leur accueil à son traité et à son programme épistémologique 31

1-4 – Présentation succincte du programme épistémologique de l'art dentaire de Fauchard dans son *Traité des dents* 37

1-5 – Dans son programme épistémologique, Fauchard définit les fondements de l'art dentaire 42

1-5-1 - l'anatomie........ 43

1-5-2 - La physiologie 54

1-5-3 - La botanique et la pharmacopée dentaire ; la chimie 69

1-5-3-1 - Fauchard, la botanique et la pharmacopée dentaire 70

1-5-3-2 - Fauchard et la chimie 79

1-5-4 - La chirurgie et les autres bases de la pratique dentaire 82

CHAPITRE II – FAUCHARD ET LE DEVELOPPEMENT EPISTEMOLOGIQUE DES TROIS GRANDES COMPOSANTES DE L'ART DENTAIRE 85

2-1 – Fauchard et la chirurgie bucco-dentaire 85

2-2 – Fauchard et la partie médicale de l'art dentaire 94

2-2-1 – Fauchard, l'anatomie et la physiologie au service de la clinique 94

2-2-2 – Fauchard et la clinique 100

2-2-3 – Fauchard, l'hygiène et la prévention 127

2-2-4 - Fauchard et la psychologie 134

2-3 – Fauchard et la partie la plus mécanique et technique de l'art dentaire 136

2-3-1 – Fauchard et les activités les plus mécaniques de l'art dentaire 136

2-3-1-1 - Fauchard et le redressement des dents 136

2-3-1-2 - Fauchard et la prothèse 141

2-3-1-3 - Fauchard et la dentisterie 161

2-3-2 – Fauchard et les outils de la technique en art dentaire 164

2-3-2-1 - Fauchard et les instruments 164

2-3-2-2 - Fauchard et l'ergonomie 193

CHAPITRE III – FAUCHARD ET L'EPISTEMOLOGIE EN ART DENTAIRE ANALYSE EPISTEMOLOGIQUE DU TRAITE DES DENTS 205

3-1 – Des conditions favorables à l'approfondissement de la réflexion épistémologique chez Fauchard 205

3-1-1 – Fauchard et la sédentarisation de l'exercice de l'art dentaire 205

3-1-2 – Fauchard et son environnement culturel et scientifique 206

3-2 – Analyse de l'épistémologie de l'art dentaire conçue par Fauchard 208

3-2-1 – Considérations générales sur l'activité épistémologique de Fauchard en art dentaire 208

3-2-2 – Fauchard et son approche de la causalité 212

3-2-3 – La pensée de Fauchard dans le cadre de l'épistémologie de l'art dentaire 221

3-2-4 – La méthode de Fauchard 236

3-2-5 – Fauchard, entre science et art 242

3-2-6 – Ultimes réflexions sur l'épistémologie de l'art dentaire conçue par Fauchard 256

CONCLUSION 265

BIBLIOGRAPHIE 277

Santé et Médecine aux éditions L'Harmattan

Dernières parutions

MALADIES AUTO-IMMUNES
Quand notre système de défense nous trahit
Tron François
Le système immunitaire nous protège contre les virus, les bactéries et les parasites. Il peut parfois tourner ses armes contre l'organisme qu'il est censé défendre et y induire des lésions. Les maladies qui en résultent sont dites auto-immunes. Elles sont fréquentes et ensemble constituent la troisième cause de morbidité derrière les maladies cardiovasculaires et cancéreuses. Ce livre parcourt aussi les voies que la recherche emprunte pour corriger les désordres cellulaires et moléculaires observés au cours de chaque maladie auto-immune.
(Coll. Acteurs de la Science, 22.50 euros, 212 p.)
ISBN : 978-2-343-07769-7, ISBN EBOOK : 978-2-336-39806-8

LE DROIT DE LA GÉNÉTIQUE
À la recherche d'une branche du droit
Bricker Guillaume - Préface de Gérald Teboul
En matière de génie génétique, les questions éthiques et polémiques se multiplient à mesure que la technique évolue et embrasse de nombreux sujets : reproduction, OGM, tests génétiques, clonage... Le droit est-il suffisamment en avance pour y répondre ? Cet ouvrage permet de mieux connaître les règles et en assure la promotion, tout en mettant en garde contre les glissements éthiques. Il offre un panorama complet du cadre juridique applicable à la génétique. L'ensemble des textes permet de mieux comprendre les enjeux et quelquefois les limites de la législation.
(Coll. Le Droit aujourd'hui, 65.00 euros, 852 p.)
ISBN : 978-2-343-06705-6, ISBN EBOOK : 978-2-336-39860-0

BIOÉTHIQUE ET TRANSDISCIPLINARITÉ
Brelet Claudine, Patrick Curmi, Fatima Zhora Elkebir, Salwa Hamrouni, Mourad Merdaci - Préface de Christian Byk
Réflexion transdisciplinaire sur les rapports entre les sciences de l'homme et son environnement, cet ouvrage défend une bioéthique ouverte à la société civile. Il reflète les défis moraux auxquels sont maintenant confrontées les biotechnologies, depuis les OGM jusqu'à la PMA. Les chercheurs rappellent que la révolution biotechnologique peut et doit contribuer à améliorer la qualité de la vie, présente et future. La bioéthique questionne finalement la nature même de l'être humain et offre la perspective d'un nouvel avenir.
(Coll. Cultures et Médecines, 17.00 euros, 154 p.)
ISBN : 978-2-343-07225-8, ISBN EBOOK : 978-2-336-39901-0

TRANSGRESSIONS DES FRONTIÈRES DU CORPS
La chirurgie esthétique
Mitz Vladimir
Les frontières de la chirurgie esthétique délimitent, avec difficulté, une spécialité chirurgicale qui est expansive. Cette chirurgie transgressive dérange les concepts philosophiques du «accepte-toi

tel que tu es», elle bénéficie d'innovations tumultueuses telles les homogreffes du visage ou des membres, elle est constamment soumise à l'œil éveillé des médias. Cet ouvrage se propose d'en exposer les facettes en explorant ses mythes, ses bases conscientes et inconscientes et ses limites.
(Coll. Eidos série Retina, 16.50 euros, 156 p.)
ISBN : 978-2-343-07729-1, ISBN EBOOK : 978-2-336-39759-7

VERS LA CÉCITÉ
Un étrange parcours – Récit
Abbadie-Douce Paulette
Dans son précédent ouvrage « Voyage vers la cécité », l'auteur se penchait sur le choc éprouvé à l'annonce du verdict de cette maladie des yeux qui l'affecte : la « DMLA ». Dans ce nouvel ouvrage, elle nous dévoile d'étranges phénomènes qui l'assaillent et la troublent. À la suite de recherches, elle découvre avec stupéfaction que ces phénomènes sont une conséquence prévisible de la maladie des yeux qui l'affecte. Alors pourquoi ce silence autour de ces phénomènes reconnus par les spécialistes ?
(8.00 euros, 50 p.)
ISBN : 978-2-343-07608-9, ISBN EBOOK : 978-2-336-39792-4

MÉDECINE À TRAVERS LES SIÈCLES
Entre rencontres et découverte
Sous la direction de Xavier Riaud
Si la médecine et ses acteurs ont contribué incontestablement au bien-être de l'humanité, les dérives de quelques-uns ou les zones d'ombre amènent inévitablement à une discussion à propos de l'éthique qui doit la régir. Forts de ce postulat, les auteurs de cette collection ont souhaité décrire les avancées et les évolutions des sciences médicales.
(Coll. Médecine à travers les siècles, 19.00 euros, 182 p., Illustré en couleur)
ISBN : 978-2-343-07425-2, ISBN EBOOK : 978-2-336-39465-7

LA DÉPRESSION
Une pathologie à visage multiple
Lamessi Alain - Préfaces du docteur Thierry Malassiné et du professeur Michel Dieudonné Vohito
Le présent ouvrage tente de présenter les multiples visages de la dépression. Pour cela, Alain Lamessi retrace la longue histoire de cette maladie qui n'a cessé de se métamorphoser au fil des ans, avant de questionner la problématique de la classification. Passant ensuite en revue les facteurs, corrélats et autres théories, il lève un bout de voile sur la complexité de ce trouble de l'humeur, tout en faisant un détour dans ses spécificités africaines.
(26.50 euros, 270 p.)
ISBN : 978-2-343-06235-8, ISBN EBOOK : 978-2-336-39178-6

SCIENCE ET HUILES ESSENTIELLES
Baumann Alexandre
Les huiles essentielles sont fortes là où les médicaments sont faibles : maux de dos, maladies cardiovasculaires, infections chroniques, anxiété « ordinaire »... Cela est étayé par de nombreuses études scientifiques. Pourtant elles continuent à être vues comme de simples substances agréablement odorantes. Ce livre combat cette injustice en détaillant une centaine d'études scientifiques démontrant de réels effets thérapeutiques.
(17.50 euros, 172 p.)
ISBN : 978-2-343-07469-6, ISBN EBOOK : 978-2-336-39322-3

LA MALTRAITANCE DES PERSONNES ÂGÉES
L'envers du décor
Sauveur Yannick - Postface de Pascal Lardellier
Ce livre interroge les causes de la maltraitance des personnes âgées. L'auteur cible les responsabilités de l'État et la faiblesse des moyens mis au service des personnes âgées. Il offre ainsi une réflexion sur le jeunisme, l'âgisme et la société marchande. Fort de son expérience du milieu médicosocial,

l'auteur apporte un éclairage original sur l'envers du décor, les personnels maltraités. De nombreux témoignages illustrent son propos.
(Coll. Des Hauts et Débats, 19.00 euros, 186 p.)
ISBN : 978-2-343-07283-8, ISBN EBOOK : 978-2-336-39357-5

ACCOMPAGNER LA VIE JUSQUE-LÀ
Feroumont Bernadette - Préface de Gabriel Ringlet
Ouvrir ce livre, c'est plonger dans l'univers de l'accompagnement de la fin de vie et comprendre combien des attitudes simples et spontanées peuvent compter pour le patient, l'entourage ou l'équipe soignante. Les récits parlent de tendresse et de moments heureux, mais aussi de tristesses, de colères, d'injustices. Ouvrir ce livre, c'est aussi découvrir que le temps nous rappelle l'urgence de savourer la vie : il nous invite à porter sur nos rencontres et nos gestes un regard intérieur qui leur donnera du sens.
(Coll. Encres de vie, 16.50 euros, 162 p.)
ISBN : 978-2-336-30839-5, ISBN EBOOK : 978-2-336-39254-7

LES ÎLES DÉSERTES
Avela Guilloux, Rébecca Stella
Léa a 9 ans. Un jour, elle découvre qu'elle est diabétique. À partir de ce moment-là, sa vie change, devient compliquée. Elle doit faire face à sa colère, ses propres peurs, à un traitement difficile, à des contraintes auxquelles elle ne s'attendait pas, aux réflexions pas toujours délicates de son entourage. Léa va devoir apprendre à vivre avec ce diabète, cette « sale bête » qui l'accompagne désormais. Dans son imaginaire d'enfant, Léa devient Super Léa, une super-héroïne du quotidien, une dompteuse... La « sale bête » n'a qu'à bien se tenir ! «Écrite par deux mères d'enfants qui souffrent de ce mal, la pièce a des accents de vérité d'autant plus convaincants que le rôle de la fillette est endossé par Rébecca Stella, l'une des mamans qui est de surcroît une comédienne d'une subtile envergure.» (Pariscope). «Un joli spectacle.» (www.froggydelight.com)
(15.00 euros) ISBN : 978-2-336-2-97408

SE LIBÉRER D'UNE ADDICTION SANS DROGUE
Baclofène et boulimie : une expérience
Goffart Claude
Ce livre retrace l'itinéraire d'une «toxico de la bouffe», aidée dans son combat par l'usage du baclofène, molécule ancienne redécouverte par un professeur alcoolique. Elle s'avère efficace pour supprimer l'envie irrésistible qui mène à la bouteille mais semble aussi apte à aider les boulimiques. Décrit dans ces pages, ce traitement demande surtout de la ténacité et un travail sur soi attentif mené avec un thérapeute et en lien avec une association dédiée aux utilisateurs de ce traitement.
(20.50 euros, 198 p.)
ISBN : 978-2-343-06233-4, ISBN EBOOK : 978-2-336-38817-5

AUTISME
Le sacrifice invisible
Trajectoires des familles et regards croisés des professionnels
Jean-Bart Christiane
Malgré des évolutions positives dans l'accompagnement des enfants autistes, l'auteure sort de l'institution et va à la rencontre des familles. Retracer leurs trajectoires lui semble indispensable à la compréhension de l'environnement de l'enfant autiste. Il s'agit d'avoir une vision globale de l'enfant autiste, de prendre en compte tout ce qui influe sur lui dans des cadres comme l'institution qui le prend en charge, sa famille, l'école, son voisinage...
(Coll. Réseau Tessitures, 25.00 euros, 256 p.)
ISBN : 978-2-343-06565-6, ISBN EBOOK : 978-2-336-38662-1

FRAGMENTS POUR UNE HISTOIRE DE LA GÉRONTOLOGIE (Volume 1)
OAREIL
Ce livre raconte avec force anecdotes la naissance de l'action gérontologique : les errements, les oppositions et les luttes des acteurs qui ont ouvert cette voie nouvelle. Ce tome rassemble les

entretiens individuels de ces femmes et hommes, pionniers chacun dans leur domaine. Ils narrent leurs parcours, leurs rencontres, la manière dont ils s'y sont pris pour construire pas à pas des actions, des services, des organisations sur des terrains en friche.
(Coll. La gérontologie en actes, 23.50 euros, 220 p.)
ISBN : 978-2-343-06908-1, ISBN EBOOK : 978-2-336-38920-2

FRAGMENTS POUR UNE HISTOIRE DE LA GÉRONTOLOGIE (Volume 2)
OAREIL
Ce livre raconte avec force d'anecdotes la naissance de l'action gérontologique : les errements, les oppositions, et les luttes des acteurs qui ont ouvert cette voie nouvelle. Ce tome rend compte des journées régionales qui ont réuni sur des territoires différents les acteurs de la première heure. Les entretiens croisés proposent un vrai tissage d'expériences et mettent en évidence les réseaux naissants constitués autour d'affinités, de compétences, où se sont retrouvés professionnels, élus, bénévoles qui avaient à cœur d'inventer et de bâtir.
(Coll. La gérontologie en actes, 17.50 euros, 152 p.) ISBN : 978-2-336-30382-6, ISBN EBOOK : 978-2-336-38921-9

HISTOIRE ET ÉPISTÉMOLOGIE DE L'ANATOMIE ET DE LA PHYSIOLOGIE EN ART DENTAIRE
De l'Antiquité à la fin du XX e siècle
Gros Gilles - Préface de Roger Teyssou
Dans cet ouvrage, Gilles Gros retrace l'histoire des principales étapes du développement épistémologique de l'anatomie et de la physiologie, deux des déterminants fondamentaux de l'évolution épistémologique de l'art dentaire. Tout au long de cet interminable et laborieux parcours épistémologique, l'auteur se plaît à nous dévoiler la manière dont l'art dentaire a évolué dans ses rapports à l'anatomie et à la physiologie, en passant d'une attitude essentiellement morphologiste et descriptive à une vision plus physiologique et expérimentale.
(Coll. Acteurs de la Science, 40.00 euros, 426 p.) ISBN : 978-2-343-06750-6, ISBN EBOOK : 978-2-336-38774-1

DE CÉLINE – Histoire d'une thèse à Semmelweis
Histoire d'une œuvre
Deveaux Michel
Cet ouvrage rassemble l'histoire de deux médecins. *L'Histoire d'une thèse* est celle de Louis Destouches, de sa jeunesse jusqu'au début de sa carrière médicale, on y découvre les évènements et personnages qui inspirèrent Céline. *L'Histoire d'une œuvre* est celle d'Ignace Semmelweis, consacrée à sa carrière médicale et surtout à la résolution qu'il apporta au problème de la fièvre puerpérale. C'est aussi son combat mené face à la communauté médicale, longtemps résistante à ses idées.
(19.00 euros, 182 p.) ISBN : 978-2-343-06807-7, ISBN EBOOK : 978-2-336-38894-6

LES AVENTURES ET MÉSAVENTURE D'HERMÈS, MÉDECIN
Cohen Albert J.
L'exercice de la médecine générale conduit à diverses aventures, quelquefois tendres, parfois cocasses, certaines dramatiques. En cinquante années d'exercice, l'auteur a traversé tant et tant de psychodrames, et, hélas, tant de drames tout court, qu'il en a retenu ces quelques anecdotes vraies, toutes vécues... ou presque. Elles méritaient d'être racontées. C'est toute une vie de praticien, étendue sur plus de cinquante années, qui se raconte dans ce livre.
(17.50 euros, 160 p.) ISBN : 978-2-343-06284-6, ISBN EBOOK : 978-2-336-38599-0

L'HARMATTAN ITALIA
Via Degli Artisti 15; 10124 Torino
harmattan.italia@gmail.com

L'HARMATTAN HONGRIE
Könyvesbolt ; Kossuth L. u. 14-16
1053 Budapest

L'HARMATTAN KINSHASA
185, avenue Nyangwe
Commune de Lingwala
Kinshasa, R.D. Congo
(00243) 998697603 ou (00243) 999229662

L'HARMATTAN CONGO
67, av. E. P. Lumumba
Bât. – Congo Pharmacie (Bib. Nat.)
BP2874 Brazzaville
harmattan.congo@yahoo.fr

L'HARMATTAN GUINÉE
Almamya Rue KA 028, en face
du restaurant Le Cèdre
OKB agency BP 3470 Conakry
(00224) 657 20 85 08 / 664 28 91 96
harmattanguinee@yahoo.fr

L'HARMATTAN MALI
Rue 73, Porte 536, Niamakoro,
Cité Unicef, Bamako
Tél. 00 (223) 20205724 / +(223) 76378082
poudiougopaul@yahoo.fr
pp.harmattan@gmail.com

L'HARMATTAN CAMEROUN
BP 11486
Face à la SNI, immeuble Don Bosco
Yaoundé
(00237) 99 76 61 66
harmattancam@yahoo.fr

L'HARMATTAN CÔTE D'IVOIRE
Résidence Karl / cité des arts
Abidjan-Cocody 03 BP 1588 Abidjan 03
(00225) 05 77 87 31
etien_nda@yahoo.fr

L'HARMATTAN BURKINA
Penou Achille Some
Ouagadougou
(+226) 70 26 88 27

L'HARMATTAN SÉNÉGAL
10 VDN en face Mermoz, après le pont de Fann
BP 45034 Dakar Fann
33 825 98 58 / 33 860 9858
senharmattan@gmail.com / senlibraire@gmail.com
www.harmattansenegal.com

L'HARMATTAN BÉNIN
ISOR-BENIN
01 BP 359 COTONOU-RP
Quartier Gbèdjromèdé,
Rue Agbélenco, Lot 1247 I
Tél : 00 229 21 32 53 79
christian_dablaka123@yahoo.fr

Achevé d'imprimer par Corlet Numérique - 14110 Condé-sur-Noireau
N° d'Imprimeur : 127867 - Dépôt légal : avril 2016 - *Imprimé en France*

www.ingramcontent.com/pod-product-compliance
Lightning Source LLC
LaVergne TN
LVHW011250061026
849535LV00005B/1215